KB199911

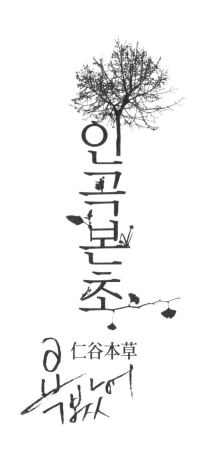

인곡본초

仁谷本草

풀밭에

느티나무가 있는 풍경

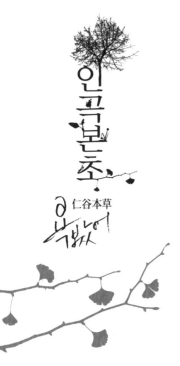

초판 1쇄 발행일 2024년 9월 9일

저　　자 | 이상건
펴 낸 이 | 김희경
디 자 인 | 권민철
기획·편집 | 이규민

펴 낸 곳 | 느티나무가 있는 풍경
주　　소 | 경기도 남양주시 가운로4길6-8 302호 (다산동)
대표전화 | 031-555-6405
팩　　스 | 031-567-6405
출판등록 | 제 0023-000002호

ISBN 979-11-981489-7-1

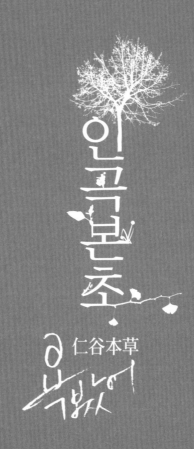

인곡본초

仁谷本草

느티나무가 있는 풍경

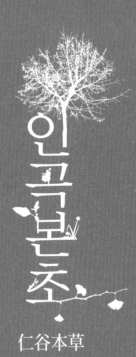

인곡본초

仁谷本草

욕봤어

차례

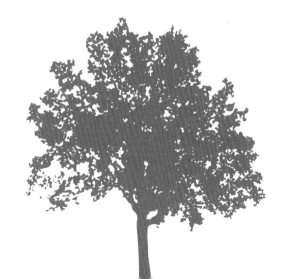

추천사

'보건복지부는 한의약을 통한 국민건강 향상 및 국가 경쟁력을 제고하기 위하여 제4차 한의약육성발전종합계획(2021~2025)을 수립하고 다양한 정책을 추진하고 있다. 먼저, 한의표준임상진료지침 개발·보급을 통해 한의약 의료서비스의 근거강화 및 신뢰도를 제고하고, 보장성 강화 및 공공의료 확대를 통한 한의약의 접근성을 제고하며, 기술혁신과 융합을 통한 한의학 산업육성을 위해 노력하고 있다.' 8년 전 제 3차 한의학육성발전종합계획을 발표할 때 보건복지부 고영득 한의약정책관의 말이다.

정부의 제 3차 한의약육성발전계획(2016~2020년)에 이은 매우 반가운 소식이다. 약 40년 전 중국이 중의학(中醫學) 발전을 위해 장기간 계획을 세워 약재의 표준화, 산업화를 추구하는 모습을 보고 부러워했는데, 평생 본초학(本草學) 연구만 해온 사람으로서 이번 계획도 성공리에 추진되어 급증하고 있는 노인성 질환과 만성 질환으로 고통 받는 환자에게 많은 혜택이 있고 국가 경쟁력이 있는 한의학 산업의 발전이 있었으면 한다.

　인류의 질병에 대한 치료와 예방을 목적으로 응용할 수 있는 물질을 총칭하여 예로부터 본초(本草)라고 했다. 이 본초를 이용하여 인체에 유용하게 접목시키는 학문이 본초학(本草學)이다. 본초학의 역사는 동·서양 따로 없이 오랜 역사를 가지고 있다. 1세기 디오스코리데스(Dioskorides)의 ≪그리스 본초≫나 중국의 ≪신농본초경(神農本草經)≫은 약 2,000년 전 같은 시기의 본초서(本草書)이다. 고대 동·서양 간의 교류가 미비했을 터인데 작약, 감초, 대황 등 30여 종의 약물에서 공통적인 약효를 기록하고 있다. 동·서양이 같이 출발한 본초학은 동양에서는 처방 위주의 철학적 학문으로, 서양에서는 개별 본초를 중시하는 분석적 학문으로 발전하였다.

　현재 본초학(本草學)은 한약재의 기원, 성상, 포제, 성미, 효능, 주치, 배합 및 임상응용의 지식을 주요 내용으로 연구하는 학문이다. 서양의 약물학(藥物學)은 약효 성분 분석을 통해 유효성분 추출, 가공, 실험을 위주로 연구하는 학문이다.

　최근에 등산 열풍과 방송매체의 영향인지 산야초를 무분별하게 마구 채취하고, 올바로 쓰지 못하고 버리는 사람들이 늘고 있다. 생물학적으로 인간은 지구상에 존재하는 많은 생물의 종(種)수 중 0.000007%를 차지하고 있는 약 1350만 생물 종(種) 중 1종(種)에 불과하다. 이 인간(人間)이 현재까지 살아올 수 있었던 것은 다른 생물들과의 유기적 관계 속에서 가능했다. 작은 개인적 이익에 지구상 여러 생물을 마구 훼손하지 않았으면 좋겠다. 열심히 본초학(本草學)을 공부를 하다보면 올바로 최소한으로 이용하게 된다.

이 책의 저자(著者)는 깊이 있는 동양철학을 바탕으로 본초학(本草學)을 꾸준히 연구하고 강의하며 임상에서도 진가를 발휘하는 뛰어난 제자로서, 그의 글을 통해 물질문명 사회에서 놓친 자연적인 것의 소중함과 일상생활 속 한의학의 전반적인 이해에 많은 도움이 될 것이다. 아울러 여러 독자들이 본초학(本草學)에 많은 관심 있길 바란다.

전, 원광대학교 한의과대학 학장
송 호 준

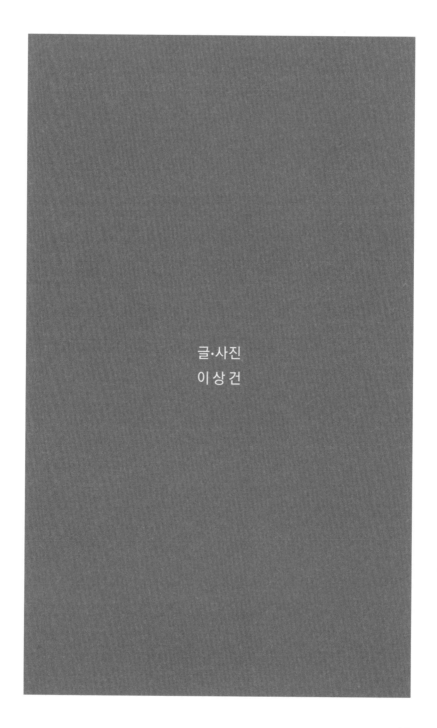

글·사진
이 상 건

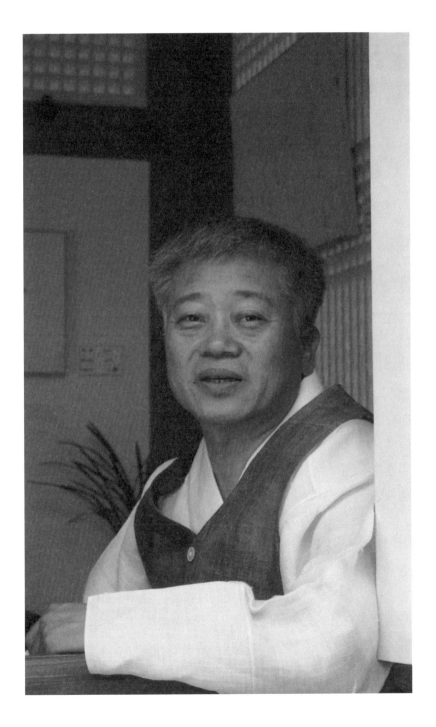

책을 펴내며

물질문명의 발달로 현재 우리는 매우 편리하고 빠르게 살아가고 있다. 그런데 다소 불편해도 느리게 살고자 하는 사람들이 생겼다. '슬로우 푸드' '슬로우 타운' '슬로우 생각' '슬로우 피쉬' '슬로 사이언스' 등의 슬로건을 내세우는 집단이 세계적으로 많이 생기고 있다. 그 이유는 다양하다. 분명한 것은 현대 물질문명 사회가 자연과 자연적인 삶에 멀어지고 있기 때문이다. 구석기 시대 인간은 가까운 거리나 먼 거리를 항상 걸어 다녔고 자연에 있는 순수한 먹을거리만 먹었다. 그들의 문화는 단순했을 것이다.

현대에는 자동차, 비행기를 타고 다니며 성장촉진제가 들어 있는 커다란 과일을 먹으며 경쟁에 뒤지지 않으려고 몸을 혹사 시키며 살고 있다. 현재 우리 몸은 구석기인과 거의 같은데 오염된 환경에서 의식주는 그들과 매우 다르고 과로하는 삶을 살고 있다. 그 결과 과로사하는 사람이 나타나며 암, 당뇨병, 중풍 등의 질병으로 생을 마감하고 치매, 정신병 등으로 타인의 보호를 통해 생명을 연장하는 사람이 늘어났다.

편리한 물질문명사회에 어두운 그림자는 자연적이지 못한 것을 만들어 경제적인 이득을 추구했기 때문이다. 적어도 우리의 의식주만큼은 최대한 자연적이어야 한다. 인스턴트식품, 화학섬유로 만든 의복, 콘크리트 건물의 마감재료 등은 구석기인의 몸에 맞지 않는다.

현재 우리가 현대인의 질병 특히 성인병으로 분류하는 비만, 고혈압, 당뇨병, 관절질환 등의 질병이 걸리는 것은 당연하다. 치료는 잘 안 된다. 자연에서 멀어져서 생긴 질병이기 때문이다. 이제는 질병 치료에 있어 물질적이고 현상만 눈으로 파악하려는 경향보다 철학과 문화에 대한 올바른 인식에서 출발하여 삶 속의 부조화를 찾아 치료하는 치료법을 강구해야 한다. 그러려면 사람과 세상을 이해하는 인문학이 필요하다.

현대 질병 치료의 해답은 고도로 발달한 현대 과학문명을 몰랐던 선조들의 문화 속에 답이 있는지 모른다. 선조들의 문화를 올바로 공부해야 할 필요성이 있다. 현대 자본주의 사회는 창의력이 요구되는 사회다. 창의력이 벽에 부딪힐 때 전통과 유산에서 해답을 찾는 사람 또한 많다.

예로부터 동양에서는 질병 치료와 예방을 목적으로 응용할 수 있는 물질을 총칭하여 본초(本草)라 했으며 이 본초를 이용하여 인체에 유용하게 접목시키는 학문이 본초학(本草學)이다. 지금으로부터 수천 년 전부터 내려온 학문이라 할 수 있겠다. 자연과 멀어지고 있는 현대인은 건강과 건전한 문화형성을 위해 선조들의 문화를 올바로 이해해야 한다. 온고지신(溫故知新) 해야 한다. 그러기 위해선 역사가 오래된 본초학 공부가 필요하고 생각된다.

필자는 40년 전 한의과대학에 입학하면서 본초학을 접했다. 늘 소중한 학문이라 생각하고 산다. 책보고 휴일이면 산야에 가서 본초 공부를 해 오고 있다. 이제 아주 조금 본초학을 알 것 같다. 아니 본초학 공부 방향을 안 것 같다. 조금 본초학의 매력을 맛본 필자는 미약하지만 여러 사람과 본초학적 사고를 나누고 싶어 펜을 다시 들었다. 또 용기를 냈다.

이 책의 소제목 '새파랗게 질리다', '욕봤어', '골이 메다', '연지 곤지', '백세 지팡이', '간 좀 봐 주세요', '깨가 쏟아진다' 등은 우리가 들어본 말로, 담긴 뜻과 현대인에게 시사하는 바를 본초학적 시각으로 밝혀 붙였다. 다소 어렵거나 생소한 용어가 있을 것이다. 주로 한의학 용어일 것인데 풀어 쓰면 의미가 변질될 것 같아 그러하지 않은 점 이해를 바란다. 어쨌든 필자의 표현력과 소견이 부족한 소치니 널리 양해 바란다.

책의 전체적 성격을 남미 마야인이 숲을 벌채(伐採)할 때 기도하는 기도문으로 대신할까 한다. 나무와 덤불을 태우고 씨를 뿌리는 등 한 해의 농번기 때마다 암송되던 일련의 기도문의 일부이다.

"오. 신이시여. 나의 아버지이자 나의 어머니이신 성스러운 위츠오크시여. 언덕과 계곡과 숲의 주인이시여, 참아 주옵소서. 항상 그래 왔던 것처럼 당신께 나의 제문(祭文)을 바칩니다. 당신의 뜻을 거스르고 당신에게 고통을 주려 합니다. 당신에게 해를 입히고 내가 살기 위해 당신의 땅에 상처를 내려고 합니다."

한해 농사를 위해 산에 불을 내는 것을 몹시 미안해하고 있다.

책이 출판되기까지 수고 많이 한 〈느티나무가 있는 풍경〉 출판사 김희경 대표, 문한빛·강은하 한의사와 원고 교정을 봐 준 김현선·김춘희 간

호사에게 감사한다. 그리고 필자에게 천연염색을 가르쳐 주신 이종남 선생님께 특히 감사드린다. 이 외에 내원해 주신 환자분들과 지인들에게 고마움을 전하고 싶다.

　사족(蛇足)으로 나의 작은 소망이 있다면 외국 생활을 하는 큰딸이 힘들 때 이 책을 읽고 한국인의 정체성과 우리 문화를 깊이 생각하는 계기가 되어 힘차게 살아가길 바란다. 그리고 고등학교에서 국어 교사를 하고 있는 막내딸은 이 책의 일부분을 부교재로 삼아 학생들이 우리 문화의 깊이와 민족의 자긍심을 느껴 세계에 한국을 선양하는데 도움이 되길 바란다.

2024. 7. 1.

仁谷 李 尙 建

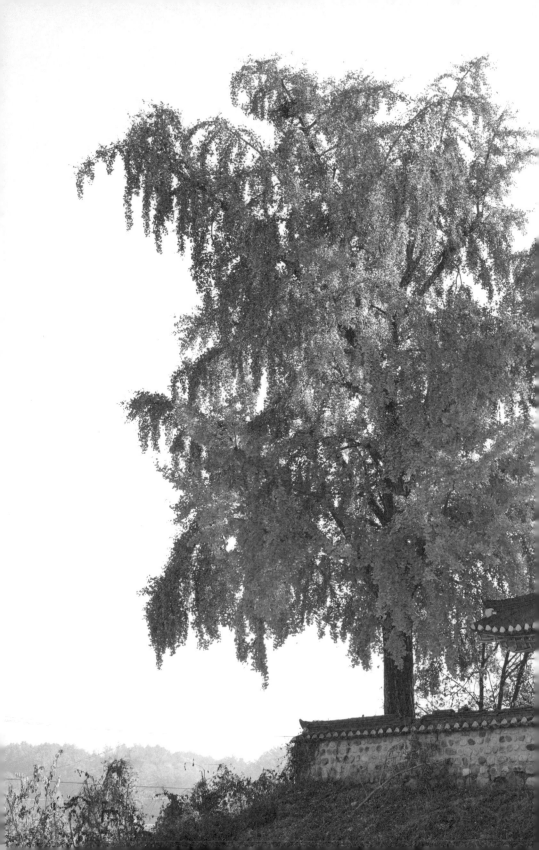

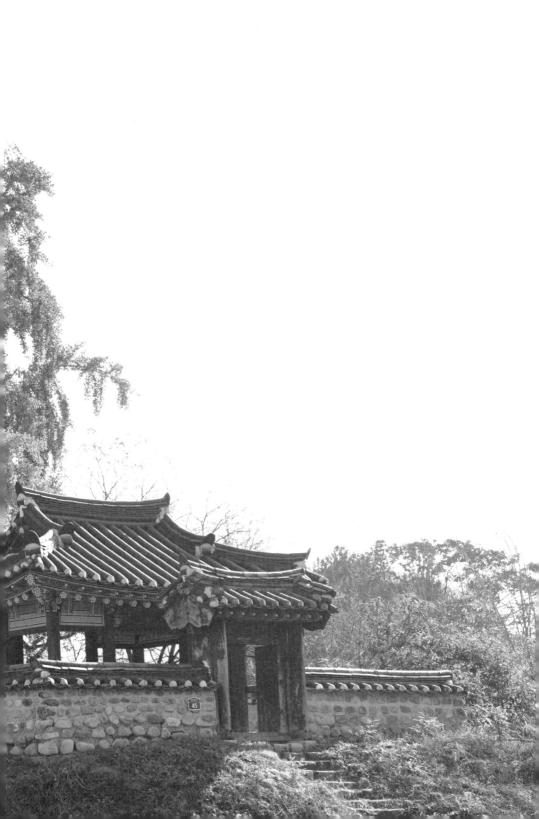

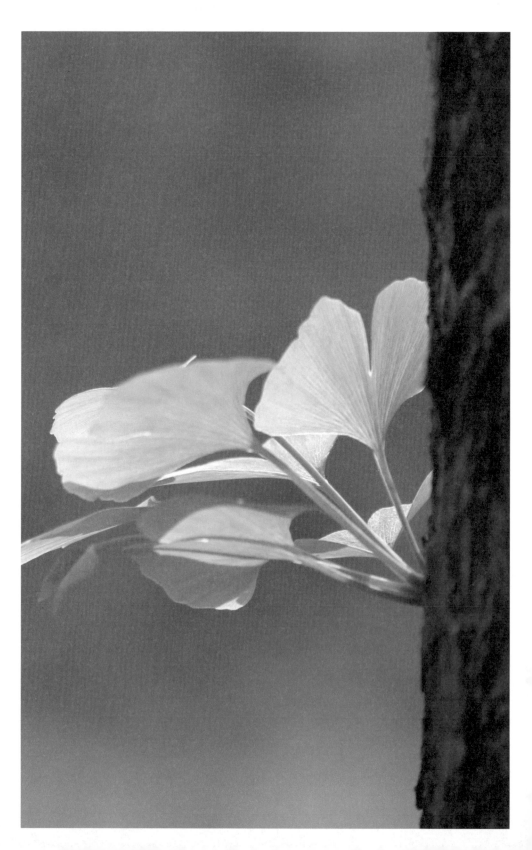

1장

1. 당신 손자의 나무가 은행나무지요

마을 뒷동산에 작은 정자가 있다. 그 정자는 시원한 바람이 잘 통하게 되어 있고, 옆에 커다란 은행나무 한 그루가 서 있다. 옛 선조들이 시를 읊고 풍류를 즐기기 아주 좋은 정자 위치다. 정자 옆 은행나무는 동남쪽으로 마을과 들녘 그리고 강을 내려다보고 있다. 어릴 적에는 매우 커다란 나무로 여겼지만, 어른이 되어 보면 그리 크지 않은 나무로 보인다.

어떤 사람은 모진 풍파를 겪으며 묵묵히 서 있다고 하고, 어떤 이는 세월을 낚고 있다고 한다. 어릴 때 퀴퀴한 냄새가 나는 은행나무 열매를 몹시 싫어했던 아이가 성장해 타향살이 하고, 어른이 되어 돌아와서는 아직도 열매를 맺어 준다고 고마워한다. 어렸을 때 자주 놀았던 그 정자에 올라 지나간 세월을 생각하며 옆에 서있는 은행나무와 대화를 나눈다. 그리고 무심코 밟고 지나간 은행나무 낙엽에 시어(詩語)를 부여한다. 노란 단풍이 든 은행나무는 언제나 우리의 삶을 되돌아보게 하는 마음의 큰어른이다.

늦가을 단풍 색 중 단풍나무의 빨간색, 붉나무의 붉은색, 생강나무의 노란색, 감잎의 누런색, 참나무의 갈색 등이 아름답다. 은행 나뭇잎은 샛노란색으로 서리 맞고 아침 햇살을 받으면 연한 노란색이 유리같이 맑고 밝게 보인다. 은행나무 잎에 있던 카로티노이드라는 색소는 가을에 엽록소가 분해되면서 노란색으로 물든다. 11월 같이 밤낮의 기온차가 크면 단풍이 더 곱다. 그 이유는 차가워진 밤 기온이 겨우살이를 위해 떨켜(離層)의 형성을 촉진시키기 때문이다.

떨켜세포의 형성층인 이층(離層)은 낙엽이 질 무렵에 잎자루와 가지의 경계에 생기는 특수한 세포층으로 횡 방향으로 일어나는 세포분열에 의해 만들어지며 이 과정에서 세포 사이의 분리가 일어난다. 올 해도 어김없이 노오란 잎을 땅에 떨어뜨렸다. 학창시절 길 가다 한 잎 주워 책갈피에 꽂아 둔 기억이 난다. 책갈피의 노란 은행잎은 학창시절 추억을 상기시켜 줄 뿐만 아니라 책이 좀먹는 일도 방지해 주었다. 요즘 책의 종이는 형광물질이 들어 있어 좀벌레가 잘 생기지 않지만 고서는 벌레에 잘 상했다.

우리나라에서 현재 가장 오래 살고 있는 나무는 은행나무이다. 약 1,100년을 예상한다. 은행나무는 지금으로부터 2억 7000만 년 전 페름기에 출현한 살아있는 화석식물이다. 그 때는 11종 이상으로 지구 전체에 퍼져 살고 있었다. 6500만 년 전부터 한 수종만 남게 됐다. 북미에서는 700만 년 전에, 유럽에서는 250만 년 전에 멸종됐고 지금은 극동아시아에만 있게 된 1목(目) 1과(科) 1속(屬) 1종(種)으로 소중한 나무다.

한때 지구상의 여러 대륙에 있던 은행나무 종족들이 최종적으로 살아

남게 된 곳은 중국 양쯔강 하류의 천목산(天目山)일대이다. 약 3억 년 전 세계를 덮친 빙하기와 2억 4,800만 년 전 당시 동식물 종(種)의 95%가 전멸한 지구 역사상 최대 규모의 멸종 사건에도 은행나무는 잎의 모양을 바꾸고, 서식지 위도까지 바꿔가며 생존한 살아 있는 화석이다. 살아 있는 화석 수종인 은행나무, 메타세쿼이아, 백합나무 중 은행나무가 가장 오래 됐다.

일부 학자들은 1943년 중국 후베이성 양쯔강 상류의 계곡에서 발견한 메타세쿼이아를 지구 역사상 가장 오래된 식물로 보는 견해도 있는데 메타세쿼이아는 2억 3,000만 년 전에서 1억 9,500만 년 전인 중생대 트라이아스기에 처음 등장했다. 초기 은행나무 잎은 여러 개의 가는 잎으로 갈라져 있었다. 구조적으로 바늘잎나무, 즉 침엽수(針葉樹)를 많이 닮아 있었다. 세포구조가 침엽수와 비슷하다.

지금의 은행나무 잎은 두 개로 갈라져 있다. 완전히 갈라져 있는 것이 아니라 잎 가운데에 홈이 파여 마치 두 개의 잎이 붙은 것처럼 보이고 오리의 물갈퀴 같이 생겨서 압각수(鴨脚樹)라고도 불리었다. 은행나무의 학명은 Ginkgo biloba L.인데 종소명 biloba는 '두 개로 갈라지는'이라는 뜻을 가진 'bilobus'에서 나왔다. 즉, 잎의 끝이 두 개로 갈라진 데서 연유한다.

잎맥만 보아도 은행나무는 침엽수의 바늘이 서로 붙어서 활엽수가 되는 중간 과정을 그대로 간직하고 있는 것이다. 은행나무는 식물학적으로 이끼류나 고사리류와 같이 진화의 낮은 단계에 있는 식물들과, 침엽수나 개화식물 같은 보다 높은 단계에 있는 식물들 사이의 연결고리가 되는 유일무이(唯一無二)한 식물이다.

그래서 나무의 세계를 세 가지로 분류한다. 침엽수, 활엽수, 은행나무로 분류한다. 침엽수는 세계적으로 약 300종이고 활엽수는 헤아리기 힘들 정도로 많다. 그러나 은행나무는 단 한 종(種)으로 은행 강(綱), 은행 목(目), 은행 과(科), 은행 속(屬)으로 은행나무와 형제, 사촌, 혹은 먼 친척이라고 부를 수 있는 나무가 하나도 없다. 은행나무는 극단적으로 춥거나 덥지 않으면 살아갈 수 있다. 그리고 천년(千年)이 넘는 고목 은행나무의 상당수는 원래의 줄기는 없어지고 새싹이 자라 둘러싼 새 줄기로 오래 산다.

우리나라에는 많은 노거수 은행나무가 천연기념물로 지정되어 있다. 양평 용문사, 서울 문묘, 울주 두서면, 영월 하송리, 금산 요광리, 괴산 읍내리, 주문진 장덕리, 원주 반계리, 안동 용계리, 영동 영국사, 구미 농소리, 금릉 대덕면, 청도 이서면, 의령 유곡면, 화순 이서면, 강화 서도면, 부여 내산면, 금산 보석사, 강진 병영면, 청도 적천사, 함양 운곡리에 있는 은행나무는 오랜 역사와 함께 민족의 풍속, 사상, 신앙 및 문화 활동이 얽혀져 있어 천연기념물로 지정되어 있다.

특히 천연기념물 제30호인 용문사 은행나무는 열매를 맺는 나무로는 세계에서 제일 큰 나무이며 수령(樹齡)이 약 1,100살로써 조선 세종 때 정3품 벼슬인 당상직첩(堂上職牒)을 하사 받은 나무다. 당상(堂上)은 조정의 댓돌 위를 말하고 정3품 이상의 고위직이고 직첩은 임명장이다. 용문사 은행나무에게 정3품 이상 벼슬의 임명장을 주었다는 의미이다.

그 외 30여 년 됐지만 인공조림으로 가을의 정취를 한껏 느끼게 해주는 강원도 홍천군 두촌면의 은행나무 숲이 있다. 가로수로도 흔히 볼 수 있는 은행나무는 야생에서 군락으로 자생할 수 없어 멸종 위기종으로 지정되어 있다. 인공조림이 필요한 나무다.

은행나무의 한자 이름은 공손수(公孫樹)다. 공(公)은 '너'의 높임말이고 손(孫)은 '손자'라는 뜻이다. 즉 '당신 손자의 나무'라는 뜻으로 성장이 더디어 심고 나서 3대가 지나야 제대로 된 열매가 맺히기 시작하기 때문에 붙여진 이름이다. 이름에서 보듯 이 나무는 지구 환경변화에 철저한 대비를 한다고 볼 수 있다. 천천히 그리고 단단히 탄저병, 부란병 등 특별한 병치레 없이 잘 자라는 이 나무는 도시의 가로수 품종으로 각광을 받게 되었다.

서울 올림픽 유치를 계기로 도시 미관에 대한 관심이 높아지면서 노랑 단풍이 아름다운 은행나무가 주목받았다. 도시의 가로수가 되는 조건은 까다롭다. 우선 가로수는 도시의 기후와 땅에 잘 맞아야 한다. 그리고 도로의 일정한 공간에서 자라 줄기가 곧게 자라야 하고 가지치기에도 잘 견뎌야 한다. 그래서 은행나무, 느티나무, 가죽나무, 중국 단풍나무, 백합나무, 버드나무, 가시나무 등이 가로수의 조건을 만족시키는 나무로 선택된다. 그 중 은행나무는 병충해가 적고 척박한 토양에서도 잘 자라고 영하 30도까지도 견디며, 공해에 강하고 오래 살기에 가로수로는 최고로 친다.

또한 가을이면 노란 단풍을 제공하기에 전국 가로수 중 16%로 가장 높은 비율을 차지하고 있다. 지금도 서울에서 가장 많은 가로수가 은행나무다. 2020년 기준, 서울 가로수 30만 그루 중 은행나무가 10만 그루 이상이다. 그런데 열매의 독특한 악취로 가로수로는 수 은행나무만 심는다고 한다. 은행나무는 20년 이상 자라 열매가 열릴 때까지 암수 구별하기가 힘들다. 그래서 국립산림과학원이 2011년 '은행나무 DNA 성감별 분

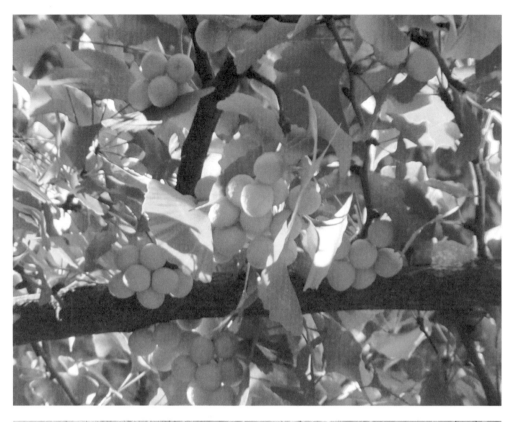

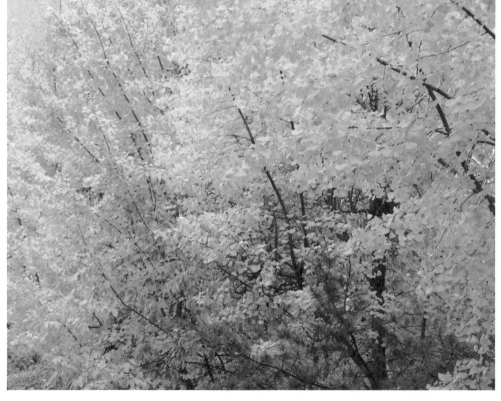

석법'을 개발하여 수나무만 골라 심는다. 바닥에 짓뭉개진 은행 열매는 살수차로 물을 뿌려도 냄새와 흔적이 가시지 않으니 시당국의 골칫거리 임이 확실하다.

서울시 광진구에서는 2025년까지 은행이 열리는 암나무를 뽑고 모두 수나무로 교체한다고 한다. 동작구에서는 예산 1800만원을 들여 진동 수확기로 하루 2톤씩 은행을 채취한다. 서대문구에서는 열매가 바닥에 떨어지지 않게 그물망을 설치했다. 개당 100만원씩을 들여 34개의 그물 망을 단 것이다. 모두 민원에 시달리는 각 구청의 나름대로의 자구책이 다. 하지만 수나무만 심는 것은 음양사상에 위배되는 정책이고, 가을철 은행나무를 진동 수확기로 흔들어 대는 것은 나무에 대한 예의가 아니 다. 안타깝다.

조선시대 홍만선의 〈산림경제(山林經濟)〉에 "은행나무는 수컷과 암컷 을 함께 심는 것이 좋고 그것도 연못가에 심어야 한다. 물에 비치는 그림 자와 혼인해 씨앗을 맺기 때문"이라고 했다. 선조들은 예부터 암그루 수 그루 같이 심었다. 6월의 꽃이라는 수국이 있다. 수국의 원산지는 일본 이고 우리나라에 있는 수국은 거의 일본에서 원예용으로 들여온 것이 대 부분이다. 수국의 꽃은 두 종류가 있다. 생식에 관여하는 참꽃과 곤충을 유인하는 장식꽃이다. 즉, 겉의 화려하게 수놓은 듯한 장식꽃과 가운데 모여 있는 씨앗을 맺는 진짜꽃이 있다. 인간들은 생식기능을 아예 없애 고 장식화만 달리는 원예품종을 만들어 화려한 꽃을 본다. 자연을 거스 르는 행위다.

가로수로 은행나무 수그루를 심는 것과 다르지 않다. 서울의 은행나무 가로수는 지난 10년 사이 1만 그루 이상 사라졌다. 대신 악취 없고 꽃이 예쁜 이팝나무와 회화나무가 증가 추세다. 김태훈 조선일보 논설위원은 노란 가을빛을 후손들도 즐길 수 있도록 아끼고 보존해야 한다고 한다. 동감을 표한다.

그리고 은행나무는 식물학적인 관점에서 종자식물이긴 하지만 번식하는 방법이 지금의 겉씨식물 이전 단계에 머물러 있어 덜 진화한 식물이다. 겉씨식물 특성이 물을 천천히 빨아들인다. 은행나무는 다른 나무에 비해 물을 천천히 빨아들인다. 지난해 봄이 덥고 가물어 서울시 은행나무 가로수에 황화현상이 나타났다. 황화(黃化)현상은 잎에 엽록소가 부족해 시들시들해지고 누렇게 변하는 현상이다.

도시의 은행나무는 콘크리트 보도블록과 아스팔트를 끼고 자란다. 비가 오면 땅으로 스며드는 물이 맨땅에 비해 적다. 몇 해 전에 서울시 은행나무 가로수 약 2,380그루가 황화 현상에 시달리고 있었다. 은행나무 입장에서 보면 현대 인간이 미울 것이다. 도시 공해, 보도블록 등으로 생장이 힘든 데다 수나무만 주로 심기 때문이다. 네 그루에 한 그루 꼴로 암나무가 적다. 우리 속담에 '은행나무도 마주서야 연다'라는 말이 있다. 은행나무는 암수딴그루로 암·수를 함께 심어 그 나무들이 마주보게 해야 열매를 맺는다. 또한 암나무에 구멍을 뚫어 수나무 가지를 붙여도 열매를 맺는다.

일반적인 암수 구별법으로는 암나무는 보통 50도 이상 옆으로 벌어져 있으며 잎자루가 있는 통통한 부분이 길다. 그리고 씨앗은 굵고 둥글다. 수나무는 가지가 원줄기와 같이 위로 뻗어 가고, 잎자루가 없거나 짧으며 씨앗은 작고 길쭉하다. 은행 씨앗의 발아 과정을 살펴보면 꽃 필 때까지 20년 걸린다. 20년 지나 암나무에서는 암꽃, 수나무에서는 수꽃이 핀다. 암꽃은 꽃자루가 길고, 짧은 가지 끝에 6~7송이씩 달리며, 길이 2cm 가량의 꽃자루에 2개의 배주가 마주 붙고, 그 중 1개만 결실한다.

수꽃은 1~5개의 이삭 화서(花序)를 이루고, 화서의 길이는 3~4cm이다. 옛말에 '은행나무 꽃을 본 사람은 부자가 된다.' 고 했다. 은행나무는 교목(喬木)이고 개화기는 4~5월인데 암꽃은 정말 작아 주위 깊게 살펴보지 않으면 보기 힘들기 때문이다. 은행나무 꽃말로 '장수(長壽)' '장엄(莊嚴)' '진혼(鎭魂)'등이 있다. 또한 은행나무 꽃가루를 '정충(精蟲)'이라 부른다. 이유는 '꽁지달린 꽃가루'가 암꽃의 밑씨로 비록 짧은 거리지만 혼자 움직여서 찾아가 수정을 하기 때문이다. 동물의 정충과 다름없어 '정충'이라 불린다. 1894년 '평뢰작오랑(平瀬作五郎)'씨가 발견했다. 약 5억 년 전 최초의 육상식물인 선태식물에서 1억 4000만 년 전에 출현한 속씨식물로 넘어가기 전단계인 2억 9000~1억 4,500만 년 전의 주류식물 집단인 겉씨식물로 분류되는 은행나무와 소철에는 '정충(精蟲)'이 있다. 편모(鞭毛)를 가진 정자는 은행나무와 소철만 가지고 있다.

은행(銀杏)은 은빛이 도는 살구를 닮았다고 해서 은(銀)자와 행(杏)자를 썼다. 영어로 'silver apricot'이다. 또 노랗게 단풍 든 은행잎 색깔이 처녀의 금발색과 같다고 'maidenhair tree'라는 말이 있다. 한약명은 백과(白果)라 한다. 백과는 본초학에서 은행나무의 종자를 말한다. 즉, 노랗고 물렁한 외종피(外種皮)를 제거한 희고 딱딱한 중종피(中種皮)를 말한다. 은행의 중종피(中種皮)가 흰색이라 백과(白果)로 불리었는지는 모르지만, 오행(五行)상 백(白)은 폐(肺)에 귀속되고, 은행의 효능(效能) 측면에서도 금(金)과 관계 깊다.

약재(藥材)는 지해평천약(止咳平喘藥)으로 분류해서 다담(多痰)으로 인한 해수천식(咳嗽喘息)에 응용한다. 이때는 상백피(桑白皮), 황금(黃芩), 소자(蘇子), 관동화(款冬花), 반하(半夏), 행인(杏仁) 등의 약물을 배합한다. 또한 수렴고삽(收斂固澁) 작용이 있어 소변을 자주 보는 병증에 응용한다. 옛날에 딸이 시집갈 때 아버지는 구운 은행과 종이실로 만든 요강을 가마에 넣어 줬다. 은행을 구우(灸)면 소변이 억제되고, 생(生)으로 먹으면 이뇨작용이 있기 때문이다. 은행은 속껍질에 청산배당체가 많아 속껍질을 제거하고 익혀 먹어야 비교적 안전하다. 조선 순종때 빙허각 이씨가 쓴 〈규합총서(閨閤叢書)〉에 어린이가 먹으면 경기(驚氣)를 하고, 굶은 사람이 먹으면 죽기 쉽다고 기록되어 있다. 과거 일본에서는 은행 중독 환자 74명 가운데 22명이 사망한 보고가 있다. 제2차세계대전에서 1950년대에 먹을 것이 부족한 시절 은행 중독이 많이 발생했다.

또한 은행잎을 백과엽(白果葉)이라 하고 해수(咳嗽), 천식(喘息)에 유효하게 응용했으며, 관상동맥, 심장과 뇌혈관의 혈액 순환 개선 및 고지혈증을 저하시키는 데 이용했다. 고대 서구에서는 은행잎 추출물을 단기 기억상실, 치매, 우울증, 혈액순환장애, 이명(耳鳴)증, 다발성경화증, 신경통, 무기력증 등의 병증에 써왔다. 요즘 뇌기능장애에 많이 쓰는 '타나민'은 은행잎에서 추출한 것이다. 동·서양에서 은행잎을 조직의 순환과 혈류 개선제, 노화로 인한 기억상실과 기능 장애에 써왔음을 알 수 있다.

은행(白果)의 성미(性味) 및 귀경(歸經)이 감(甘), 고(苦), 삽(澁), 평(平), 소독(小毒), 폐(肺), 신(腎)이므로 상기(上記)의 효능을 미루어 짐작할 수 있다. 은행은 유독(有毒)하므로 생식(生食)하면 복통(腹痛), 구토(嘔吐), 설사(泄瀉), 호흡곤란(呼吸困難) 등의 증상이 나타날 수 있으니, 볶아 먹되 하루 5알에서 10알정도 먹는 것이 좋다.

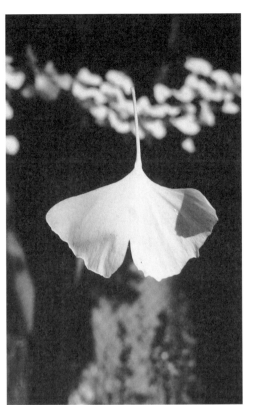
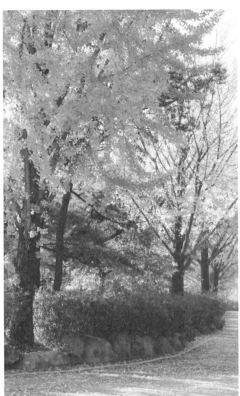
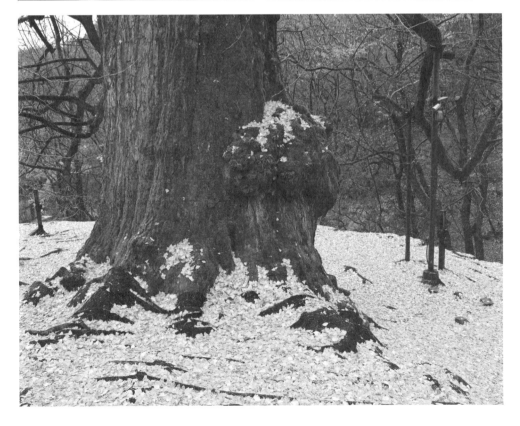

익혀도 MPN(4-O-methylpyridoxine)이라는 성분은 없어지지 않으니 수(水)의 기운이 항진(亢進)된 사람이나 태음인(太陰人)이 아닌 체질은 특히 주의해야 한다. 은행은 먹을 때뿐만 아니라 피부에 닿을 때 발적, 수포, 부종이 나타난다. 원인 물질은 고약한 냄새의 주범인 빌로볼(bilobol)과 징코린산(ginkgolic acid)이다. 이것은 옻오르는 원인물질인 우루시올(urushiol)과 화학적 구조가 매우 비슷하다. 그래서 옻나무를 만져 옻오르는 사람은 은행을 만져도 옻오른다.

은행나무는 다양하게 이용됐다. 스님들이 음식을 담는 목기(木器)로 사용했고, 불상을 새기기도 했다. 선조들은 장롱, 밥상, 바둑판 등을 만들어 썼으며, 은행잎은 살충제, 구충제로 이용했다. 또한 고서의 책장 사이에 은행잎을 나팔꽃잎과 같이 끼워 책벌레의 피해를 막았다. 은행육(銀杏肉)은 고추농사에 쓴다. 선조들은 벌레가 근접하기 힘든 특성을 이용해 음식물의 보존성을 높였다. 내구성과 항균작용을 이용했음을 알 수 있다. 또한 팥죽 먹고 체한 데 은행을 달여 먹었다. 요즈음은 은행을 숙성시켜 식초로 만들어 질병치료에 응용하고 있다.

전라남도 해남에 김영자씨가 살고 있다. 해남 거리의 춤꾼으로 부른다. 인위적인 무대예술보다 농민, 어부의 삶과 하나 된 예술을 지향하는 예술인이다. 해남 YMCA에 있을 때 일이다. 은행나무가 있는데 사람들이 은행을 따기 위해 은행나무를 긴 막대기로 때리고 나중에는 몇 명이 올라가 막대기로 때려서 싹 따 버렸다. 은행은 다 익으면 땅에 떨어지고 인간은 그것을 주우면 되는데 은행나무를 몹시 아프게 했다.

인간의 욕심의 정체를 봤고 미안한 마음이 들었다. 그래서 은행나무를 위로해 주기 위해 은행나무 앞에서 공개 퍼포먼스 공연을 했다. 인간으로서 은행나무에게 사죄하는 마음으로 춤을 추었다. 그 다음 해 아무도 은행나무를 때리지 않았다는 이야기가 있다. 긴 막대기를 들고 은행 따러 가는 사람은 반성해야 한다. 그리고 서울시 동작구청의 진동 수확기로 은행나무를 심하게 흔들어 대는 것은 지양(止揚)해야 한다.

3대를 지나야 제대로 은행을 수확할 수 있고, 단단히 자라고, 열매에는 독성이 있고, 꽃은 비교적 작으며, 풍성한 열매를 맺는 은행나무는 늦가을 천식(喘息)으로 고생하는 어르신들과 흡연으로 기관지 점막이 손상된 분의 점막 재생에 도움을 준다. 또한 은행잎 추출물은 혈액순환을 개선시켜 심혈관 질환과 말초동맥 순환장애로 인한 뇌기능장애에 효과가 있다. 작물 병충해 방제에도 도움을 준다.

은행잎즙 1.8L를 물과 600~800배 희석하여 작물의 잎에 뿌리면 진딧물이 예방되고 담배나방·청벌레 같은 해충들도 방제할 수 있다. 정화조에 투여해도 아주 좋다. 은행잎추출물 징코빌로바는 방사능에 의한 신체의 손상을 막아준다. 강인한 생명력으로 지금까지 살아온 살아있는 화석 식물인 은행나무는 공해에 찌든 현대인의 질병치유에 많은 해답을 줄 수 있다. 일본 히로시마에 원자폭탄이 떨어졌을 때도 살아남은 은행나무의 단풍 또한 우리의 정서 함양에 더할 나위 없이 좋다. 은행나무에 경의를 표한다.

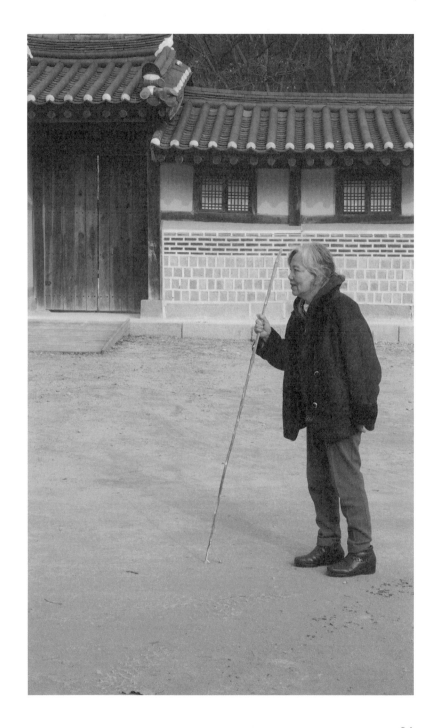

2. 나물로 먹던 명아주가 백세 지팡이, 청려장이에요

" 꼬부랑 할머니가 꼬부랑 고갯길을 꼬부랑 꼬부랑 넘어가고 있네.
꼬~부랑 꼬~부랑 고개는 열두 고개~고개를~고개를 넘어가네."

허리 굽은 할머니가 주변 경치를 볼 틈 없이 앞만 보고 산길을 힘들게 걷는 모습이다. 뒤에서 할머니를 부르면 곧 바로 뒤돌아 볼 것 같지 않다. 귀가 어두우셔서 큰소리로 불러야겠다. 할머니는 두 손을 지팡이에 의지하고 나를 쳐다본다. 지팡이 덕에 허리를 조금 펴신다. 지팡이가 고맙게 느껴진다.

명아주는 속씨식물로 계통분류 체계에 따르면 핵심진정쌍떡잎식물군 비름과에 속하는 한해살이풀이며 키가 1m정도 자란다. 잎은 잎자루가 길고 삼각형 모양을 한 달걀꼴이다. 어린잎 가운데가 자줏빛이면 명아주, 흰빛이면 흰명아주라 한다. 빛은 자라면서 없어진다. 그 외 청명아주, 바늘명아주, 좀명아주, 취명아주, 버들명아주, 양명아주, 창명아주 등이 있다. 어린잎은 데쳐 나물로 먹는다.

〈본초강목(本草綱目)〉에 어리고 연한 것을 먹을 수 있으며 이를 여곽(黎藿)이라 불렀다고 쓰여 있다. 줄기는 위로 곧게 서고 모가 져 있으며 녹색의 줄이 있다. 줄기의 지름이 약 3cm에 달하며 단단한 편이다. 꽃은 6~7월에 황록색으로 피며 이삭 모양의 작은 꽃들이 빽빽이 달려 있다. 씨는 9~10월에 꽃받침에 싸인 동글납작한 포과가 달려 익는데 검은 씨가 1개 들어 있다. 어떤 씨앗은 고동색을 띠고 있다.

한 식물에서 두 종류의 씨앗이 달린다. 명아주는 1년생 식물로 11월경이면 죽는다. 씨로 번식을 하는데 검은색 씨는 이듬해 발아하여 종족번식(種族繁殖)을 한다. 고동색 씨는 이듬해 극심한 한파나 가뭄 등 성장조건이 나쁘면 발아하지 않고 환경이 좋을 때까지 기다렸다가 발아하는 특성이 있다. 산삼은 짐승이 건드렸거나 기후나 토질이 안 맞으면 성장을 멈춘다. 산삼의 휴식기와 비슷하다.

비슷한 예로 국화과 도꼬마리의 과실인 창이자(蒼耳子)도 큰 씨앗과 작은 씨앗 두 개를 가지고 있는데 발아 시점이 다르다. 큰 씨앗은 이듬해 바로 싹을 틔우지만 작은 씨앗은 주변 환경 조건이 좋을 때까지 기다렸다가 조건이 좋으면 싹을 틔운다. 도꼬마리 씨의 수명은 약 16년이니, 지구에 큰 변화가 없는 한 이 식물도 우리는 계속 볼 수 있을 것이다. 씨앗은 과피(果皮)에 털이 있어 짐승이나 사람 몸에 잘 붙어 먼 곳까지 번식시킬 수 있다. 현대의 지퍼 대용으로 사용하는 발명품 '찍찍이'의 원조이다. 생체 모방 기술이다.

단풍나무 열매를 시과(翅果)라 한다. 이 시과(翅果)를 보고 프로펠러를 만들었다. 박주가리 씨가 바람에 퍼져나갈 때 보면 낙하산 타고 내려오는 군인이 생각난다. 박주가리에서 낙하산의 원리가 발견됐다. 모두 생체 모방 기술이다. 도꼬마리는 아시아 원산이며 오래 전에 한반도에 귀화한 식물로 산행 때 옷에 잘 달라붙는 수류탄같이 생긴 작은 씨앗을 가지고 있다. 씨앗은 잎자루 아래쪽 즉, 줄기 쪽에 달려 있어 잎이 무성하면 번식에 장애가 생길 수 있다. 그래서 사람이 도꼬마리 잎을 만지면 쉽게 시들어 버린다. 그러면 씨앗은 짐승의 털이나 사람의 의복에 쉽게 노출되니 널리 퍼질 것이다. 이 열매인 창이자(蒼耳子)는 본초학에서 신온해표약(辛溫解表藥)으로 분류하고 비염이나 축농증에 응용하고 있다.

나팔꽃도 마찬가지다. 나팔꽃은 꽃이 지고 나면 열매가 열리는데 3실을 두고 각 실마다 2개씩 씨앗을 담고 있다. 9~10월에 열매는 성숙되는데 겨울에도 열매는 줄기에서 떨어지지 않는 것이 많다. 땅에 떨어진 씨앗 중 일부만 싹을 틔우고 나머지는 다음 해에 틔운다. 씨는 비교적 단단하고 나누어 틔우는 방식을 택해 어떤 나쁜 환경요소에 전멸되는 것을 막는다. 식물의 생존전략(生存戰略)은 경이롭다.

나이가 들어가면서 우리 몸은 전반에 걸쳐 노화가 일어난다. 50대부터는 노안으로 작은 글씨가 안보이고 귀는 고음 영역을 듣기 힘들어진다. 목소리는 쉬고 탁해지며, 국물 먹을 때 사레가 자주 들린다. 또한 냄새에 둔감해지고 짠맛이 덜 느껴진다. 최대 폐활량은 줄기 시작하고 호흡 빈도가 빨라지며 가래 배출이 더디다.

위의 괄약근 약화로 위산 역류가 증가하고 위액, 쓸개즙, 췌장액의 분비가 줄어든다. 그리고 방광의 소변 저장량은 감소하며 잔뇨는 증가하고 소변 나가는 속도는 감소한다. 항문 괄약근이 약해져 변실금이 증가한다. 어쩔 수 없긴 하지만 노화로 불편한 것을 치료하며 살아가야 한다. 요즘은 장수하는 노인이 많다. 하지만 병고를 겪으면서 힘들게 사는 노인이 대다수다.

한국인의 마지막 생애 중 남자 12년, 여자 18년은 병마와 싸우다 죽는다는 통계자료도 있다. 예나 지금이나 노인은 정(精), 기(氣), 신(神), 혈(血)이 닳아 몸이 점점 쇠퇴한다. 옛 책 〈수친양로서(壽親養老書)〉에서 노인의 병(病)은 '울 때는 눈물이 안 나고 웃을 때 도리어 눈물이 나며, 코에는 탁한 콧물이 많고 귀에는 매미 소리가 나고, 밥을 먹을 적에는 입이 마르며 잘 때는 오히려 침이 흐르고, 오줌은 절로 흐르고 대변은 변비가 되고, 낮에는 꼬박꼬박 졸고 밤에는 말똥말똥 잠을 못 잔다.'라고 표현되어 있다.

또한 '문해피사(文海披沙)'에 화장실에 가면 쪼그려 앉기 힘들고 인사를 하려다 무릎이 먼저 꺾어진다는 말이 나온다. 노인의 눈, 코, 입, 귀, 대·소변의 병리 상태를 이야기한 것이고 다리에 힘이 없으며 전체적인 골격 또한 많이 구부러져 있을 것이 예견되는 글이다. 나이가 들면 근·골격계의 약화로 다리는 바깥으로 벌어지고 허리는 앞으로 굽고 고개는 뒤로 젖혀지게 된다. 이때 노인은 지팡이가 필요하다. 이 지팡이는 가벼워야 된다.

10월 말에서 11월 초 명아주의 잎과 씨가 떨어지고 나면 줄기가 남는다. 줄기와 뿌리를 이용해 노인을 위한 지팡이를 만든다. 명아주를 뿌리째 뽑아 다듬은 후 솥에 찌고 껍질을 벗겨 그늘에 오랫동안 말린다. 그리곤 사포질, 기름먹이기, 옻칠처럼 갖은 정성을 들여 가공하면 마치 옹이 진 고목으로 만든 것처럼 멋스럽게 모양새가 뒤틀린 지팡이가 된다. 명아주 줄기는 굵고 단단하지만 특히 가벼운 것이 장점이다. 약 250g~300g정도 밖에 되지 않는다. 힘없는 노인이 가볍게 들 수 있는 무게다. 이 지팡이를 청려장(靑黎杖)이라 한다.

조선시대에는 아비가 쉰 살이 되면 자식이 청려장을 바쳤다. 그것이 가장(家杖)이요, 예순이 됐을 때 마을 사람들이 선사하면 향장(鄕杖)이며, 일흔이 됐을 때 나라에서 주는 것을 국장(國杖), 여든에 왕이 하사하면 조장(朝杖)이라 했다. 이렇듯 청려장(靑黎杖)은 노인의 생애(生涯)를 공경하는 의미도 있다.

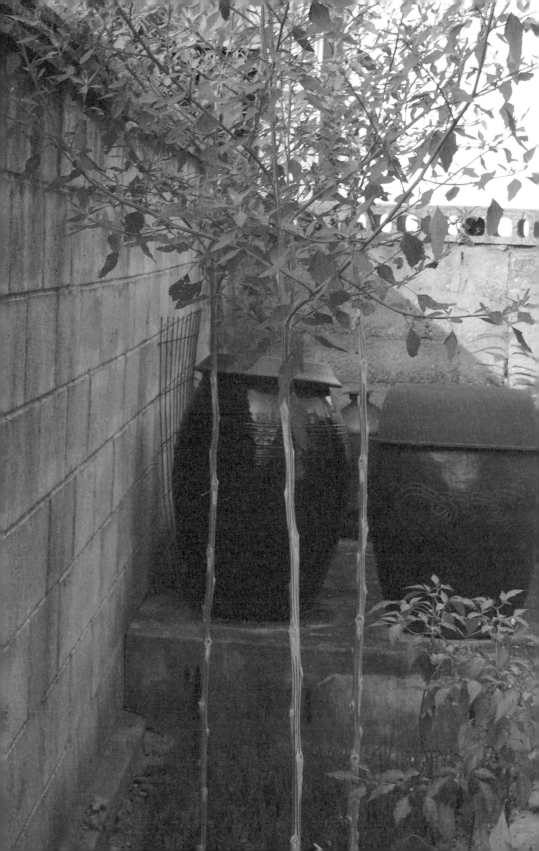

조선 후기의 가사(歌辭) 향산록의 향산유람가에 다음과 같은 내용이 나온다. '춘삼월 호시절에⋯낙양성 뻗은 길로 청려장 둘러 짚고 북향산 찾아가니 백두산 내맥(來脈)이요' 지명이 중요한 가사지만 명아주 지팡이를 들고 유람하는 모습이 그려진다. 퇴계 이황 선생의 지팡이도 청려장이었다.

　　한시(漢詩)에도 명아주 지팡이가 자주 나타난다. 선조 때 시인 송희갑(宋希甲)의 시 춘일대인(春日待人) 중 '강부려장출문망(强扶藜杖出門望)'에서 보듯 선조들은 명아주 지팡이를 즐겨 사용했음을 알 수 있다. 그리고 신라시대 때 국왕이 장수노인들을 대궐로 초대해 선물한 지팡이가 명아주 지팡이였다. 연복초과(혹은 인동초과) 목본(木本)인 딱총나무가 있다. 접골목(接骨木)이라고도 한다. 나무는 심재(心材)가 스폰지처럼 생긴 나무로 다른 나무에 비해 비교적 가볍다. 그래서 지팡이로 만들어 쓴다. 해리포터에도 이 지팡이가 나온다. 그런데 명아주 지팡이가 더 가볍다. 식물 분류상 초본(草本)은 목본(木本)보다 가볍고, 초본(草本) 중 적당한 굵기에 곧추 자란 명아주 줄기는 백세 노인의 지팡이로 손색이 없다.

　　명아주는 독특한 번식력으로 우리 주변에 늘 존재하며, 어린잎은 식용이고, 전초(全草)는 피부병, 위염, 치통 등의 약용으로 쓰인다. 여름철 모기에 물렸을 때 명아주 잎을 따서 짓이겨 물린 자리에 10초 정도 문지르면 가려움증이 사라지는 효과를 볼 수 있다. 또한 염색할 때 잿물이 필요한데 명아주대를 태워 좋은 잿물을 만들어 쓸 수 있다. 재를 려회(藜灰) 혹은 동회(冬灰)라 한다. 마찬가지로 도공이 도자기에 바르는 천연유약을 만들 때도 쓰인다. 한반도와 만주에 살던 우리나라 사람들은 작물로 밭에 심었다. 늦가을 밭일 할 때 추우면 불쏘시개로 이용해도 좋다. 연약해 보이며 한 해만 사는 명아주는 우리에게 시사하는 바가 큰 고마운 풀이다.

경남 곤양면에서 사천으로 가는 길에는 열두 고개가 있었다. 송곡 이서우(1633~1709)는 한시 십이치요(十二峙謠)에서 '⋯여섯 고개 넘고 나니 또 여섯 고개가 있고, 아침에 곤양 떠나 사천 오니 해가 지는데 세간(世間)의 길과 살아온 여정의 길은 평탄한 때 한번 없다고 했다⋯.' 그리고 쉬고 싶다고 했다.

높고 낮은 삶의 고갯길을 힘겹게 넘어 온 노인에게 약소하지만 명아주 지팡이를 만들어 선물하고 싶다.

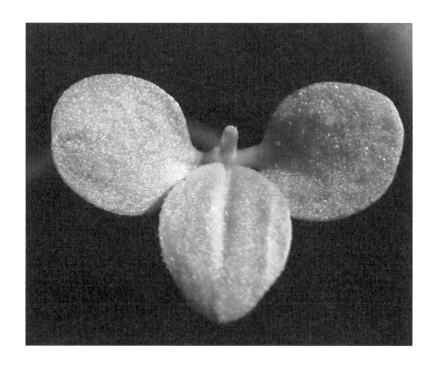

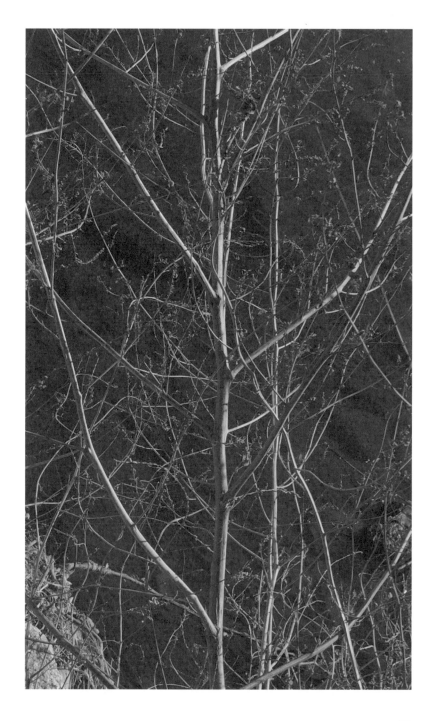

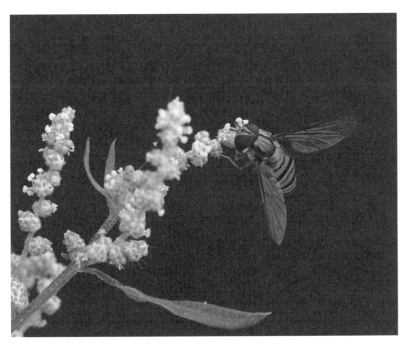

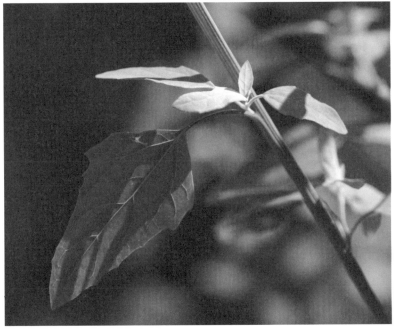

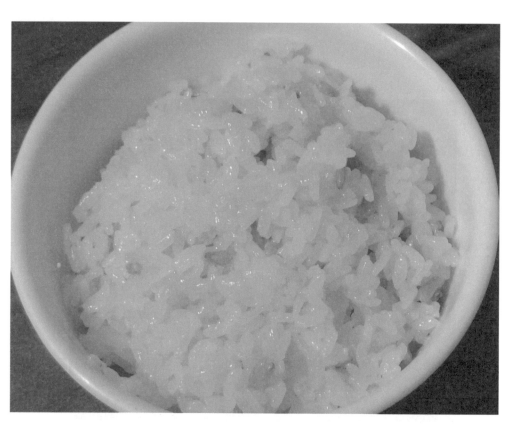

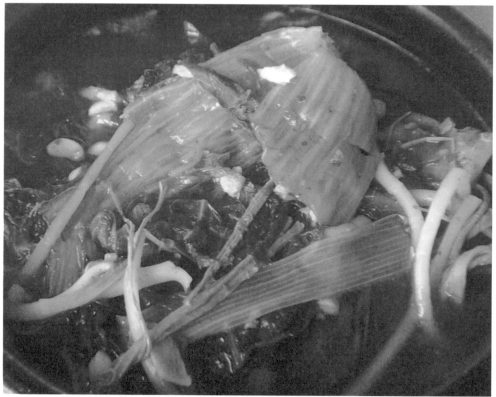

3. 골이 메다

손자가 감기 몸살을 앓고 난 후 행동이 느리고 굼뜨면 할머니는 어머니에게 '골이 메게 찹쌀밥 좀 해 줘라' 하신다. 입맛이 없고 기운이 없는 상태에서 윤기가 좌르르 흐르는 갓 지은 찹쌀밥은 손자에게는 형언할 수 없는 꽉 찬 충만감을 주어 활기를 회복한다. 그러면 손자는 할머니의 일상을 파악하고 어머니 눈치를 보며 할머니에게 장터 구경 가자고 조른다. 할머니는 손자의 건강을 회복한 모습과 예전처럼 총민(聰敏)해진 것에 흐뭇해하신다.

어제까지 막무가내로 떼쓰던 녀석이었는데, 할머니는 아무 말씀 없이 손자의 손을 잡고 장터로 나선다. 시끌벅적한 시골 장터는 볼 게 많다. 농기구 파는 곳, 채소 파는 곳, 생활용품 파는 곳 등 볼거리가 많은 크고 작은 다양한 점포를 구경하느라 손자는 정신이 없다. 시간가는 줄 모른다. 손자는 곧 배고파진다. 그러면 할머니는 손자를 국밥집으로 데리고 가신다. 뜨끈한 국밥이 한 그릇 나온다. 할머니는 배고프지 않다고 하시며 어서 먹으라 하신다. 손자는 반쯤 먹고 할머니 드시라고 국밥을 내민다. 국밥에는 성기성기 썬 굵은 대파가 많이 보였다.

윗글 할머니 말씀 중 '골이 메게' '찹쌀밥'과 손자의 총민해진 점, 그리고 손자가 남긴 장터 국밥에 대파가 있는 점을 상기하며 소(小)주제 '골이 메다'를 이야기 하겠다.

우리가 흔히 먹는 잎줄기채소인 파는 한방에서 약재로 흔히 쓰이는 본초이다. 특히 감기 걸렸을 때 생강과 함께 달여 먹고 땀을 나게 하는 약물이다. 한약 다릴 때 파를 넣고 다리는 처방도 있다. 이 파의 한약명(韓

藥名)은 총백(蔥白)이고 학명은 Allium fistulosum L.이다. 속명(屬名) Allium 은 맵다는 뜻을 내포하고 있다. 성미(性味)는 신(辛), 온(溫), 무독(無毒)하고 폐경(肺經), 위경(胃經)에 작용한다. 파는 매운 성질이 있어 발한해표(發汗解表) 작용을 하며, 따뜻한 성질를 겸하고 있어 산한통양(散寒通陽)시키는 효능도 있다. 따라서 폐(肺)·대장경(大腸經)이 허약하게 타고난 사람의 감기, 두통, 코막힘, 설사, 복통 등에 응용한다. 즉, 신미(辛味)로 한기(寒氣)를 몰아내 질병을 치료하는 채소이자 약물이다.

채소는 땅에서 나는 음물(陰物)로써, 음(陰)을 기르는 것이기에 모두가 먹어야 한다. 일반적으로 채소라는 단어는 '트이다' '소통하다'의 의미가 있는 '소(疏)'자에서 후에 채소를 뜻하는 '소(蔬)'가 됐다. 또한 '훈(葷)'은 매운 향이 나는 채소를 뜻하였는데 나중에 고기나 생선으로 만든 음식을 가리키게 됐다. 그래서 훈채(葷菜)하면 고기나 생선으로 만든 음식을 가리키게 되었고, 소채(素菜)는 고기나 생선이 들어가지 않는 채소 요리를 뜻한다. 일훈일소(一葷一素)는 고기 요리 하나와 채소 요리 하나를 뜻한다. 대다수 채소는 신미(辛味)를 가지고 있어 무언가를 소통시킨다.

파의 본초명인 총백(蔥白)의 총(蔥)은 총(葱)과 동자(同字)이다. 총(蔥)은 사물에 대한 이해가 크고, 막힘이 없다는 뜻으로 사물에 통달하는 것을 의미한다. 흔히 영리하고 똑똑한 아이를 보고 총명하다고 한다. 총명의 글자 속 창(囱)은 굴뚝을 뜻하고 가운데가 '비다'는 의미를 지닌다. 창문을 뜻하는 창(窓)과 파를 뜻하는 총(蔥)자를 보면 속이 비어 있다는 의미가 있다. 파속은 비어 있다. 막힘이 없다.

본초학에서 신미(辛味)는 능산(能散), 능행(能行) 작용이 있다. 일반적으로 발한(發汗) 행기(行氣)작용을 뜻한다. 일상생활에서 감기가 들어 오들오들 떨 때 북어국에 대파를 듬뿍 넣어 따뜻하게 마시면 땀이 나면서 감기가 치유되는 것을 경험하게 된다. 옛 술중 총주(葱酒), 총시주(葱豉酒)가 있는데 총주(葱酒)를 먹으므로 감기가 갓 든 것을 치료한다.

파를 잘게 썰어서 뜨거운 술에 넣어 술을 마시고 땀을 내는 것이다. 이는 파의 매운(辛) 성질과 술(酒)의 활혈행기(活血行氣)작용이 땀구멍을 열어 체표(體表)에 머물러 있던 한기(寒氣)가 땀과 함께 밖으로 나감으로써 치유되는 것이다. 지나치게 먹어 너무 땀을 많이 흘리면 오히려 몸이 허약하게 되니 주의를 요한다.

파와 비슷한 작용을 하는 채소(菜蔬)인 '고수'가 있다. 전국 각지의 산사 주변에서 재배되고 있는 고수나물은 매운맛(辛味)이 강한 채소이다. 미나리과(繖形科) 1년생 초본인 '고수'의 본초명(本草名)은 호유(胡荽)이다. 손면(孫愐)의 당운(唐韻)에 장건이 서역(西域)에서 대산(大蒜)과 호유(胡荽)를 얻어 왔다고 했다. 호유(胡荽)의 다른 이름은 향채(香菜)다. 중국 음식에 늘 빠지지 않는 향(香)이 강한 '쌍차이'가 고수풀이다. 호유(胡荽)는 신온(辛溫)한 성미(性味)를 가지고 있기에 발한(發汗)작용으로 풍한감모(風寒感冒)나 소식하기(消食下氣) 작용으로 식욕부진, 소화불량에 쓰는 채소이자 약물이다. 그리고 대파의 독특한 냄새는 다른 작물의 해충을 막아주는 역할도 한다. 토마토 옆에 대파를 심으면 토마토에 해충이 적게 낀다.

파는 비늘줄기를 심거나 씨앗을 뿌려서 기른다. 비늘줄기를 심는 종류로는 쪽파가 있고 실파나 대파는 씨앗을 뿌려 가꾼다. 파와 양파의 교잡종인 쪽파는 이른 봄에 심으면 늦은 봄에 먹도록 자라고, 늦여름에 심으면 김장할 때쯤 되면 먹을 수 있다. 실파나 대파는 대개 가을에 씨앗을 뿌려 이른 봄부터 뽑아 먹는다. 우리가 먹는 것은 비늘줄기와 대롱처럼 속이 비어 있는 잎이다.

전라남도 진도섬의 또 다른 명물로 대파가 있다. 이 지역에서는 일찍 12월에서 3월까지 대파를 수확한다. 농부들은 대파를 수확하면서 불을 놓고 대파를 구워 먹는다. 진도는 좋은 토질에 온난한 기후와 해풍으로 인해 양질의 대파가 생산된다. 대파 수확 후 바닷바람에 몸이 오그라들면 그들은 대파를 구워 먹으며 추위를 이겨냈다. 몸에 찬 기운과 습기가 들어오면 몸은 찌뿌듯하고 둔해진다. 곧 냉해지고 만사가 귀찮아진다. 생각하기도 싫어진다. 이때 필요한 요소가 따뜻하고 매운 신온(辛溫)한 성미(性味)이다.

파는 이러한 성미(性味)를 갖추었으며 우리 몸의 안과 밖을 소통시켜 건강하게 사유하고 활발하게 행동하게 한다. 어릴 적 할머니는 파를 많이 먹으면 머리가 좋아진다고 했다. 약 150년 전 한의서 의진신방(醫疹神方)에서는 술에 파를 넣은 총주(蔥酒)를 홍진(紅疹)의 성약(聖藥)이라고 소개했다. 홍진(紅疹)의 초기 증상인 두통(頭痛), 해수(咳嗽), 맑은 콧물과 재채기에 파의 역할이 컸음을 알 수 있다.

일본 의학자 사이토 마사시는 자신의 책 '체온 1도가 내 몸을 살린다.'에서 "36도 아래의 체온이 당뇨병, 골다공증, 암, 치매 같은 질환을 초래할 수도 있다"고 주장했다. 파는 체온을 올려준다. 그러나 파는 기를 발산하는 효능이 있으니 너무 많이 먹지 말아야 한다. 많이 먹으면 정신을 혼미하게 하므로 음식을 조화시킬 정도와 음식 궁합을 잘 생각하고 이용해야 한다. 현대 식품학에서는 대파뿌리에 혈액순환을 돕는 '알리신' 성분이 많이 들어있고, 폴리페놀이 잎이나 줄기보다 두 배로 많이 들어 있

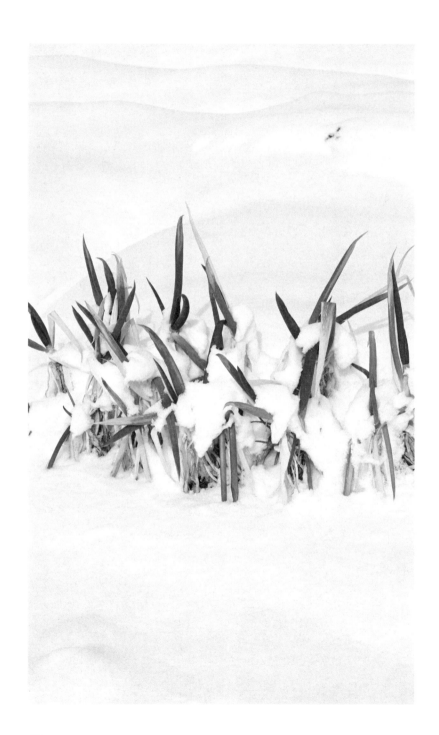

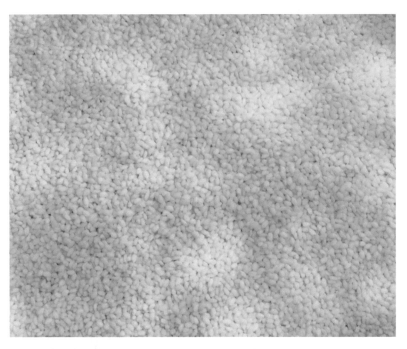

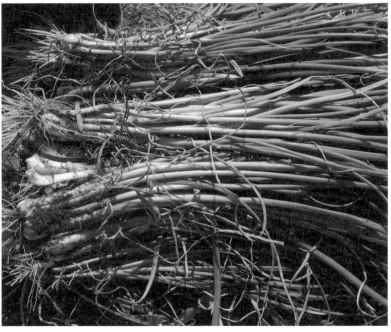

다고 한다. 그래서 많이 먹어도 되는 것은 아니다. 대파는 발산지제(發散之劑)임을 알아야 한다. 그리고 요즈음 일부 농가에서는 파를 재배할 때 농약을 많이 사용한다. 그런 파는 피해야 하겠다.

나도(糯稻), 출도(秫稻)라는 찰벼에서 나는 쌀을 찹쌀이라 한다. 찹쌀을 나미(糯米), 점미(粘米)라 하는데 찰진 기운이 대단히 높고 멥쌀보다 소화(消化)가 잘 된다. 나미(糯米)의 성미(性味)는 감(甘), 온(溫), 무독(無毒)하며 비경(脾經), 폐경(肺經)에 작용한다. 주요 효능은 보중익기(補中益氣)이다. 비위허약(脾胃虛弱)으로 인한 식욕부진(食慾不振), 식상복통(食傷腹痛), 유소(乳少), 설사(泄瀉)나 식은땀이 날 때 쓰는 약재이다. 즉, 중초(中焦)를 보하여 식욕을 원상태로 돌려 일상생활에 차질이 없게 한다. 소장(小腸)에서 완전히 소화·흡수되어 소화불량 증세도 완화시킨다. 쌀, 보리와 같은 곡물에 포함된 녹말은 아밀로스와 아밀로펙틴 성분으로 구성되어 있다.

아밀로스는 200여 개의 포도당이 선형(線形)으로 구성되어 있으며, 아밀로펙틴은 1,000여 개의 포도당이 포도송이와 같이 복잡하게 가지 친 모양으로 구성되어 있다. 우리나라 멥쌀은 아밀로스가 20~30%, 아밀로펙틴이 70~80%로 구성되어 있다. 아밀로펙틴의 양이 많을수록 찰기가 있다. 그래서 우리나라 쌀은 태국, 베트남 쌀에 비해 찰기가 많다. 멥쌀에 비해 찹쌀의 녹말은 주로 아밀로펙틴으로 이루어져 있어 찰기가 더욱 우수하다. 엉성한 것보다 찰진 것은 허한 것을 잘 메꾸어 준다. 또한 흘러나가는 것을 막아준다. 비위허약(脾胃虛弱)으로 설사하는 경우 찹쌀로 떡을 만들어 주면 설사가 그치는 경우를 볼 수 있다.

긴 겨울밤 청미래덩굴 잎에 싼 망개떡은 찹쌀로 만든 떡으로 장에서

서서히 흡수되어 긴 겨울밤을 배고프지 않게 한다. 대보름 음식으로 오곡밥과 약식(藥食)이 있는데 오곡밥은 찹쌀에 수수·팥·차조·콩 등 다섯 가지 이상의 곡식을 섞어 지은 밥이고, 약식은 약밥, 약반(藥飯)이라고도 하며 찹쌀·대추·밤·꿀·잣 등을 섞어 찐 밥이다. 오곡밥과 약식은 본격적인 농사일을 앞두고 겨우내 휴식하고 있던 근육에 활력을 넣어 주는 역할을 했다.

'메다(medha)'는 총민(聰敏), 총명(聰明), 지능적인 뜻을 지닌 말이다. '골(ghol)'은 '뇌', '골수'를 뜻한다. 골이 메다는 결국 총명해지는 것을 뜻한다. 찹쌀밥은 큰 병을 앓고 회복하는데 많은 도움을 준다. 할머니는 손자가 밥을 적게 먹거나 밥맛을 잃으면 찹쌀밥에 참기름을 둘러 먹였다. 할아버지는 진지 드실 때 꼭 감향주(甘香酒)를 한잔 드셨다.

감향주(甘香酒)는 찹쌀, 누룩, 물로만 빚은 청주(淸酒)로 이양주에 속한다. 좋은 술로 반주하면 밥맛이 좋아지고 소화도 잘 된다. 할머니는 술이 떨어지지 않게 자주 빚었다. 주로 찹쌀을 이용했다. 일반적으로 총명한 아이는 똑똑히 말을 잘 하고 눈이 초롱초롱한 편이다. 그러려면 귀가 잘 들려야 한다. 똑같은 말을 반복적으로 해야 의사소통이 되는 노인을 우리는 총기가 없다고 한다. 총(聰)자에 귀이(耳)자가 들어 있듯이 귀와도 연관성이 있다. 눈으로 잘 보고 귀로 잘 들으려면 잘 먹어 기혈순환(氣血循環)이 원활히 되어야 한다. 찹쌀밥으로 비위(脾胃)를 튼튼히 하고 파가 들어 있는 음식으로 눈, 귀의 소통을 원활히 하면 총명해지지 않을까?

기가 빠진 인스턴트 식품이나 인공 합성 화합물을 먹는 요즈음 사람들은 나이 들어 총기(聰氣)가 좋을까 의심된다. 최근 오스트레일리아 뉴사

우스웨일즈대학(UNSW)의 연구팀은 인스턴트 음식을 단기간만 섭취해도 뇌의 인지능력이 크게 저하된다는 연구 결과를 발표했다.

연구자 중 한 명인 마가렛 모리스 의대 교수는 "이 연구에서 가장 놀라웠던 점은 인지능력의 저하 속도였다"라고 말했다. 지방과 설탕을 과도하게 섭취했을 경우, 뇌의 기억력이 1주일 만에 급속하게 하락했다. 또한 인스턴트식품을 먹어 자가 면역질환이 증가하고 있다. 자가 면역질환은 면역세포들이 비정상적으로 변해 자기 몸에 있는 세포나 조직을 적으로 인식하고 공격하는 항체를 만들고, 항체에 의해 염증이 일어나는 질환이다.

대표적 질환명(疾患名)으로는 강직성 척추염, 류마티스 관절염, 루푸스, 베체트병 등이 있다. 병은 평생 엄청난 고통에 시달리다 죽는 병이다. 주요 원인 중 하나는 인류가 수만 년 동안 순수한 동·식물을 주식으로 먹다가 기가 빠진 인스턴트식품이나 석유·석탄에서 추출한 인공 합성화합물을 먹어 생기는 우리 몸의 면역계 이상반응으로 볼 수 있다. 그리고 이 병은 우리 몸의 기생충(寄生蟲)과도 관계 깊다. 염증성 장 질환의 일종인 크론병에는 돼지편충을 이용한 치료가 현재 독일, 영국 등 유럽에서 이뤄지고 있다는 보고가 있다.

돼지편충 알이 몸속에서 부화돼 장벽을 자극하면 면역계는 외부의 적으로 인식해 공격하며, 자기 세포(장벽)를 공격하던 이상 반응이 사그라들면서 크론병이 낫게 된다는 것이다. 돼지편충은 사람의 장에서는 2주안에 저절로 죽어 배출된다. 이와 같은 자가면역질환은 우리 몸의 면역계 이상반응이다. 현대인에게 다발하는 이런 반응의 원인은 우리가 쉽게 예측할 수 있다. 지구 역사상 존재했던 적이 없었던 인공 합성 화학물이 최근에 우리의 생활 환경에 깊숙이 들어와 있고 그것을 먹거나 피부에 발랐기 때문이다.

인공 합성 화합물은 자연계의 균류와 호흡할 수 없다. 그래서 잘 썩지 않는다. 잘 썩지 않는 것을 흔히 접하고 사는 우리 몸은 괴롭다. 일례로 우리 몸의 면역·소화·흡수를 돕고 당뇨·암 등의 질병예방과 치료에 도움을 주는 장내 세균의 균형을 무너뜨리는 것이 주거 공간의 화학제품과 항생제를 비롯한 양약이고 대부분의 인스턴트 식품·합성 화학 화장품·연고제 등이기 때문이다. 특히 입원환자의 항생제 치료과정 중 발생하는 의료 관련 감염병인 클로스트리디움 디피실 감염증(CDI)은 미국에서만 연 평균 2만 9000명의 사망자를 발생시키고 있다고 한다.

우리나라에서는 공식 발표가 없다. 하지만 우려가 크다. 일부이겠지만 감기의 원인은 바이러스이고 항생제는 세균을 죽이는 물질인데 아직도 감기에 항생제를 처방하는 나라가 우리나라이다. 우리의 주 식단인 된장국·김치·흰 쌀밥에는 좋은 균이 많다. 정체되어 있지 않고 살아있다. 기가 있다. 우리는 기가 살아 있는 음식을 먹어야지 기가 빠진 음식을 먹으면 당장은 표시가 나지 않겠지만 나이 들어 후회하게 되는 일이 분명 생긴다. 더욱 안타까운 점은 주위 사람을 못 알아보면서 병상에 누워 있을 수 있다는 것이다.

우리 조상들은 찹쌀에 뼈가 있다고 생각했다. 멥쌀이 삭으면 풀어지는데 찹쌀은 어느 정도 형체를 알아볼 수 있다. 찹쌀이 우리 몸 깊숙이 보성(補性)으로 작용된다는 것을 은유적으로 표현한 말인지 모른다. 찹쌀로 떡을 만들면 찰기가 좋고 맛도 좋았다. 이런 떡은 전국적으로 다양하게 만들어 먹었으며 지금도 유명한 곳이 많다. 찹쌀가루를 반죽하여 얇게 밀어 모지거나 둥글게 만들어 기름에 지진 떡인 산승은 별미이면서 허기를 채워줬다.

겨울밤 청미래덩굴 잎으로 싼 망개떡, 강원도 양양군 송천 마을의 별미인 미지떡, 경상북도 안동시에서 즐겨 먹는 명물 버버리찰떡은 생각만 해도 입에 침이 고인다. 또한 여름철 힘들 때 황기(黃芪)에 닭을 넣어 만든 황기탕을 먹을 때 닭 뱃속에 찹쌀을 넣어 먹었다. 대중적으로 먹는 인절미는 찹쌀로 만들며, 열무김치를 담글 때 찹쌀풀을 섞었다. 노인이나 어린이가 원기(元氣)가 허약할 때 선조들은 삼합미음을 쑤어 먹였다. 삼합미음은 해삼, 홍합, 쇠고기에 물을 붓고 숯불에서 곤 다음 찹쌀을 넣고 쑤어 밭친 미음(米飲)이다. 비위가 허약하여 몸의 중심을 잡지 못할 때 찹쌀은 비위를 회복시켜 어지러움증을 없애주는 역할을 했다. 중심을 잡아주니 찹쌀에 뼈가 있는 격이다.

2013년 4월 버락 오바마 미 대통령은 인간 두뇌의 작동 원리를 샅샅이 밝히는 뇌지도 프로젝트에 1억 달러를 투입하겠다고 발표했다. 미래 고령사회를 맞아 치매나 뇌질환이 급증할 것으로 예상되기 때문이다. 2000년 완성된 인간 유전자 지도 게놈 프로젝트와 견줄만한 대규모 사업이다. 미국 뇌지도 프로젝트 기획자인 전미영 박사는 '뇌지도가 완성되면 치매, 우울증, 퇴행성 뇌질환 연구에 획기적으로 기여할 것'이라고 말했다.

빌게이츠와 함께 마이크로소프트를 창업한 폴 앨런도 지금까지 뇌과학, 생명과학 연구에 약 20억 달러를 쏟아 붓고 있다. 신경과학·나노과학·컴퓨터학 석학들이 모여서 인간 뇌의 기능을 낱낱이 보여주는 지도를 만들 것이다. 수천, 수만 개의 뇌세포 활동을 파악한다는 것은 무척 고무적이다. 쉽지는 않을 것이다. 인간을 소우주라 했다. 인간의 뇌를 안다는 것은 우주를 아는 것이기 때문이다. 완벽히 연구하는 데 시간이 많이 걸릴 것이다. 완성됐더라도 우리가 혜택을 보려면 또 시간이 많이 걸릴 것이다.

인간 유전자 지도 게놈이 완성된 것처럼 고도로 과학이 발달했더라도 인간은 잘 먹어야 한다. 정온동물(定溫動物)은 섭취한 먹이의 약 80%를 체온 유지를 위한 에너지로 사용한다. 인간도 정온동물에 속한다. 적게 먹거나 소화흡수가 잘 안 되는 음식을 지속적으로 먹으면 인체는 체온 유지하기 바쁘다. 두뇌 활동도 지속적으로 하기 힘들어진다. 일반적으로 몹시 더울 때나 추울 때 아무 생각이 안 난다고 한다. 총명해지기 힘들다. 뇌 활동 능력저하가 일어난다. 이때 찹쌀밥이 도움을 준다. 삼복더위에 삼계탕을 먹을 때 닭 뱃속에는 찹쌀이 들어 있다. 선조들은 지혜로웠다. 최근 많은 젊은이가 쇼핑할 때, 식당에서 메뉴 선택할 때, 연애문제 등의 생활 속에서 결정을 내릴 때 타인이나 SNS에 의존하는 '햄릿 증후군' 다른 말로 '결정 장애족'이 늘고 있다. 병적이라고 볼 수 있다. 이 또한 총명하지 못한 처사다.

요즘 신문에 홀로그램, 3D 화면, 4D 화면, 옷에 부착하는 첨단장치에 대한 기사가 자주 보도된다. 그 중 가상 현실을 만드는 HMD가 있다. HMD는 '머리에 착용하는 화면 표시 장치'Head Mounted Display'의 약자로 화면이 눈 가까이 있어 영상이 시야에 가득 차게 보이고 몰입감이 높다. 영화 '아이언맨'에서 주인공이 헬멧을 쓴 상태로 바로 눈앞에 있는 것처럼 나타난 화면에서 각종 정보를 파악하는 모습을 볼 수 있다. 이러한 가상현실 장치는 실제로 하기에 위험이 큰 군사훈련, 체험형 게임 등 엔터테인먼트, 실내에서 파도타기나 스키연습 등 학습용, 의학 연구용, VR 헤드셋으로 완공되지 않은 건물을 미리 살펴보기, 무인기 조종 등에 쓰이고 있다. 앞으로 이러한 장치는 다양화·대중화될 것이다. 벌써 일상(日常) 속에 가상현실(Virtual reality)·증강현실(Augmented reality)·홀로그램(Hologram)·복합현실(Mixed Reality) 등이 들어와 있다.

일례로 3D 영화를 보며, 자동차에 홀로그램 장치를 설치해 시험하고 있고, 거실에 걸린 가족사진이나 백제금동대향로 액자가 입체적으로 보인다. 홀로그램 연구소가 있는 한교아이씨의 박성철 사장은 교육, 군사, 산업 등에 광범위하게 홀로그램이 이용되는데 발전 속도가 무척 빠르다고 했다. 그리고 구글도 홀로그램, VR에 부쩍 투자를 늘리고 있다고 했다.

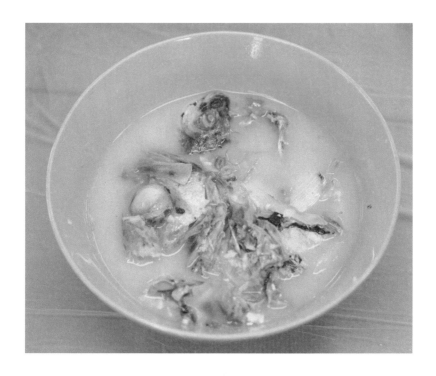

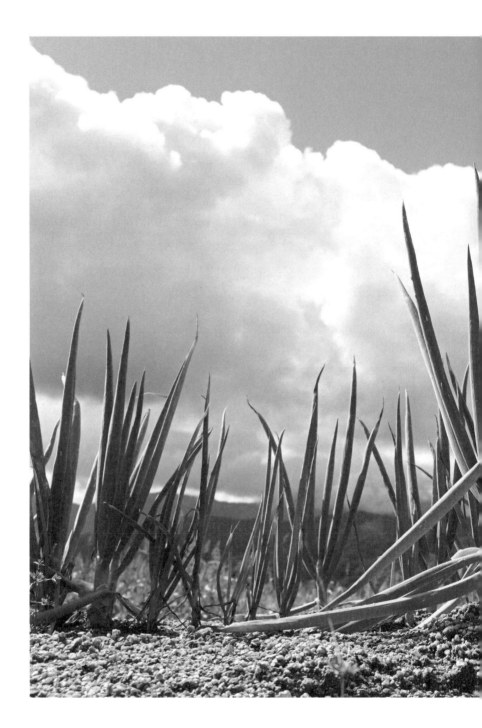

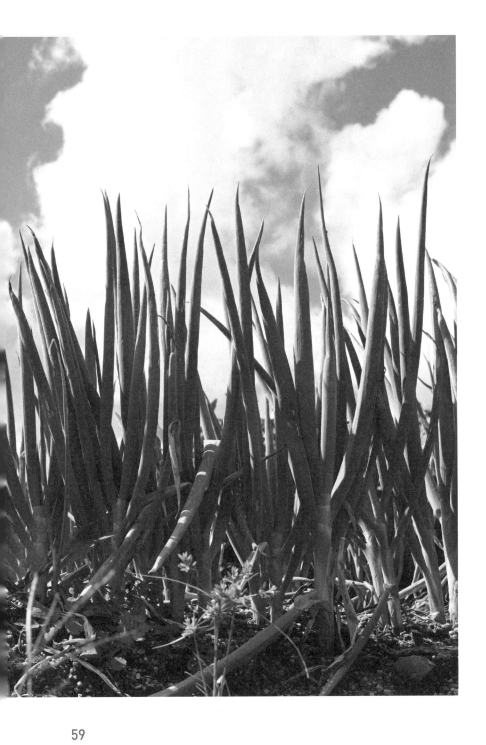

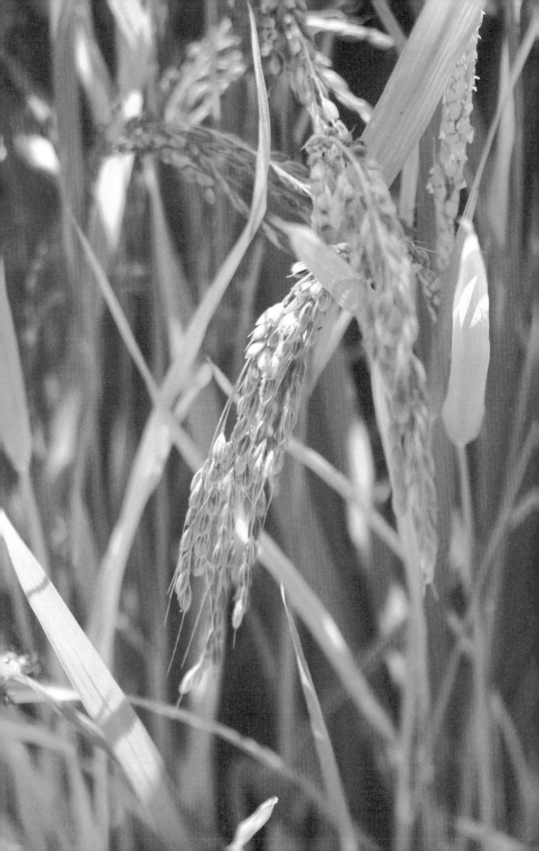

전세계 생성 AI 시장 예상 규모가 2022년 1.5조원에서 2032년에는 15.9조원이기 때문이다. 현재 글로벌 IT 업체들은 홀로그램, VR 등의 투자뿐만 아니라 수십 개의 인공지능 벤처도 사들이고 있다. 또한 미 국방부는 최첨단 무기와 이들을 서로 연결하는 지휘 통제 시스템의 중요성을 인식하여 마이크로소프트(MS)나 구글 같은 빅테크와 손을 잡거나 벤처캐피탈처럼 스타트업에 투자해 전투를 효율화하고 훈련비용을 아끼는 기술을 개발하고 있다. 'AI 전쟁시대'임을 알 수 있다. MS·구글·바이두·얀덱스 등이 참전하는 AI 세계대전이다.

미국 인공지능 연구소의 오픈AI가 개발한 AI 채팅봇 챗봇GPT와 MS의 빙챗봇의 활약을 보라. 챗봇GPT의 활용 용도는 검색, 요약, 작문, 교정, 번역 등에 인간의 생각을 컴퓨터 언어로 입력하는 '코딩' 기능도 갖췄다. 또한 지시에 맞춰 다양한 그림을 그려주는 '미드저니' 같은 생성 AI 서비스가 등장했다. 발전 속도가 무척 빠르다. 얼마 전 한국·미국·일본·중국 등 60국이 '군사영역에서 AI에 대한 국가 차원의 틀과 전략, 원칙을 개발해 책임 있게 사용할 것을 권고한다'는 내용의 공동 행동 촉구서를 채택했다.

공동행동 선언은 대량 살상무기에 AI가 악용될 가능성에 대한 세계 각국의 우려다. AI는 치명적 바이러스를 개발하거나 핵 버튼 비밀번호를 알아낼 것이다. 그래서 각국은 군사용 AI를 책임 있게 사용하길 바란다. AI는 자의식이 없고 학습데이터를 바탕으로 사람처럼 답변하지만 현재 AI의 두뇌 세포(신경회로)가 1750억 개인데 100조 개가 되면 인간 흉내내기가 가능할 수 있다. 챗봇AI는 인간의 운명을 알아보는 사주팔자(四柱八字)도 볼 수 있을 것 같다. 무섭다.

재미있는 뉴스도 있다. 중국의 AI 챗봇인 '챗위안'이 출시 사흘 만에 서비스 중단을 했다. 이유는 중국 경제를 분석해 달라는 질문에 '중국경제는 구조적문제가 있고 경제성장은 약세이며 투자·수출이 부진하고 부동산 거품이 있으며 환경오염이 심각하다'고 답해 중국 공산당 심기를 건드린 것이 주요 원인이다. 중국의 창조형 AI는 중국이 정책·인프라·자금에서 모두 열악한 환경에 놓여 있다고 말한다. 바이두를 비롯한 알리바바·텐센트·화웨이 등의 중국 IT 기업들은 챗봇을 여전히 개발하고 있다.

한국의 네이버·카카오·LG·SK텔레콤·KT도 초거대 AI 출시에 뛰어들고 있다. 특히 네이버는 챗GPT보다 한국어를 6,500배 더 학습하여 한국에 대한 이해도가 높은 하이퍼클로바X를 만들고 있다. 앞으로 인간처럼 종합 추론이 가능한 '초거대 AI'의 활약은 대단히 경이로울 것이다. 지금도 무척 놀랍다. 초지능 AI의 악영향에 대한 우려도 크다.

세계는 가짜 동영상을 96% 확률로 감지하며, 'AI 잡는 AI'를 개발하고 있다. 챗GPT를 개발한 기업 CEO는 초지능 AI가 심각한 위험성이 있어 국제원자력기구(IAEA) 같은 기구를 두어 핵처럼 위험성을 관리해야 한다고 한다. 빠르게 발전하는 AI기술에 가드레일이 필요한데 AI기술 발전은 그보다 더 빠를 것이다. 신이 아닌 알고리즘이 지배하는 세상에 인간은 처음부터 '윤리적 알고리즘'을 AI에 강제해야 한다. 이럴 때 우리 몸은 급변하는 AI기술 발전에 적응해 나가기가 매우 힘들 것이다.

가상현실(Virtual Reality)의 기본 원리는 '뇌를 속이는 것'이다. VR과 AR, MR를 통칭하는 확장현실인 XR(eXtended Reality)의 기술 역시 뇌를 속이는 것이다. VR·AR기기를 만드는 애플, 삼성전자, 메타, TCL 등의 테크 기업들의 목표 중 으뜸은 '더 진짜 같게'이다.

가상현실이 진짜에 가까운 현실로 느껴지게 하는 것이다. 뇌를 속여 착각하게 하는 것이다. 뇌는 좌·우 눈에서 2개 영상 정보가 들어오면 이를 조합해 입체로 인식한다. 실제상황이라고 착각할 만한 영상을 두 눈 가득히 보여주면, 두뇌는 실제로 몸이 그 영상 속에 있다고 느끼게 된다. 현대 뇌과학에서 느끼고, 지각하고, 생각하고, 기억하는 것의 대부분을 착시 현상으로 생각하고 있다.

　우리가 지각하는 눈, 코, 귀가 완벽하지 않아 뇌는 항상 들어온 정보를 해석하여 인지한다. 그 결과 두뇌의 활동량은 많아진다. 평상시 사물을 볼 때의 두뇌의 에너지보다 3D TV나 HMD로 볼 때의 두뇌 에너지는 더 많이 필요할 것이다. 홀로그램·VR·AR·MR 등의 발전 속도는 무척 빠르지만 우리 몸은 구석기인과 별로 다를 게 없다. 스스로 학습하는 인공지능(AI)의 학습과정인 '딥러닝(Deep Learning)을 생각해 보라.

　사람들은 인공지능의 발달로 인한 미래 직업 전망에 있어 '놀랍다'에서 '두렵다'로 인공지능에 대해 불안해하고 있다. 한국 프로기사 이세돌 9단과 인공지능 알파고의 대국에서 세계가 놀라지 않았나? 분명 세상 사람들은 '놀랍다'의 수준을 넘어 많은 생각을 하게 됐다. 대국이 끝나고 이문열 작가는 기분이 '으스스'하다고 했다.

　스티븐 호킹 교수는 '인류는 100년 내에 인공지능(AI)에 의해 끝날 것'이라고 경고했고, 일론 머스크는 '인공지능(AI) 연구는 악마를 소환하는 것과 마찬가지'라 했다. 모두 다 '두려움'을 표현하고 있다. 옥스퍼드 대학의 프레이와 오스보른 교수는 기계가 사람과 비슷한 수준의 지적 노동을 대량 생산할 수 있게 되면 현재 존재하는 사무원, 회계사, 은행원, 기자, 교수 등과 같은 직업의 47% 정도는 사라질 위험에 처한다고 예측했다.

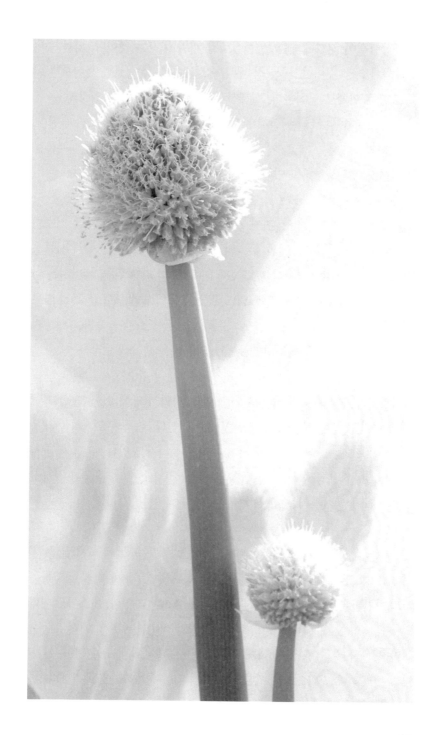

자라나는 어린이의 먼 미래 직업은 지금 없는 직업이 65% 차지할 날이 곧 온다. '제2의 기계 시대' 공동 저자 앤드루 매카피 MIT교수는 로봇보다 강한 인간이 되려면 기계와 결합하라고 한다. 로봇과 협력 잘하는 인재가 보수를 더 받게 되는 세상이 올 것이라는 것이다. 벌써 왔다. AI와 대화를 잘하면 연봉 약 4억 원을 받는 세상이다. 현재 VR·AI·드론 등 첨단 기술과 결합한 '테크 저널리즘' 시대가 열렸고, 로봇을 이용해 어려운 부위 수술을 하고, 3D 배양법으로 암세포를 입체로 키우며 관찰하고, 수많은 메일 중에 스팸 메일을 척척 걸러내고, 집 청소를 로봇 청소기가 하는 시대이다. 또한 '확장 가상 세계'라는 메타버스를 기반으로 '아뽀카(APOKI)', '사공이호', '이터니티', '루이', '오로지(OROZY)' 등의 인공지능 가수가 부르는 노래를 들으며 일한다.

　앞으로 3D 업종·단순노동·지적 노동 등을 로봇이 담당할 것이 분명하다. 기계 기술에 일자리를 내주고 있지만, 지금부터는 인간만이 할 수 있는 어떤 일의 근본 이유를 이해하는데 필요한 의식 행위와 매우 창의적인 일을 새로 고민하는 시대가 온 것이다. 대중 교육도 인간의 상상력과 창의성, 대화와 설득에 의한 소통의 기술, 적절한 적응력을 길러주는 쪽으로 제도가 바뀌어야 한다. 인공지능에 비해 사회적 상호작용과 신체적 민첩성을 가진 인간은 무한한 상상력과 독창성이 있다. 그러하기에 가치 구현과 문화 창달에 기여하는 창조적 분야에 인간이 필요하다.

　'인공지능 로봇'은 모든 집안일을 0.1초에 배울 수 있다. 1초에 10경 번 연산도 가능하다. '로보 사피엔스' 시대가 도래한 것이다. 기술 급변의 결과로 일자리를 잃은 이들이 많을 것이다. 기계에 지지 않으려면 우리의 두뇌는 에너지가 많고, 총명해져 있어야 한다. 그래야 기계를 잘 다룰 수 있기 때문이다.

챗GPTS는 경험 모방 변형 융합을 통해 '창작'은 하지만 '창조'는 못한다. 진정한 창조가 신의 영역이라지만 생성AI는 인간의 창작 생산성을 높일 것이다. 불행히도 우리는 유구하고 찬란한 역사를 가진 민족이었지만 올바로 배우지 못해 쪼그라진 역사인식으로 살아가는 민족이다. 중국 명나라 이후 심하게 삭제·조작된 중국역사서나 일제 강점기 때 조작된 역사를 AI가 딥러닝(Deep Learning)하여 우리 후손에게 진실된 역사라고 알려주면 큰일이다. 아찔하다.

지금 남아있는 중국 역사책은 춘추필법· 거짓 영토 추정· 엉터리 지명 비정(比定) 등으로 엉망이고 거짓이 많다. 또한 일본은 한국 침략을 정당화하기 위해 우리 역사를 많이 개작했다. 그런데 지금도 우리는 많은 부분에서 이렇게 조작된 역사를 안타깝게 진실로 알고 배우고 있다.

컴퓨터 발명으로 디지털혁명이 일어난 시대를 혁신 3.0 시대라 하면 지금은 네트워크 융합, 빅테이터, 인공지능 등의 기술로 무장된 혁신 4.0 시대를 맞이하고 있다. 모든 것이 근본적으로 바뀔 것이고 속도는 무척 빠를 것이다. '딥러닝'을 활용하여 가정용 PC로 몇 초 안에 1개월 치 기상 예측이 가능한 시대다.

수퍼 컴퓨터 가동에 소모되는 막대한 에너지를 줄일 수 있다. 쉽게 '계절 내(subseasonai) 예측'을 가능하게 한다. 걱정스러운 점은 기계의 발전 속도에 비해 우리 인체는 구석기시대와 다를 바가 없다는 점이다. 예나 지금이나 잘 먹고 충분한 휴식을 취해 건강한 상태를 유지해야 한다. 잘 먹지 못하고 기계와 동등하게 생활하면 우리 두뇌는 에너지 저하현상이 일어날 것이다. 두통, 어지러움증(眩暈), 한 사물이 두 개로 보이는 증상 등을 호소하는 사람이 미래에는 많을 것이다. 따라서 두뇌 활동 능력을 높이기 위해 '골을 메게' 해야 할 것이다.

노인에게 많이 나타나는 '일과성대뇌허혈발작'은 뇌로 산소와 영양분을 공급하는 혈관에 문제가 생겨 나타나는 질병이다. 세계인의 5~10%가 앓고 있는 편두통의 최근 학설은 '확산성 피질 억제(Cortical spreading depression)'이다. 편두통 주요인은 대뇌 활동 저하로 본다. 두뇌의 에너지 저하현상 원인은 다양하지만 유전적 요인·충분한 휴식과 건강한 식습관의 부재로 귀결된다. 미국 듀크대학과 국립 싱가포르대학은 얼마 전 충분한 수면을 취하지 못한 성인의 뇌는 비교 그룹보다 더 먼저 노화되며, 더 빨리 치매 증세를 보인다는 결과를 소개했다. 당연한 결과다.

현대인은 충분한 휴식과 수면을 취하기가 어렵다. 현대 자본주의 시대는 매사 매우 바쁘다. 그러면 몸과 마음이 자연스럽게 흘러가지 않고 부자연스럽게 흐르게 된다. 한계에 다다라 과로사하는 경우도 볼 수 있다. 그리고 올바르지 못한 식습관은 질병에 쉽게 노출되게 하고 치유를 더디게 한다. 일부 현대인은 몸에 병이 들면 해결 방안을 자연에서 찾으려 하지 않고 다른 것에서 쉽고 간편하게 찾으려 한다. 비싼 경제 비용을 감수하면서 빨리 해결하고자 한다. 치매, 당뇨병, 뇌출혈 후유증, 암, 만성관절염 등의 질환은 빨리 해결되는 질환이 아니다. 서서히 생긴 질병이고, 자연적인 것과 멀어져서 생활한 결과다. 빨리 해결하려고 막대한 사회적 비용을 들이지만 막상 중요한 문제 하나 제대로 풀지 못하는 현실이다. '스마트 시티'에 산다고 만성질환이 해결되는 것은 아니다.

현대에는 자연적인 삶에서 동떨어져서 생기는 질병이 많다. 현대문명의 편리성과 자연의 순수성에 대해 고민해야 한다. 현대과학을 잘 모르셨던 할머니는 천수를 다하셨다. 중요한 것은 돌아가시기 전날까지 손자의 잘못된 행동을 나무라실 정도로 총기가 있으셨다는 것이다.

한국 고령인구 증가 속도는 OECD 최고다. 국내 치매 환자는 2025년 100만 명, 2030년 127만 명, 2050년 271만 명으로 25년 뒤에는 지금보다 2배 가까이 증가할 것으로 추산하고 있다. 치매환자 증가율은 고령화 속도보다 빠르다. 이런 이유는 여러 가지 있겠지만 충분한 휴식이 없는 현대생활과 기가 빠진 식품, 입에 아부하는 엉터리 음식, 인공 화학 합성물 등이 언제부터인가 우리의 먹거리와 약으로 끼어들었기 때문이다.

인류 역사상 아주 최근에 벌어지고 있는 현상이다. 치매환자 증가율이 빠른 것은 우리가 먹는 것의 총체적 부실과 관련 있다. 두뇌 활동에 필수가 탄수화물과 단백질이기에 매끼 갓 지은 밥을 잘 먹어야 한다. 불규칙한 식사에 인스턴트식품, 인공 합성 화합물을 먹으면 안 된다. 엉터리 먹을거리가 우리 몸에 계속해서 들어오면 진정 뇌에 필요한 단백질이 부족하게 되고, 우리 몸은 비상시를 대비하여 대뇌 피질에 단백질을 쌓아 놓게 된다.

알츠하이머 치매나 루이소체 치매는 단백질 덩어리가 뇌에 쌓여 생긴다. 즉 베타 아밀로이드 단백질이 뇌에 쌓이면 신경세포가 죽어 알츠하이머 치매가 발생한다. 최근 조선일보 이영완 기자의 보도에 의하면 과학자들은 단백질은 병원균을 막는 역할을 하는 것이고, 임무 완성 후 흩어지지 못하면 알츠하이머 치매가 발생하는 것으로 추정하고 있다. 우리의 주식인 쌀밥은 벼를 바로, 약 7시간 이내에 1~2분도로 도정(搗精)하여 먹으면 단백질이 7%정도 있게 되어 건강한 밥상의 기본이 된다.

1~2분도로 도정한 쌀에는 약 2%정도의 단백질이 있다. 참고로 벼를

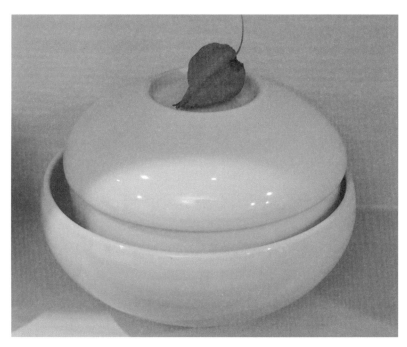

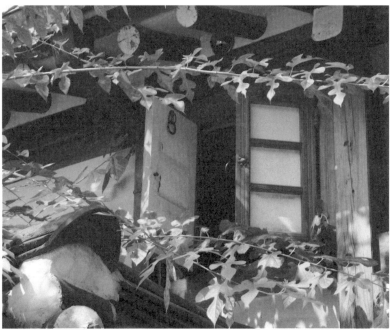

도정해 7시간 이상 두면 쌀은 산화·산패되고 그 쌀로 밥을 지어 먹으면 혈액이 탁해진다. 옛날에는 디딜방아·연자방아가 집 근처나 가까운 동네에 있어 바로 바로 도정해 밥을 지어 먹었다. 바로 도정한 쌀로 갓 지은 밥은 그 자체가 진미였다.

대부분 현대인들은 5분도에서 13분도로 도정한 쌀을 7시간 지난 후 밥을 지어 먹는다. 시중 시판되고 있는 현미도 이 범위에 들어간다. 시중 현미로 밥을 해 먹으면 딱딱하고 소화가 잘 안 된다. 오래 씹으면 되지만 환자나 어르신들이 드시긴 여간 고역이 아니다. 시중 현미로 현미식을 시도한 사람 중 80%는 2주 내에 포기한다. 그런데 벼를 7시간 이내에 1~2분도로 찧으면 흰색에 가까운 현미가 되고 백미처럼 부드러운 밥맛을 느낄 수 있어 현미식 포기자가 없다.

특히 중증환자나 어린이가 좋아한다. 다행히 세계 최초로 한국의 바로텍 회사에서 1분도로 도정할 수 있는 가정용 도정기를 개발하여 부드럽고 맛있는 건강한 밥을 국민들이 먹게 되었다. 닭에게 모이로 5분도에서 12분도로 도정하고 7일 지난 쌀을 주면 거의 먹지 않고, 즉석 도정한 1분도 쌀을 주면 곧바로 매우 잘 먹는다. 닭도 거부하는 도정 된지 오래된, 7시간 이상 지난 쌀을 우리는 먹고 있다. 마을 방앗간이 활성화되든지 즉석 도정기가 각 가정에 비치되어야 건강한 밥을 먹을 수 있겠다 생각된다.

바로텍 김영미 대표는 1~2분도로 바로 도정한 현미밥은 밥맛이 좋아 노인이나 어린아이들이 평소보다 밥을 많이 먹게 되며 1분도 현미밥 식사로 변비, 탁한 피부, 비만 등이 개선됨을 볼 수 있다고 말했다. 이것이 진정 현미식이다. 지금은 대다수가 5분도 도정한 오래된 누런 현미로 건강을 위해 현미식을 하고 있다. 1~2분도로 즉석 도정한 현미는 노랗지 않고 밥을 하면 딱딱하지 않고 부드럽다. 시중의 현미로 현미식을 하다 포기하는 사람이 대다수지만 1분도 즉석 현미밥, 1분도 누룽지, 1분도 현미차는 계속 찾는다. 찹쌀, 붉은쌀, 흑미 등도 즉석 도정해 먹어야 한다.

그리고 김대표는 친환경으로 재배한 벼를 정선하여 각 가정에 공급하니 각 가정에서 바로 도정해 밥을 지어 먹는 시대를 열었다. 고맙고 감사하다. 시중에 엉터리 식품이 범람하고 있다. '하루 세끼 된장국에 김치해서 밥을 먹었나?' 체크해야 할 시대이고 유전자변형 작물이 들어간 것인지 살피고 먹어야 되는 시대다. 밥을 고봉으로 담아 먹던 약 40년 전만 보더라도 비만과 성인병으로 고생하던 사람들을 보기 힘들었다. 밥그릇의 크기는 점점 작아지고 성인병은 점점 늘어나고 있다. 이제 부터라도 기본에 충실해야 한다.

우리 음식에는 파가 많이 들어간다. 주로 국밥, 설렁탕, 파찬국, 버섯탕 같이 탕(湯)에 들어가지만 파김치, 파강회, 쪽파산적, 멸치파김치 등도 있다. 경남 거제도에서는 예로부터 명절 다음날에 '거지탕'을 끓여 온 가족이 먹었다. 명절 때 남은 생선이나 지짐이 등등을 넣고 짭쪼름하게 탕으로 만들어 먹는 '잡탕'이다. 한산도에서는 여기에 대파를 성기성기 많이 썰어 넣는다. 전날 과음했을 때 속풀이로 최고다. 대파가 많이 들어간 '거지탕'을 생각하면 지금도 입안에 침이 고인다.

한산면 추봉도 손경환씨 댁에서 먹어 본 멸치파김치 맛은 잊을 수가 없다. 충남 태안에서는 박속을 긁어 마련한 박속에 대파를 넣고 끓이다가 낙지를 넣고 다시 끓여 먹는 '박속낙지탕'이 있다. 여름철 기운 없고 지칠 때 최고의 보약이 된다. 우리의 입맛 중 담미(淡味)에 속하는 음식이다. 평소 기분이 울적할 때도 매운 파를 먹으면 발산작용으로 기분이 좋아진다. 총기가 살아난다. 추운 날 대파가 들어 있는 장터 국밥과 윤기가 흐르는 찹쌀밥이 생각난다. 21세기를 지식 경제 시대라 하고 앞으로 혁신 4.0 시대가 온다. 기 빠진 인스턴트식품을 먹고는 총민해질 수 없다. 설령 총기가 있다 해도 오래가지 못한다. 총민해야 무지함을 알고 열심히 배워 올바른 깨달음의 단계로 갈 수 있다. 참된 행복은 깨달음(覺)에서 온다. 그리고 그 깨달음조차 없는 것임을 알아야 한다.

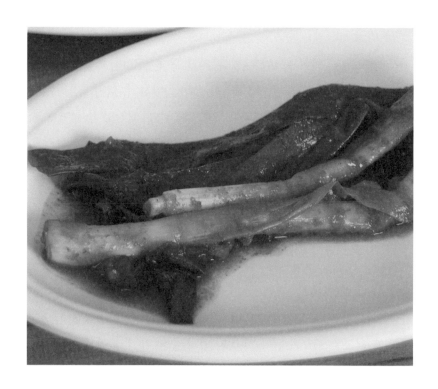

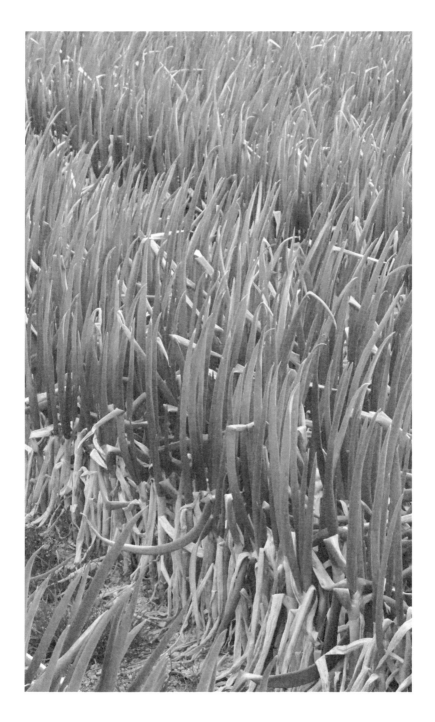

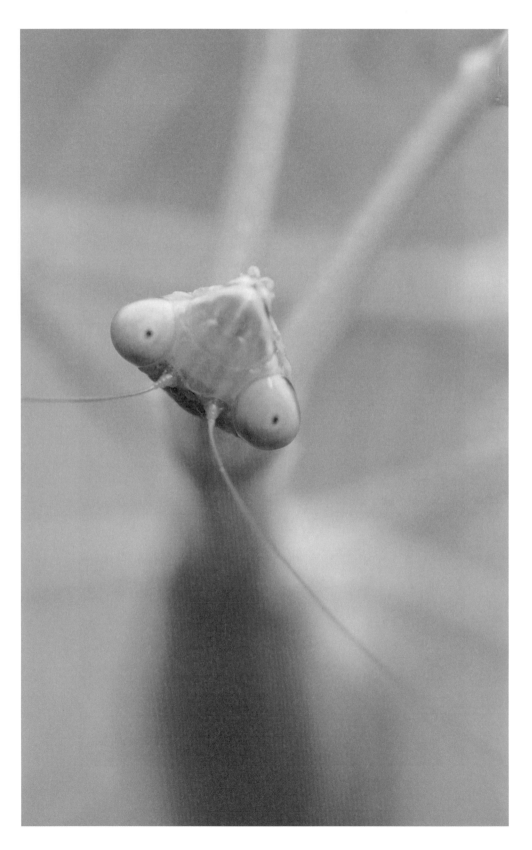

4. 상표소(桑螵蛸)를 아시나요?

눈 내리는 들판이나 산에는 곤충들의 모습을 보기 힘들다. 대부분 알집이나 애벌레 집을 만들어 겨울을 나기 때문이다. 사마귀 알집, 주머니나방 애벌레 집, 노랑쐐기나방 고치, 애호리병벌 애벌레 집, 산누에나방 고치 등등 여러 곤충은 집을 지어 그들 나름의 종족번식을 한다. 이 중 사마귀 알집은 한의학에서 오래 전부터 이용해온 소중한 약재이다. 사마귀에 대해 알아보자.

사마귀는 세계적으로 약 1,900 종 우리나라엔 8종이 분포한다. 우리가 흔히 볼 수 있는 사마귀는 황라사마귀, 왕사마귀, 사마귀, 좀사마귀, 애사마귀다. 외국종 중 특이한 사마귀로는 난초 사마귀를 들 수 있다. 동남아시아 열대 우림에 사는 난초 사마귀는 넓적한 네 다리가 꽃잎처럼 생겨 난초 꽃인 척하고 난초꽃 부근에 있다가 다른 동물을 잡아먹는다.

사마귀는 놀라운 위장술을 가지고 있다. 사냥을 위해서 기어가지 않고 사냥감이 걸려들기만 기다리다 포획한다. 그 때문에 몸 빛깔이 주변 색깔과 비슷하다. 일반적으로 사마귀는 풀줄기나 작은 나뭇가지에 거품으로 알집을 만들어 알을 낳는다. 주로 밤에 알집을 만들어 옛날 사람들은 나뭇가지에 자연적으로 생긴 것인 줄 알았다.

왕사마귀는 알집 중 제일 크고 둥글게 생겼다. '큰 사마귀'라고도 불리며, 뒷날개에 보라색과 갈색의 무늬가 있다. 사마귀는 앞가슴에 주황색 점이 있고 뒷날개는 옅은 갈색의 무늬가 흩어져 있으며 투명하다. 왕사마귀보다 조금 작으며, 알집은 다소 긴 편이다. 좀사마귀는 몸집이 가장 작고 대부분 나뭇가지 같은 갈색이다. '작은 사마귀'라고도 불리며, 앞다리 사이에는 특징적인 검은색 무늬가 있다. 알집은 가늘고 길다.

날개 모습이 마치 누런 모시 같아 보여 명명된 황라사마귀는 좀사마귀와 비슷하고 사마귀보다 작지만 앞다리의 넓적다리마디에 노란 점이 있어 구별된다. 암컷은 돌, 나뭇가지 등에 알을 낳는다. 안락한 알집을 노리는 곤충이 있다. 사마귀꼬리좀벌은 4mm 정도로 작지만 몸길이보다 긴 산란관으로 사마귀 알집 속에 몰래 알을 낳는다. 크기가 무당벌레만한 수시렁이도 사마귀 알집 속에 알을 낳아 추운 겨울 동안 따뜻한 알 집 속에서 사마귀 알을 먹고 자라다가 봄이 되면 밖으로 나온다.

대다수 사마귀는 늦은 봄 알집에서 나와 허물을 벗는다. 추운 겨울 사마귀알은 푹신한 알집 속에서 따뜻하게 보내고 이듬해 봄에 애벌레로 깨어 나온다. 나올 때 모습은 장관이다. 1cm밖에 안 되는 많은 어린 사마귀는 풀줄기나 나뭇가지를 타고 사방으로 흩어진다. 어린 사마귀를 잡아먹는 거미, 장지뱀, 개미, 개구리, 중베짱이 등이 기다리고 있어, 빨리 흩어져야 한 마리라도 더 살아남을 수 있다. 사마귀나 메뚜기는 알집에서 나올 때 모습 그대로 점점 자라 어른 벌레가 된다. 애벌레나 번데기 시기를 거치지 않는다.

첫 번째 허물 벗을 때는 개미를 피해 진딧물 등을 잡아먹고 여덟 번째 허물을 벗을 때까지 점점 더 큰 먹잇감을 사냥하고 심지어 힘이 약한 동료 사마귀도 잡아먹는다. 알집에서 나온 약 200마리 어린 벌레들은 천적들 속에서 3~4마리 정도만 성충이 되는데 이때는 풀숲의 제왕이 된다. 성충 사마귀는 매미, 잠자리, 벌, 청개구리, 도마뱀, 메뚜기, 나비 등 곤충이나 작은 동물들을 잡아먹고 산다.

사마귀는 이리저리 마음대로 돌릴 수 있는 머리를 가지고 있다. 마치 독사의 머리와 같이 역삼각형이다. 사마귀는 겹눈과 홑눈을 가지고 있다. 겹눈은 사냥감의 형태와 거리를 알아내는데 쓰이고 홑눈은 빛의 밝기를 느끼며 주변 환경을 알아차리는 눈이다. 또한 주변의 온도, 위치 파악, 냄새 맡는 기능을 하는 더듬이가 잘 발달되었고, 날카로운 톱니로 무장한 낫 모양의 힘센 앞다리가 압권이다. 이러한 구조에 보호색을 띤 사마귀는 먹이 사냥에 실패가 거의 없는 뛰어난 사냥꾼이며 풀숲의 왕이다.

그리고 암컷은 짝짓기 한 후나 간혹 짝짓기를 하다가 수컷을 잡아먹기도 한다. 수컷사마귀는 짝짓기 도중 암컷이 머리를 깨물어 먹어도 목이 잘린 채 계속 짝짓기를 한다. 건강한 알을 낳기 위해서다. 수컷을 잡아먹고 영양 보충을 한 암컷이 그렇지 않은 암컷보다 번식에 더 유리하다. 사마귀의 생김새나 활동하는 특성을 보고 사람들은 사마귀를 무시무시한 동물로 여긴다. 그 이름도 사마귀(死魔鬼) 즉, '죽은 마귀'라는 뜻이다.

이렇게 강한 사마귀도 맥을 못 추게 하는 것이 있다. 사마귀가 죽을 때 물가로 뛰어들어 자살을 유도하는 연가시라는 유선형 동물이 있다. 세계적으로 250여 종 우리나라에 6종이 있는 연가시는 유선형 동물 문(門), 연가시 과(科)에 속하는 기생하는 무리다. 길이가 0.5~1m가량 되는 가늘고 긴 철사 모양이며 황갈색, 암갈색, 백색으로 다양하다. 머리는 뚜렷한 형태가 없고 몸 앞쪽에 입이 있으나 소화관이 퇴화된 경향이 있다.

일명 철선충이나 철사벌레로 불리며 물속에서 부화한 유생이 먹이사슬을 따라 숙주에 기생한다. 연못 물속에서 산란철에는 수백 마리가 돌돌 뭉쳐 공 모양을 이룬다. 암놈은 약 700만 개의 알을 낳고 죽는다. 어떤 암놈은 1마리가 2000만 개까지 낳는다. 부화된 어린 벌레는 장구벌레나 잠자리 유충의 먹이가 되어 수서 곤충의 몸속에 파고 들어가 있다가, 그것들이 다 자라 모기, 잠자리로 우화하여 뭍으로 올라가서 사마귀에 먹히면 연가시 애벌레는 사마귀 몸속에서 기생하게 된다.

사마귀 몸속에서 다 자란 연가시는 사마귀의 뇌를 자극하여 물속에 뛰어들어 죽게 유도하고, 물 속 사마귀 몸에서 철사줄이 나오듯 나와 물속을 헤엄친다. 연가시는 종숙주인 사마귀 몸속에서 짝짓기를 할 수 없고 오직 물에서만 이루어진다. 연가시의 짝짓기 후 후손을 남기려는 욕구에 사마귀는 물에서 죽게 된다. 뛰어난 사냥꾼인 사마귀도 연가시라는 기생충의 전략에 무력하기 그지없다.

최근 조지 워싱턴대학 쿠베이시 교수팀이 사람의 의식을 전기적 자극을 통해 켜고 끌 수 있는 '정신 스위치'를 발견했다고 했다. 정신 스위치는 'claustrum'이라는 피각(putamen)과 뇌섬엽(insular cortex)사이 작은 영역이다. KAIST 김대식 교수는 이곳을 자극하면 환자는 마치 로봇이나 좀비가 된 것같이 행동한다고 했다. 몸을 지탱하며 숨 쉬고 눈은 뜨고 있지만, 더 이상 의식적 지각이나 행동이 불가능해진다는 것이다. 정신 스위치의 문제로 야기된 현상이다.

연가시에 감염된 사마귀가 물속으로 뛰어드는 것과 곰팡이에 감염된 개미가 곰팡이 포자를 멀리 퍼질 수 있게 높은 곳으로 올라가는 것은 같은 이치다. 또한 항아리곰팡이에 감염된 청개구리 수컷이 혼수상태에 빠져 정상 수컷보다 더 빠르고 강한 구애 울음소리를 내 곰팡이 확산을 돕는 '좀비' 개구리가 되기도 한다.

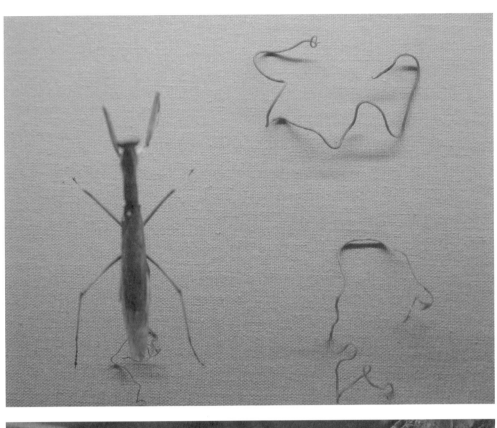

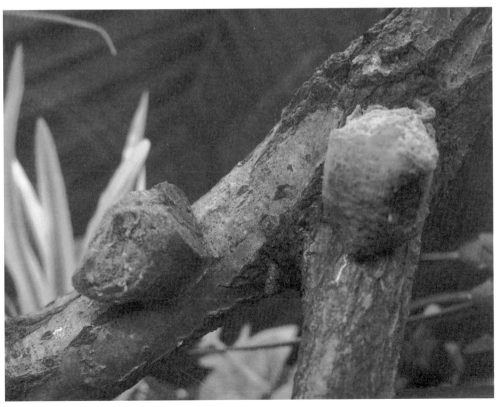

배큘로바이러스에 감염된 애벌레가 대낮에 나뭇잎으로 올라가 천적에 노출되고 그곳에서 매달려 죽는 '좀비' 애벌레로 생을 마감하는 것도 같은 이치다. 사실 사마귀는 겁이 많다. 힘센 적을 만나면 숨고 그래도 안 되면 땅에 뚝 떨어져서 다리를 쭉 뻗고 죽은 척한다. 그러나 기생충에 감염되면 속수무책으로 당한다. 강한 포식자의 이미지는 찾아보기 힘들다. 살아있어도 자신의 뜻대로 살지 못하는 '좀비' 곤충으로 생을 마감하는 경우도 있다. 그 외 천적으로는 왕거미, 전갈, 사마귀구멍벌, 장수말벌, 까치, 비둘기, 너구리, 들쥐, 여우, 두꺼비, 황소개구리 등이 있다.

풀숲의 제왕 사마귀를 버마재비라 부르고, 강원도에서는 '범아재비'라 부른다. 동물의 세계의 최상급 사냥꾼 호랑이에 버금간다는 뜻일 것이다. 사마귀의 사냥 실력과 호랑이의 사냥 실력은 대단하고 공포스럽다. 필자의 고향 충청도에서는 사마귀를 오줌싸개로 부른다. 오줌싸개를 잡았을 때 꽁무니에서 물을 배설하여 오줌싸개가 된 것 같다. 또한 어렸을 때 아이들은 사마귀 오줌이 손에 묻으면 사마귀(피부 위에 낟알만 하게 돋은 군살)가 생긴다고 생각했다.

옛날에는 손에 사마귀가 여러 개 생긴 친구들이 많았다. 친구들은 손이 지저분해 사마귀를 없애려고 애썼다. 없애는 방법으로 명주실에 먹물(墨)을 묻혀 여러 개 사마귀 중 제일 먼저 생긴 것이나 제일 큰 사마귀를 하나 골라 묶어 두면 떨어진다. 한 개의 사마귀가 떨어지면 나머지 사마귀는 저절로 떨어졌다. 또는 큰 사마귀를 골라 호랑거미줄로 묶는다. 그러면 어느 날 보면 없어진다. 그래도 안 떨어진 것은 오줌싸개에게 뜯어 먹게 했다.

어떤 곤충이든 닥치는 대로 잡아먹는 오줌싸개의 식성은 손등의 작은 혹까지 먹을 거라는 생각에서 오줌싸개를 손등 사마귀에 들이 댄 것이다. 오줌싸개 암컷은 등 위에서 교미 중인 수컷까지도 강한 앞다리에 걸렸다 하면 머리부터 와작와작 씹어 먹어 버린다. 특히 어떤 암컷은 청혼하러 온 수컷마저 서슴없이 잡아먹는다.

사마귀는 가을에 알집을 3개 정도 만들고 죽는 한해살이 곤충이다. 알집의 크기는 길이 2.5cm, 너비 2~3cm이다. 본초학에서는 사마귀 알이 들어 있는 알집을 상표소(桑螵蛸)라 한다. 참고로 해표소(海螵蛸)는 참오징어의 내패각(內貝殼)을 뜻한다. 표소(螵蛸)는 사마귀와 오징어를 뜻한다. 사마귀의 알집이나 갑오징어라 불리는 참오징어의 뼈는 모양이 비슷하게 생겼다. 흔히 갑오징어 뼈를 갈아 상처나 출혈이 있을 때 지혈제로 쓴다. 육지의 표소는 상표소가 되고, 바다의 표소는 해표소가 된다. 둘 다 본초학에서는 수렴약(收斂藥)으로 분류한다.

상표소는 약 2,000년 전 본초서인 신농본초경(神農本草經)에 상품(上品)약으로 분류해 놓고 상비소라 기록하고 있다. 상품에 속하는 약물은 일반적으로 무독하며 대개 보양약물(補陽藥物)에 속한다.

1972년 11월 중국 감숙성 무위현 한탄파에서 후한 초기의 묘가 발굴되었다. 출토 문물 중 의학에 관한 목간·목독이 92개 발견되었다. 여기에 처방 30개가 기록되어 있었다. 상표소는 상비초(桑卑肖)라 기록되어 있었다. 또한 1977년 7월에서 8월 사이 중국 안휘성 부양 교외 서남쪽의 쌍고퇴1호 한묘에서 죽간과 목간이 많이 나왔다. 사마귀 알집으로 귀(耳)의 악창(惡瘡)을 치료한다는 내용이 나온다. 묘의 매장 시기는 기원전 165년이다. 이렇듯 사마귀 알집이 약용으로 쓰인지는 아주 오래됐다. 기록상으로만 약 2200년 전이다. 해표소도 마찬가지로 오래 전부터 쓰

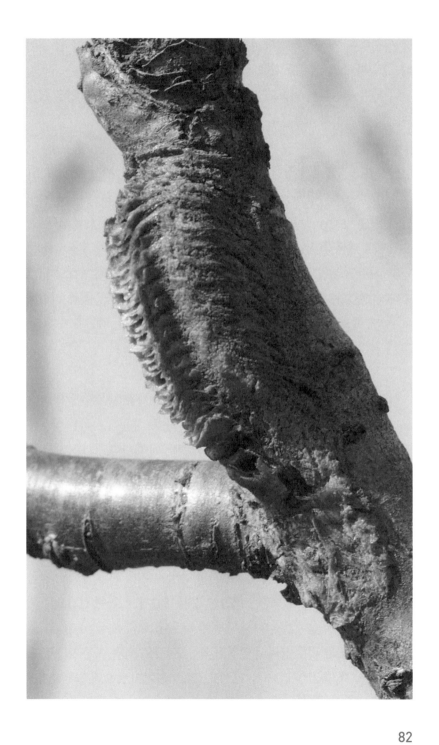

인 본초이다.

풀줄기나 나뭇가지에 거품을 일으켜 알집을 만드는 사마귀는 알집에 미세한 공기 주머니를 만들어 놔 월동하기 무난하다. 소변을 지나치게 자주 보는 사람은 알집을 가을에서 봄 사이 채취하여 끓는 물에 담갔다가 햇볕에 말려 가루 내어 미음을 쑤어 먹으면 효과가 있다.

본초학에서 상표소의 성미(性味)는 감(甘), 함(鹹), 평(平), 무독하고 귀경(歸經)은 간(肝), 신(腎), 방광(膀胱)에 작용한다. 그리고 보신조양(補腎助陽), 고정축뇨(固精縮尿) 등의 효능이 있어 유정(遺精), 백대하(白帶下), 소변빈삭(小便頻數), 소변실금(小便失禁), 소아유뇨(小兒遺尿) 등의 병증을 치료한다.

곤충 중에서 가장 힘이 세고 알을 많이 낳는 사마귀를 옛날 사람들은 신이 강하다고 봤다. 그래서 신장, 방광의 허증에 쓴다. 특히 어린이 오줌싸개에 단미(單味)로도 효과가 좋으나 일반적으로 임상에서 신허(腎虛)를 보강할 수 있는 약물과 배합하여 응용한다. 이때 상표소는 소금물에 볶아 말려 쓴다. 소금의 짠맛은 약물이 하초(下焦) 즉 신장, 방광에 작용하도록 도와준다. 이는 본초학에서 말하는 포제법(炮製法) 중 염수초(鹽水炒)이다.

어렸을 때 이불에 오줌을 싸면 어머니가 키와 빈 바가지를 주면서 소금을 받아오라 하신다. 어린이는 키를 머리에 쓰고 동네를 무거운 다리로 힘없이 소금을 받으러 다닌다. 먼저 자기를 잘 이해해 줄 마음씨 좋은 아주머니가 사시는 옆집부터 간다. 키를 쓰고 옆집 부엌 앞에 다다르면 '너 또 오줌 쌌구나' 하시며 소금을 빈 바가지에 주시고 부지깽이로 머리에 쓴 키를 툭 치시며 '다음부터 오줌 싸지 마'라 하신다. 기어들어가는 목소리로 '예'하며 인사하고 집을 나온다. 창피하고 바보스럽지만 전날 밤 실수한 것에 대한 죄책감은 조금 사라진다.

사마귀를 오줌싸개로 불렀던 것에는 필경 이유가 있었다. 어린 아이가 키를 쓴 모습은 사마귀 알집 같고, 사마귀 알집은 오줌 싸는 아이의 소중한 약이 되고 그 약을 효과적으로 쓰려면 소금으로 염수초(鹽水炒)를 해야 하는데 어머니는 빈 바가지를 주며 소금을 받아 오라 하신다. 절묘하다. 그런데 아쉬운 점은 이런 풍습이 사라지고 있다. 아니 완전히 사라졌는지 모른다.

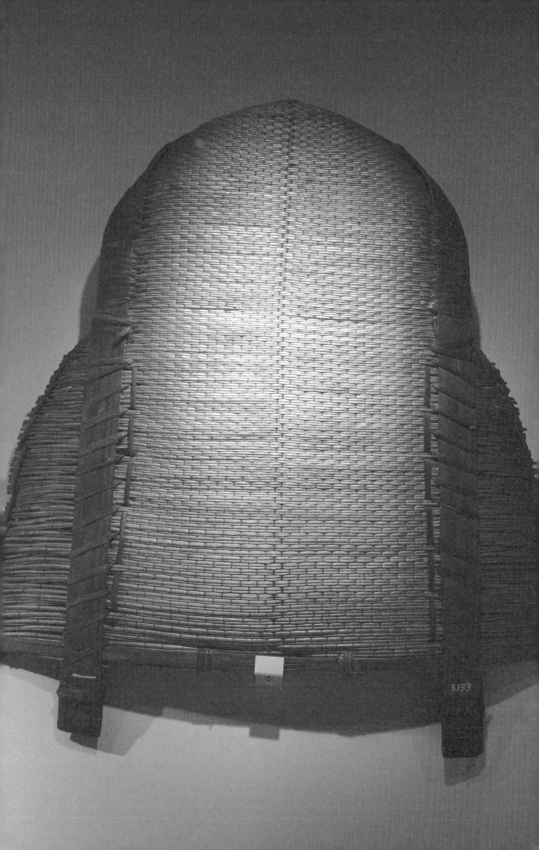

5133

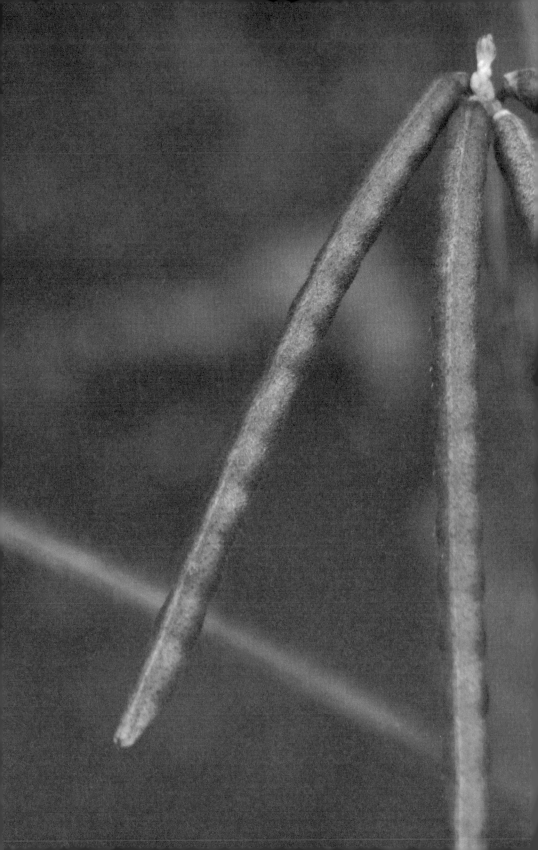

과수원에 농약을 치고 집에 돌아온 농부는 녹두즙을 마셨고
쥐약 먹은 강아지에게도 녹두즙을 먹여 살렸다.
녹두는 각종 약물중독 해독, 중금속중독 해독뿐만 아니라
화장품 재료로도 많이 이용한다.

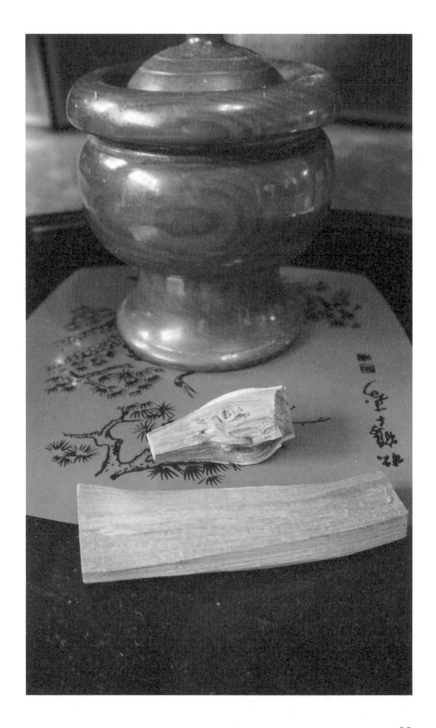

2장

1. 침향염주(沈香念珠)를 아시나요?

제사(忌祭祀) 때가 되면 할아버지는 벽장 속에서 향나무 조각이 담긴 조그마한 헝겊 뭉치를 꺼내신다. 향나무 조각을 조금씩 칼로 잘라 내어 고운 모래가 반쯤 들어 있는 향로 옆에 두신다. 향을 피워 하늘의 조상 혼을 부르고 향로 속 모래에 향을 꽂아 땅의 백을 모시는 의례를 하기 위함이다. 제주(祭主)이신 할아버지는 문을 열어라 하시고, 자른 향나무 조각에 불을 붙이시고 그 조각을 향로에 꽂으신다. 이렇게 제사는 시작된다. 출입문을 열어 하늘에 계신 조상의 혼백이 제상으로 오게 한다. 그 매개체는 향기이다. 할아버지는 평소 좋은 향나무를 잘라 제례에 쓰시려고 준비해 두셨다.

밝은 노란색인 향나무 조각은 단단해 보였으며 세로로 쪼개졌다. 길쭉하고 어떤 것은 짜리몽땅했다. 향기는 나를 침착하게 했고 형언할 수 없는 신비감을 느끼게 했다. 향을 피워 연기를 하늘로 보내는 분향으로 하늘에 가 있는 조상의 혼을 초청했고, 모사(茅沙)에 술을 붓는 관주(灌酒)

로 땅속에 가 있는 조상의 백(魄)을 초청했다. 조상의 혼백(魂魄) 초청으로 제사의례는 시작됐다. 시작은 분향(焚香)이었다. 제군(祭群)은 조용했고, 제사는 엄숙하게 진행됐다.

우리는 조상의 제례에 향을 가까이 해 왔으며, 향이 몸과 마음을 깨끗하게 정화시킬 수 있다고 믿었다. 고대 인도의 '간다루'라는 신은 향을 먹고 몸과 마음을 길렀다고 한다. 지구상의 모든 물질에는 대부분 향이 있다. 향은 1천만 개 정도의 후각신경을 가진 인간의 생리·병리 현상에 밀접하게 관여하고 있다. 주로 코에 있는 350여종의 후각수용체가 작용하지만 우리 몸은 코 이외의 피부, 근육, 폐, 신장, 고환, 전립선, 심장, 간 등 다양한 조직에서 150여 종의 후각수용체가 세포를 치유하고 대사 작용을 도와준다.

피부도 냄새를 맡는 후각수용체가 있다. 피부에 있는 후각수용체가 특정한 향과 결합하면 세포 재생을 촉진시켜 상처 치유에 도움을 준다. 각자 자신에 맞는 좋은 향을 가까이 하는 것은 질병 예방·치료에 도움이 된다. 음식에 있어서는 혀로 감지하는 맛과 코로 맡는 풍미로 양분되는데 느끼는 맛은 대부분 수백수천가지의 향에서 기인된다.

맛의 80%는 실제로는 향'이라는 말이 있다. 커피가 전 세계인이 좋아하는 음료로 성장한 요인은 향의 우수성에 기인한다. 커피만 파는 전문점이 있다. 커피전문점에서는 향을 방해하는 다른 음식을 팔지 않는다. 요즘은 수익창출 목적으로 다른 부메뉴를 늘리고 있지만 원칙은 커피만 팔아야 한다. 향을 이용한 역사는 매우 오래됐다.

단군신화에 쑥과 마늘이 방습, 방충, 산한(散寒), 보신작용으로 기도를

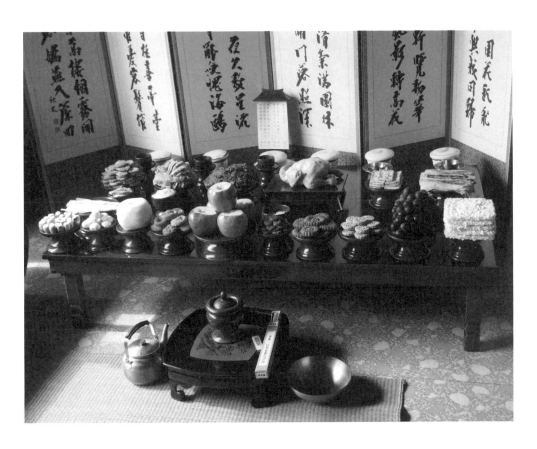

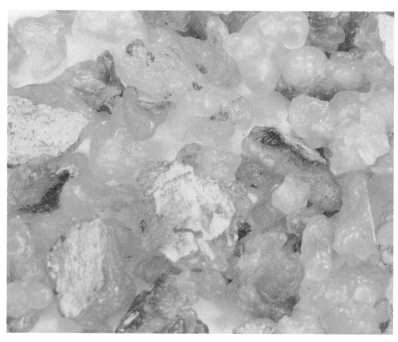

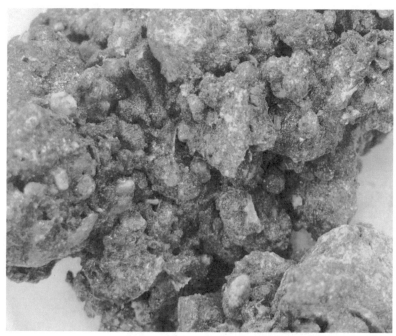

잘 되게 하는 것도 향의 역할이었다. 고대 이집트에서는 영생불멸의 사상으로 미라 만들 때 향유나 특이한 향이 나는 계피가루 등을 사용했으며, 향기가 좋은 식물을 통해 잠재된 의식을 일깨워 정신적인 질환에 응용하였다. 그 대표적인 것으로는 유향(乳香), 몰약(沒藥), 침향(沈香)이 있다. 이것들은 오랜 세월 인류가 즐겨 사용한 향료이자 약재이다.

유향(乳香)은 감람나무과 유향나무의 수간피(樹幹皮)에 상처를 내어 얻은 수지로 동방박사들이 아기 예수께 예물로 드린 것 중의 하나인 향료이다. 하느님이 기뻐 받으시는 향기로운 제물로써 분향제로 사용되었으며, 교회에서 잡일 보는 레위인 중에는 유향을 맡는 사람이 별도로 있었다. 6~8월에 줄기나 가지에 상처를 내어 수지를 채취하는데, 유백색의 수지가 몽글몽글 나와 젖처럼 맺히므로 유향(乳香)이라 불린다. 홍해 연안이 주산지이다.

유향은 지금도 세계 여러 나라에서 나오지만 소말리아와 에티오피아산을 정품으로 친다. 예부터 이집트인들은 제사나 화장품에 유향을 사용하였다. 아기가 태어나면 눈 화장을 해 주어 악령으로부터 보호받도록 하고, 향료를 푼 욕조에서 피로를 풀기도 하였다. 한의학에서는 심복동통(心腹疼痛), 위완통(胃脘痛), 옹저종통(癰疽腫痛) 등에 쓴다.

몰약(沒藥)은 감람나무과의 몰약나무, 합지수(哈地樹), 애륜모몰약나무 등에서 얻은 수지이다. 몰약나무는 더운 지방의 암석지대나 석회암 구릉지대에서 자란다. 소말리아, 에티오피아 및 아라비아반도 남부가 주산지이다. 소말리아 것이 제일 좋으며 목재와 수피에서 향기가 난다.

몰약나무에 상처를 내면 말랑한 흰색 분비물이 점차 노란색이나 갈색으로 변하다가 송진처럼 굳어지는데 이것이 향료나 방부제로 쓰는 몰약(沒藥)이다. 이것을 천연몰약이라 하고, 합지수(哈地樹)에서 얻은 고무수지를 교질몰약(膠質沒藥)이라 한다.

몰약의 이름은 '몹씨 쓰다'라는 'murr'에서 유래되었고, 고대부터 미라를 만들 때 방부제로 썼다. 포르투갈어로 미라를 'mirra'라 하고 스페인어로는 이 'mirra'가 몰약을 뜻한다. 썩지 않는 시신과 몰약의 단어에는 상통되는 점이 있다. 몰약은 본초학적으로 활혈행기(活血行氣)로 지통(止痛)시키는 효능이 매우 좋다. 고대 그리스·로마인들은 포도주와 섞어 진통제로 사용했다. 한의학에서 몰약(沒藥)을 월경통, 타박상, 풍습비통, 심통 등의 병증에 사용한다.

침향(沈香)은 팥꽃나무과 침향나무(Aquilaria agallocha Roxb.)나 백목향나무(Aqui laria sinensis Gilg.)에서 천연적으로 분비된 흑색 수지가 함유된 단단한 괴상의 목재다. 직경이 30cm 이상 되는 침향나무의 지상 1.5m정도의 높이에서 3~4cm 정도의 상처를 내거나 벌레가 상처를 내면 목질부의 수지가 분비된다. 수지는 수년이 지나면 흑갈색 또는 어두운 적갈색으로 변한다. 이때에 채취하여 쓰며, 본 나무는 고사한다. 수지는 향이 좋아 '향의 제왕' 이라는 별명이 붙었다.

침향을 태우면 상쾌한 향기가 나고 맛은 쓰다. 갈아서 환(丸)으로 빚거나 다른 약재와 함께 처방하여 내복(內服)하고, 향기치료에 썼으며 침실에서도 썼다. 침향나무는 열대나 아열대 지방에서 자란다. 따라서 침향은 우리나라나 일본에서는 생산되지 않는다.

조선 세종 때 중개무역을 하는 일본인이 동남아시아에서 가져온 침향을

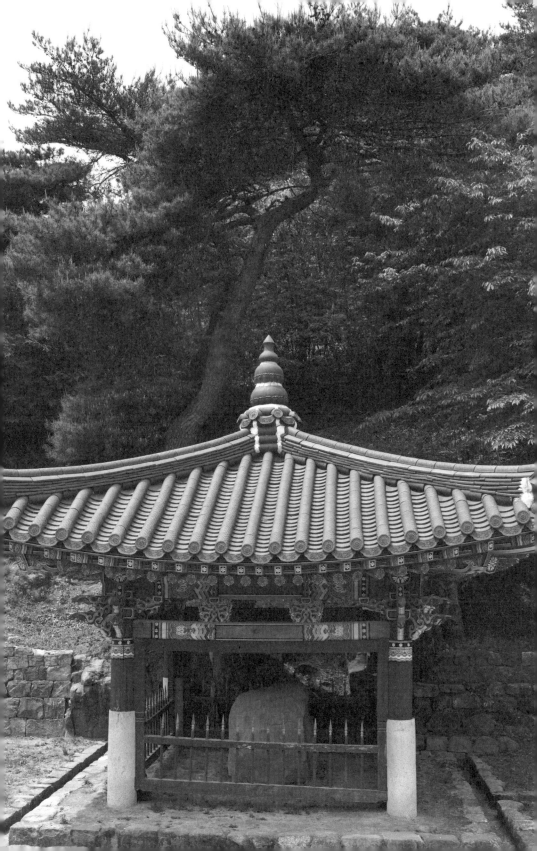

조선 관료가 낮은 가격에 사려고 시도하다 못 샀다는 기록이 있다. 세종은 주사(朱砂)나 용뇌(龍腦)같은 한약재는 비록 귀하지만 중국에 가면 구할 수 있지만 침향은 중국에서도 쉽게 구하지 못하니 왜인이 가져오는 것을 갑절을 주더라도 가하니 예조에서 이를 의논하라고 했다. 삼국사기 신라 헌덕왕 편에는 왕이 지시하기를 "관료들이 귀중한 수입품인 침향을 앞다투어 사치품으로 쓰고 있으니 지금 이 시간부터는 진골계급을 포함하여 침향사용을 엄히 금지한다"는 내용이 나온다.

예부터 침향은 귀했다. 현재에도 세상에서 가장 비싼 나무이다. 유럽에서 이글우드라고 불리는 침향나무는 1킬로그램 당 수만 유로에 달한다. 조선 정조대왕은 '제전(祭奠)에 짐이 제사를 지내지 않을 경우에는 침향을 쓰지 말고 자단향(紫檀香)으로 대용(代用)하라'고 했다. 귀했기 때문이다. 침향이 나지 않는 우리나라에서는 침향나무 대신 향나무를 바닷가 근처에 묻어두고 매향비(埋香碑)를 세웠다. 일례로 1309년 강원도 고성군 삼일포에 향나무를 땅속에 묻고 이를 기념하는 매향비(埋香碑)를 세웠다. 전국 여러 곳에서 매향비가 발견된다. 향나무뿐만 아니라 소나무, 참나무도 매향에 썼다.

매향(埋香)은 침향을 만들기 위함이었으며, 미륵시대가 오기를 기원하는 마음이었다. 침향의 주산지는 중국 남방, 베트남, 태국, 미얀마, 말레이시아, 인도네시아, 인도 등이다. 유향(乳香), 몰약(沒藥)의 주산지가 서남아시아인데 비해 침향은 동남아시아가 주산지이다. 침향은 침향나무 속에 응결된 수지함량이 25% 이상 되면 약용으로 사용할 수 있으며, 진품은 물에 가라앉으므로 침향(沈香)이라 했다.

침향의 원목 비중은 0.4정도로 물에 비해 가볍기 때문에 침수 여부는 침향수지의 유무에 따라 결정된다. 중국에서는 15% 정도의 함량이면 약으로 사용한다. 수백 년의 시간이 지나야 형성되는 고급 침향은 과거 대만이나 해남도에서 볼 수 있었으나 지금은 거의 생산되지 않고 수지함량이 낮은 침향만이 나온다고 한다. 이는 어느 정도 자란 백목향나무에 가로 세로로 쐐기를 박아 인위적으로 수지(樹脂)를 생성하게 하여 얻은 침향이기 때문이다. 이러한 침향은 위품(僞品)이다. 진품은 약재나 향료뿐만 아니라 예술품으로도 소장 가치가 커서 가격이 매우 비싸다.

침향의 최소 거래 단위는 황금이나 보석처럼 1g이하 단위로 거래되고 있다. 이러한 내용을 백운당 한의원 김영섭 원장의 저서 〈이것이 침향이다〉에서 밝혔다. 또한 김원장은 "시중에는 유사품이나 저급의 가짜 침향이 많이 유통되고 있다. 침향은 침향나무(Aquilaria agallocha Roxb)에서 얻는데, 공급량이 너무 적어 일본, 인도, 중동 지역에서는 팥꽃나무과 Aquilaria 속의 모든 식물에서 침향을 얻고 있다. 그 중 대표적인 식물이 Aquilaria malac censis Lamk.이다. 일반 목재에 색채와 인공 향료를 주입한 가짜 침향은 연소하기 전에 강한 향기가 난다. 진짜 침향은 연소 전에는 어떠한 향기도 나지 않는다. 태우면 그윽한 향이 난다."고 했다.

성경에서 니고데모는 침향과 몰약 섞은 것을 가져와 예수의 시체와 함께 세마포로 싸고 장사(葬事)하였다. 또 민수기 편에는 침향목의 향기가 얼마나 그윽한지 감탄했다는 내용이 나온다. 오늘날 이스라엘에서는 침향나무를 찾아볼 수 없지만 시편, 잠언, 솔로몬의 노래 등에서는 옷이나 침대에 향기 나는 침향을 사용했다고 했다. 다용(多用)한 것을 알 수 있다. 침향과 몰약, 유향은 방부제 역할도 하지만 생기(生肌)작용 즉, 상처를 치료하고 새 살이 나오게 하는 데도 응용한다. 그래서 예수의 부활을 이야기할 때 이 약재가 등장한다. 불교에서는 침향으로 불상을 조각하였고, 염주(念珠)를 만들었다.

한반도 남부지방에서 잘 자라는 무환자(無患子)나무가 있다. 귀신이 무서워하는 나무로서 뜰에 심으면 환자가 생기지 않는다는 뜻이 있다. 낙엽교목으로 바닷바람과 추위, 공해에 강한 나무이며 세계적인 희귀종이다. 6월부터 한여름까지 무환자나무의 황금빛 꽃을 감상할 수 있다. 열매는 둥글고 지름 2센티미터 전·후로 황갈색으로 익는데 열매 안에 지름 1센티미터 가량의 단단한 새까만 씨가 한 개씩 들어 있다. 씨는 아주 단단하고 만질수록 반질반질해져 스님들은 염주 재료로 사용한다.

불교 경전에 '무환자나무 열매 108개를 꿰어서 지극한 마음으로 하나씩 헤아려 나가면 마음속 깊숙한 곳에 들어 있는 번뇌와 고통이 없어진다.'고 했다. 염주의 재료로는 무환자나무나 모감주나무 열매 외에 벼과 1년생 초본인 '염주'라는 식물이 있다. 이 식물의 종인(種仁)을 천곡(川穀)이라 하며 식용, 약용으로 쓴다. 또한 딱딱한 영과(穎果) 구형(球形)으로 율무(薏苡仁)와 비슷하게 생겼으며 염주(念珠)를 만드는 데 쓴다.

염주 중 최고의 염주는 침향으로 만든 염주다. 스님들은 백팔번뇌의 상징인 염주의 수를 세며 번뇌를 내려놓으려고 한다. 〈법사공덕품(法師功德品)〉에 침향을 '신들의 냄새'라고 설법한 내용도 나온다. 선향(線香)으로 침향을 최고로 쳤다. 침향은 다른 향과 달리 그을음이 생기지 않고 밀폐된 공간에서 피워도 두통이 없다. 그래서 스님들이 수행할 때 침향을 들이마시면 몸 안의 사악한 기운을 쫓아내게 되어 머리가 더욱 맑아지고 정신집중이 잘 되어서 득도에 이르게 된다.

침향은 차와 한약처방으로 다용(多用)되어 왔다. 일례로 원나라 문헌

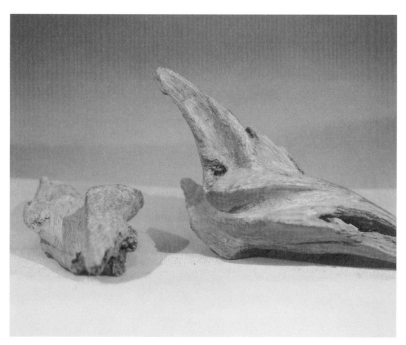

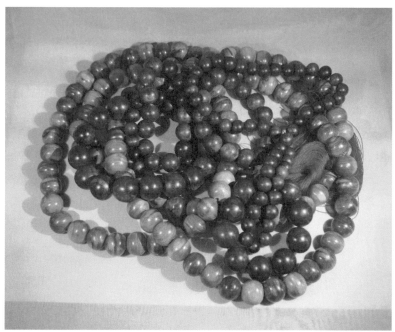

인 〈거가필용(居家必用)〉에 차(茶) 처방이 나오는데 해아향차방(孩兒香茶方)을 보면 침향을 배(梨) 속에 넣고 잿불에 구워 차를 만드는 내용이 나온다. 한약 처방에는 침향환(沈香丸), 침향강기탕(沈香降氣湯), 침향화담탕(沈香化痰湯), 침향백보환(沈香百補丸)등 다수이고, [제생방(濟生方)]의 사마탕(四磨湯), [증치준승(證治準繩)]의 침향산(沈香散), [주씨집험방(朱氏集驗方)]의 침향탕(沈香湯)이 유명하다.

조선 중종 18년 영상 김전의 병이 위독하여 침향강기탕을 조제해 쓰려고 하나 침향을 구하지 못해 정원이 왕에게 아뢰자 왕이 내의 한 사람을 보내어 합당한 약을 조제하도록 지시한 기록이 남아 있다. 침향은 〈정화 임상본초학(精華 臨床本草學)〉에 맛이 쓰고(苦) 따뜻한(溫) 성질이 있으며 무독(無毒)하고, 신(腎)·비(脾)·위(胃) 삼경(三經)에 작용한다고 기술되어 있으며, 〈신농본초경소(神農本草經疏)〉에는 침향이 족양명(足陽明), 족태음(足太陰), 족소음(足少陰), 수소음(手少陰), 족궐음(足厥陰) 경(經)에 들어간다고 했다.

족양명(足陽明)과 족태음(足太陰)은 비위(脾胃) 기능을 관장하는 경락(經絡)이고, 족소음(足少陰)은 신장(腎臟)과 제반 생식기능에 작용한다. 수소음(手少陰)은 심장(心臟) 기능, 족궐음(足厥陰)은 간(肝) 기능에 관여한다. 〈본초경해(本草經解)〉에는 족소양(足少陽), 수태음경(手太陰經)에 들어간다고 했다. 족소양(足少陽)은 담경(膽經), 수태음경(手太陰經)은 폐경(肺經)을 뜻한다. 이렇듯 침향(沈香)은 인체의 여러 경락(經絡)에 작용한다.

침향은 강기조중(降氣調中), 온신조양(溫腎助陽)의 효능이 있다. 즉, 하부에 한기가 느껴지거나 기가 역행하여 걸리거나 막힌 것을 치료할 수 있다. 그래서 요슬허냉(腰膝虛冷), 위냉구역(胃冷嘔逆) 증상에 쓰인다. 그 외 간질환, 위완통, 천식, 설사, 발기부전 등에 다양하게 쓰인다. 기가 역행하면 심하게 어지럽든가 졸도하게 된다. 그 때는 증상에 맞게 기순환을 시키는 침을 맞는 것이 회복에 빠르다. 흔히 체했을 때도 기가 제대로 순행을 못한 것이니 손가락에 소량의 출혈을 내어 기 순환을 시켜 치료한다.

침 치료 외에 약물치료로는 침향을 이용한다. 역기(逆氣)로 천급(喘急)의 병증에 기를 강하시킬 수 있고 기체(氣滯)로 인한 흉복창통(胸腹脹痛) 중 한증(寒症)에 속하는 병증을 치료하는 데 침향이 매우 좋다. 따뜻한 향을 가지고 있는 침향은 급성질환에 효력을 십분 발휘한다. 고승은 침향염주로 심령의 평온을 찾고 위급한 병자를 만나면 그 염주로 치료했다.

나라에 기근이 들면 농촌에서는 소나무 속껍질이나 느릅나무 속껍질에 쑥, 푸성귀 등을 넣어 죽을 끓여 먹는다. 본초학적으로 곡류는 성질이 비교적 따뜻하고 산야에 있는 풀들은 성질이 비교적 차다. 오랜 흉년으로 곡류섭취 부족에 차가운 푸성귀를 주로 먹은 백성은 배가 차게 되어 자주 복통을 호소하며, 설사를 하고 각종 질병에 시달린다. 쓰러지는 사람도 생긴다.

침향으로 만든 108 염주를 가사에 걸치고 탁발 다니던 스님은 침향 염주 한 알을 떼어 갈아서 환자에게 먹여 회복시킨다. 무엇보다 아름다운 보시이다. 스님은 자신이 죽기 전에 병자들을 위해 자신의 침향염주를 모두 다 쓸 수 있기를 희망한다. '난향천리(蘭香千里) 인향만리(人香萬里)'라는 말이 있다. 난초의 향기가 천리를 가고 침향을 다루는 인품의 향기는 만리를 가지 않을까 생각된다. 베트남의 어느 지방에서는 풍토병이 창궐하면 침향염주를 한 고승이 나타나기를 기원한다고 한다.

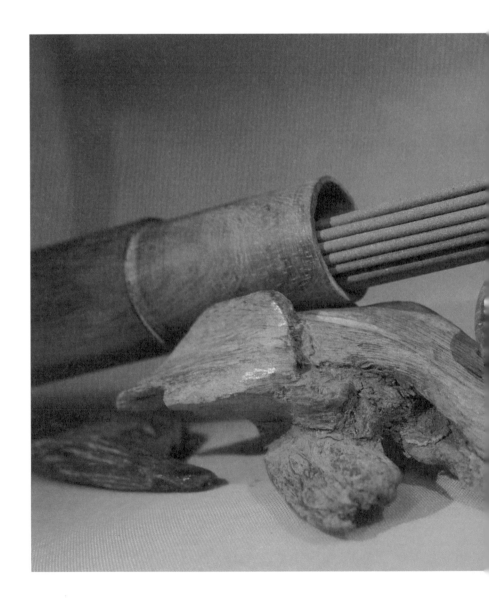

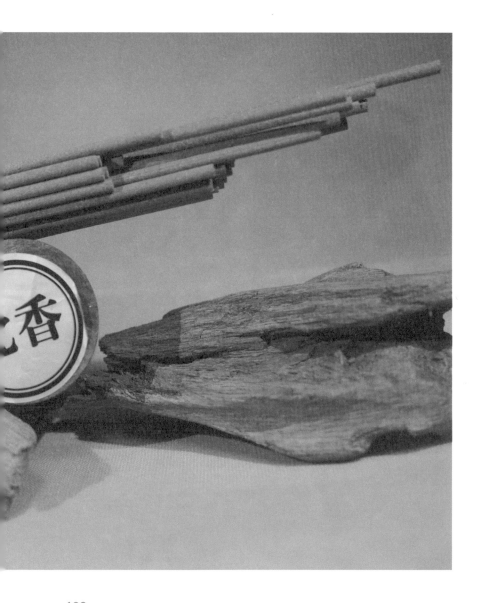

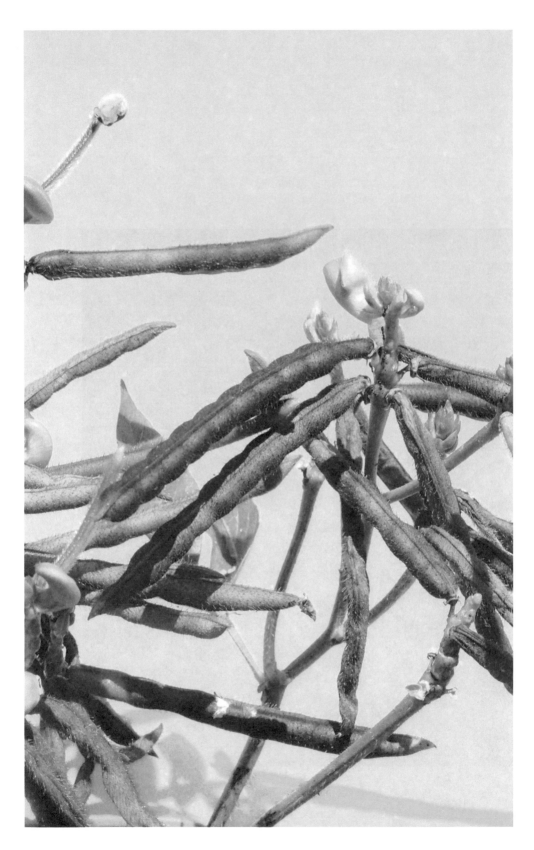

2. 새파랗게 질리다

“새야 새야 파랑새야 녹두밭에 앉지 마라 녹두꽃이 떨어지면 청포
장수 울고 간다.”

녹두장군 전봉준과 동학혁명을 배경으로 불러진 민요이다.

녹두(綠豆)는 콩과에 속한 1년생 초본인 녹두의 성숙한 종자로 한약재
나 잡곡으로 사용한다. 꽃은 팥과 비슷한 노란색이며 예닐곱 개씩 모여
서 핀다. 꼬투리는 길이가 10cm쯤 되고 긴 원기둥꼴로 생겼으며 녹색에
서 검게 익는다. 농부는 검게 익었을 때 바로 수확해야 한다. 그렇지 않
으면 탁 터져 알곡이 튀어 나가 수확량이 적어진다. 척박한 땅에서도 잘
자라줘 고마운 작물이지만 수확시기를 놓치면 안 되기에 농부는 부지런
해야 한다. 녹두밭에 파랑새가 앉으면 검은 꼬투리는 종자를 더 많이 터
트릴 것이다. 농사에 치명적이다. 녹두꽃이 피었을 때도 마찬가지다. 위
민요는 녹두밭에 파랑새가 오는 것을 염려하고 있다.

녹두의 꼬투리는 까맣게 익고 속에 동그스름한 풀색 씨앗을 열댓 개씩
가지고 있다. 9~10월쯤 되면 씨앗이 여무는데 다 여물어도 연두색을 띤
다. 녹두는 성미(性味)가 감(甘), 한(寒), 무독(無毒)하다. 대다수 종자(種
子)는 성미(性味)가 온성(溫性)이 많다. 그런데 녹두(綠豆)는 찬 성질이
있기에 더위를 물리치고 갈증을 없앤다. 또한 청열해독(淸熱解毒) 작용
이 있어 모든 약독(藥毒)을 해독(解毒)한다.

고본초서(古本草書) 〈본초비요(本草備要)〉에 녹두는 열을 없애고 독을
풀어주며 소변을 이롭게 한다. 그리고 설사와 소갈(消渴)에 좋다고 했다.

사찰에서 욕불절(浴佛節)에 '끽녹두(喫綠豆)'라 하여 녹두를 삶아 먹는 풍속이 있다. 수행 중에 상기(上氣)되거나 열이 오를 때 화기(火氣)를 식혀주어 스님들의 건강을 지켜주는 풍속이다.

녹두가 열을 식혀 주니 변비에 차처럼 끓여 먹으면 좋고, 다식판을 이용하여 홍옥병(紅玉餅)이라는 녹두분(綠豆粉) 다식(茶食)을 만들어 먹어도 좋다. 그리고 녹두로 하얗고 맑은 투명한 묵인 청포묵을 만들어 먹었다. 또한 농약중독이나 약물중독에 녹두 생즙을 마셨다. 과수원에 농약을 치고 집에 돌아온 농부는 녹두즙을 마셨고 쥐약 먹은 강아지에게도 녹두즙을 먹여 살렸다. 녹두는 각종 약물중독 해독, 중금속중독 해독뿐만 아니라 화장품 재료로도 많이 이용한다.

궁궐에서는 후궁들은 녹두, 팥, 쌀겨, 메밀 등으로 비누를 만들어 사용했다. 그리고 녹두를 새싹으로 틔어 숙주나물로 즐겨 먹었다. 조선 초기 한양 바깥에서 숙주나물을 녹두나물이라고 불렀고, 녹두나물이 쉽게 쉬어 한양에서는 변절한 신숙주를 빗대 녹두나물을 숙주나물이라고 불렀다고 한다. 고문 당하고 있던 성삼문이 신숙주에게 했던 말이나 신숙주 부인 윤씨의 자결 사건이 숙주나물 먹을 때 가끔 생각난다. 참고로 여름철에 쉽게 변질되는 음식들은 우리 몸에는 좋다. 소화에 무리가 없고 더위를 이길 수 있는 힘이 생긴다. 숙주나물 무침, 콩나물 무침, 콩국수, 애호박 찜, 가지 반찬 등은 빨리 쉬지만 여름철 우리 몸을 이롭게 한다.

신민교저 〈정화 임상본초학(精華 臨床本草學)〉에서 '녹두(綠豆)는 독성(毒性)이 있는 본초인 부자(附子)나 파두(巴豆) 등의 열약(熱藥)에 의한 중독으로 번조민란(煩躁悶亂)하고, 구토구갈(嘔吐口渴)한 병증을 해독한다'고 했다. 본초강목(本草綱目)의 저자 이시진(李時珍)은 '녹두(綠豆)

는 금석(金石), 비상(砒霜), 초목(草木), 일체(一切)의 제독(諸毒)을 해(解)한다.'고 했다. 〈석씨식감본초(釋氏食鑑本草)〉에 녹두는 열을 내리고 독을 풀어주니 약을 먹고 있는 사람은 약효를 없애기에 먹지 말라고 쓰여 있다. 예전부터 한약 먹을 때 녹두를 피하라고 하는 이유다. 또한 이 약물을 단미(單味)로 껍질째 물을 붓고 갈아서 그 즙을 복용하면 염증 질환과 각종 중독 증상에 효과가 있다.

〈본초습유(本草拾遺)〉에 껍질을 벗기면 기(氣)를 약간 막히게 한다고 쓰여 있다. 녹두껍질에는 찬 성질이 있고 육질은 순하다. 찬 성질을 가지고 있으며 육안으로 녹색을 띠는 잎이나 줄기, 종자는 본초학에서 주로 청열해독(淸熱解毒) 작용이 있다고 본다. 즉, 염증을 가라앉히는 효능을 기대한다. 녹두는 노란색을 약간 띤 녹색이다.

동양의 음양오행학설에는 오방색(五方色)과 오간색(五間色)이 있다. 청(靑), 황(黃), 백(白), 적(赤), 흑(黑)의 오방색(五方色)과 녹색(綠色), 벽색(碧色), 홍색(紅色), 자색(紫色), 유황색(硫黃色)의 오간색(五間色)을 말한다. 오간색 중 녹색은 오방색의 청색과 황색의 복합색이다. 서양에서는 기본색을 초록색, 노란색, 흰색, 빨간색, 검은색, 파랑색의 6가지 색으로 분류했고, 이차색을 분홍색, 주황색, 회색, 보라색, 갈색으로 분류했다.

이 분류는 17세기 아이작 뉴턴의 프리즘 실험 영향이 컸다. 고대 그리스 로마시대에는 파랑색의 용어가 거의 없었고 무지개를 보고 서너 가지 색을 말했다. 요즘 현대인들은 일곱 가지 색, 즉 빨강, 주황, 노랑, 초록, 파랑, 남색, 보라색이라 말한다. 정말 일곱 색을 육안으로 구별하는 것인지, 초등학교 때 학습으로 말하는 것인지 모른다.

무지개 색을 옛날 서구문화권에서는 남색을 제외한 6가지 색이라 하였고, 우리 선조는 '오색영롱한 무지개'라는 말을 쓰며 5가지 색깔이라고 했다. 실제로 태양빛을 분리하면 사람은 100가지 이상의 색을 구분할 수 있다고 한다. 1000종류의 색은 아무리 뛰어난 감각을 지닌 사람이라도 구별하기 어렵다. 그래서 '먼셀표색계'가 있는 것이다.

무지개 색의 수가 각각 다른 이유는 그 시대의 주류사상과 문화의 영향이다. 즉, '7'을 가장 신비롭고 완전한 수라고 생각하는 사상과 음양오행학설, 7음계와 태양, 달, 수성, 금성, 화성, 목성, 토성의 7개 천체도를 예로 들 수 있다. 서구사회는 중세 이후 기본색 6가지와 이차색 5가지에 이차색으로 베이지색을 추가하여 일차색 6가지와 이차색 6가지로 분류해 왔다. 동양 문화권은 오방색(五方色)과 오간색(五間色)으로 분류했다.

우리나라는 녹색계 색명(色名)으로 초록, 유록, 유청, 압두록색, 흑록색(黑綠色), 연두색, 연초록 등의 색명(色名)이 있다. 청색 계통 색명으로 옥색(玉色), 벽색(碧色), 남청(藍靑), 쪽빛, 비색(翡色), 취남(翠藍), 남색, 반물색, 아청(鴉靑), 천청색(天靑色), 군청색(群靑色) 등이 있다. 이외에 다양한 언어로 청색을 말한다. 예를 들면 푸른색 계통을 '푸르뎅뎅하다', '시퍼렇다', '새파랗다', '푸르스름하다' 등 우리 민족만의 다양한 고유어로 표현해 왔다. 음양오행학설에서는 녹색계 색명과 청색계 색명은 모두 청색에 포함시켜 동방, 목(木), 봄(春), 산(酸), 간(肝) 등의 오행 배속에 의미를 두었다.

도로의 최초 신호등은 빨간색과 초록색 두 가지 색이었다. 1868년 12월 런던에 설치된 회전식 가스등이 최초의 신호등이었다. 빨간색은 오래 전부터 위험과 금지를 나타내는 색이었다. 그러나 초록색은 통행 허가와

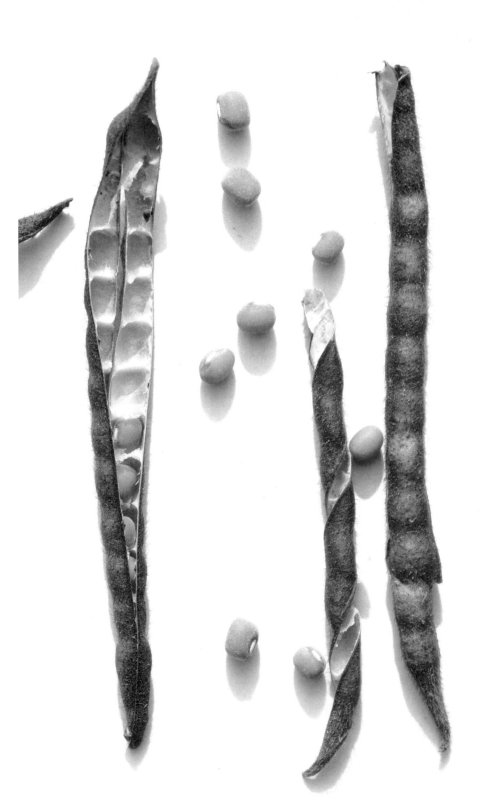

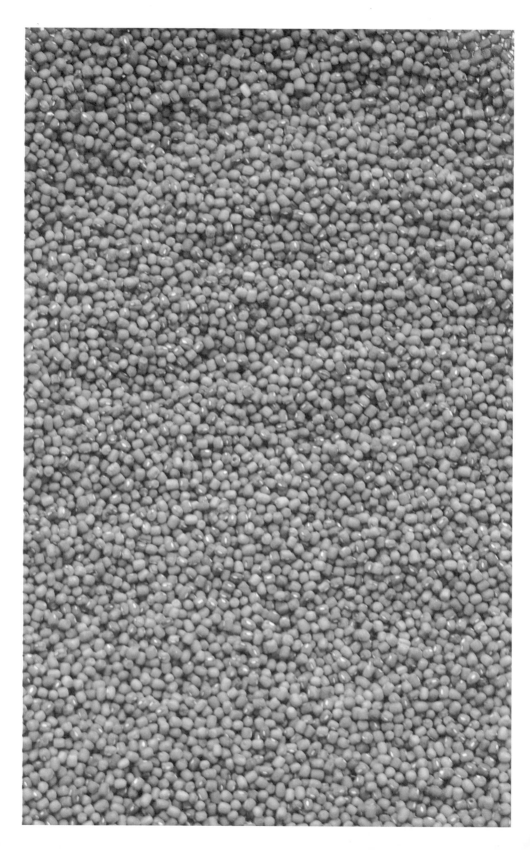

아무런 관계가 없었다.

18세기쯤 뉴턴의 색의 분류 이론이 인정을 받으면서 빨간색은 삼원색의 하나가 되고 초록색의 보색으로 짝을 이루기 시작했다. 그래서 빨간색은 '금지'의 색, 초록색은 반대의 뜻으로 '허가'의 의미가 됐다. 이런 맥락으로 푸를청(靑)을 보면 위의 主는 생(生)자의 변형이고 밑의 단(丹)은 진사(辰砂), 주사(朱砂)를 뜻하는 말로 붉은색을 뜻했다. 청(靑)자는 붉음에서 나와 푸름이 됐다. 붉음의 반대의 의미로 파랑이 된 것이다. 붉음이 '현실'이라면 파랑은 '이상'이 된다.

월트 디즈니 이매지니어 중 케빈 래퍼티는 어렸을 때 분홍색 점이 찍힌 파란색 코끼리를 그렸다. 그는 어렸을 때의 상상력을 소중히 생각하는 사람이다. 사람들은 어린 시절의 상상력과 어른이 된 후의 능력을 결합하여 무엇이든 꿈꾸고 그 꿈을 실현하기 위해 노력한다. 파란 코끼리는 '이상', '꿈', '상상력'과 어울린다.

클로드 모네(1840~1926)는 프랑스 노르망디 지역에 있는 루앙 대성당을 시간에 따라 매 순간 변하는 모습을 30점 이상 그렸다. 계절, 날씨 상태에 따라 루앙 대성당을 매우 다른 이미지로 보여 주었다. '물체의 고유한 색이라 여기는 것은 뇌가 만들어 낸 기억과 관습에 따른 편견'이라 생각했다. 우리가 물체의 색을 감지하는 것은 물체의 반사된 빛이 수정체를 통과해 망막에 있는 시세포에 흡수되고, 이 정보가 뇌에 전달되어 인식하게 된다. 우리 뇌는 빛의 세기나 색의 변화를 어느 정도 중화해 물체의 색이 일정하게 보이게 하는 특성이 있다. 이를 색채 항상성(color constancy)이라 한다.

망막으로 들어오는 정보는 대부분 빛의 평균치로 색깔, 형태, 입체감 등으로 뇌가 해석한다. 모네는 보통 사람들이 생각하는 고유의 색과 실제 색채가 다르다고 생각하고 있었다. 뇌가 보편적으로 정리하여 물체의 색을 늘 같은 색으로 인식하는 것으로 보았다. 고유의 색을 기억과 관습에 따른 편견(偏見)이라 말했다. 따라서 서로 다르게 보이는 사물을 동일한 단어를 통해 표현하게 된다.

우리가 사물을 인식하는 가장 기초는 무언가를 보고 느끼는 것이다. 우리말 중 '보다'는 인간의 모든 감각과 모든 동작을 시각화하려는 경향이 있다. '만져 보다', '노력해 보다', '마셔 보다', '입어 보다', '느껴보다', '시작해 보다', '먹어 보다', '들어 보다', '참고 기다려 보다', '장을 보다', '시험을 보다', '사무를 보다', '아기를 돌보다', '알아 보다', '냄새 맡아 보다' 등 여러 가지로 표현된다.

보는 것은 시신경에 의한 색조의 인식 외에 문화적인 현상을 지각하고 표현한다. 인류학자들은 언어, 즉 문화를 통하지 않고는 색을 파악하기 힘들다고 한다. 색은 단순히 색조만 뜻하는 것이 아니라 그 시대의 문화를 반영하기 때문이다. 분명 색은 재료의 상태가 아니라, 우리의 마음 상태를 나타낸다. 추상 표현의 거장 마크 로스코 Mark Rothko(1903~1970)는 색채는 어떤 모양을 표현하기 위해 사용되는 것뿐만 아니라 스스로 생명력을 갖는다고 했다.

〈색(色)〉의 저자 미셸 파스투로는 고대 그리스인들은 파란색이라는 용어를 쓰지 않았다고 했다. 그는 '그리스 작가들은 식물성이나 광물성 물질의 뚜렷한 파란색을 지칭할 때 파란색의 색계 속에 등재되지 않은 용어들을 사용했다. 예를 들어 붓꽃, 얼룩 매일초, 수레 국화는 빨간색, 초록색, 검은색으로 지칭되었다. 바다와 하늘의 경우 파란색으로 묘사된 경우는 결코 없었다.'라고 했다.

시각 기관은 고대 그리스인들이나 현대 그리스인이나 똑같다. 그러나 색의 문제는 생리학적, 신경 생물학적 문제가 아니라 어휘적, 이데올로기적, 상징적 문제이다. 고대 로마시대에 파란색은 사회생활과 물질문화에서도, 종교적 관습과 상징들의 세계에서도 별로 이목을 끌지 않는 색이었다.

또한 로마인들이 파란색을 별로 좋아하지 않았다. 황제시대의 로마에서 파란 눈을 가진 것은 자랑스럽지 못한 일이었다. 여자에게는 방탕한 생활의 표시이며, 남자에게는 우스꽝스러움의 표시였다. 아리스토텔레스는 색에서 하얀 빛의 감소를 보았고, 흰색, 노란색, 빨간색, 초록색, 검은색으로 이루어진 색계(色界)를 제안했다. 이 색계에는 파란색이 없었다. 파란색은 중세(中世)에 가서야 초록색과 검은색 사이에 삽입되었다.

그 후 1957년 프랑스 미술가 이브 클랭이 화구 제작사와 협업하여 새로운 파랑색을 개발했다. 값비싼 청금석에서 뽑아낸 '울트라마린' 안료에 기존 유채 물감을 만들 때 사용하던 아마씨 기름 대신 투명한 합성수지를 섞어서 탁한 기운을 없애고 순도를 높인 대단히 쨍한 파랑이다. 그는 화면에 오직 이 파랑만을 칠한 단색조 회화를 반복해 그려 약 200점을 남겼다. 그에게 파랑은 하늘의 색이자 영원한 신과 무한한 영혼의 상징이었다.

자연에서 파랑색을 찾기는 쉽지 않다. 우리가 먹는 각종 과일이나 채소에는 폴리페놀류의 플라보노이드(Flavonoid)가 많이 포함되어 있다.

플라보노이드 계통의 피토케미컬(Phytochemical) 물질은 과일이나 채소의 색에 따라 나타나는 성분도 다르다. 예를 들면 포도 등의 짙은 보라색에는 안토시아닌, 당근에 많이 들어 있는 베타카로틴, 붉은 고추에 있는 캡사이신, 마늘에 있는 알리신, 생강에 포함되어 있는 시네올, 미역에 있는 푸코잔틴, 카레의 주성분인 쿠르쿠민 등이다. 이러한 성분을 가지고 있는 식물의 색은 보라색, 노랑, 주황, 분홍색, 녹색, 흰색, 검은색 등이며 정확한 파랑색은 찾기 힘들다. 굳이 찾으려면 달개비꽃이나 투구꽃 · 중국청람색잎벌레 · 큰유리새 등에서 일부 파랑색을 찾을 수 있을 것이다.

〈조선왕조실록〉 세종 편에 '청색이 흑색과 서로 유사하여 교체하고자 하옵니다'라는 말이 나온다. 그리고 청색과 백색의 복합색인 오간색(五間色) 벽색(碧色)으로 깃발을 교체해 줄 것을 요청한다. 벽색은 푸른 옥구슬의 색으로 하늘색이나 바다색, 우리나라 청자색에 가깝다. 파랑색은 검은색으로 여겼고 죽음, 사후세계, 귀신의 색을 나타내는데 쓰였다. 해가 수평선 너머로 막 넘어 갈 때부터 어두워지기 직전까지 카메라의 조리개를 최대한 줄여 사진을 촬영해 보면 배경 자체가 파랑색이 많이 나온다. 낮인 양(陽)의 세계에서 깜깜한 음(陰)의 세계로 가는 과정에 파랑색이 나타나는 것이다. 즉 음(陰)의 세계의 시작이다.

반대로 새벽에 촬영해도 파랑색이 많이 보인다. 즉 양의 세계의 시작을 알 수 있다. 물론 어떤 파장의 빛이 산란해서 눈에 보여지는 것이 다르기 때문에 나타나는 현상이다. 파장이 짧은 파랑은 아침·저녁에 쉽게 볼 수 있는 색은 아니다. 그래서 '파랑'은 현실세계의 입장에서 피안, 대안, 다른 쪽을 의미한다. 지구에서 멀리 떨어진 화성의 노을은 파란색이다. 화성은 지구의 다른 세계이다.

우리말 중 미래의 일이나 사업에 대한 희망적인 계획이나 구상 등을 비유적으로 쓰는 말로 청사진이 있다. 또한 청사진은 설계도나 도면을 그린 용지와 감광지를 동시에 복사기에 넣고 햇빛이나 전기 광선을 쬐어 빼낸 바탕이 파란 사진을 이르기도 한다. 청사진의 말뜻은 미래의 계획을 의미하는 설계도이며 색깔은 파란색이다. 실담어에서 '파란'은 청색의 의미뿐만 아니라 높이, 멀리(遠距離)를 뜻한다.

극단 '모시는사람들'의 동학혁명 120주년 맞이 창작뮤지컬 '들풀Ⅱ'에서는 파랑새를 농민의 또 다른 하늘로 보았다. 시천주(侍天主)사상과 파랑색의 속성이 어우러져 파랑새는 혁명군의 희망으로 비유됐다. 또한 영국의 대문호 찰스디킨스의 소설 '두 도시의 이야기'를 뮤지컬로 공연했는데 그 내용 중 프랑스의 망명 귀족이자 에버몽드 후작의 조카인 찰스 다네이가 프랑스 대혁명으로 처형되기 24시간 전 희망이 없는 집안사람들의 상황을 연기할 때의 조명은 온통 파란색이었다. 다음날 찰스 다네이는 교수형에 처해지기로 되어 있었다. 여기서 파란색은 절망적인 주변 사람들의 분위기와 찰스 다네이의 죽음이 엄습해 오는 상황을 암시했다.

빈센트 반 고호 작 '우울한 노인'의 옷 색깔이 상·하 파란색이고 양말까지 파란색으로 표현한 것은 죽음이 가까이 온 것을 말해 주고 있다. 또한 이중섭 화가의 1954년 작 '달과 까마귀'는 보름달이 뜬 밤에 까마귀 5마리가 전신줄에 앉아 있는 작품이다. 보름달, 까마귀, 전신줄뿐이다. 배경은 파랑색이었다. 미술평론가들은 그 그림에서 죽음의 그림자가 느껴진다고 해석했다. '파랑'은 분명 현실과 다른 쪽을 의미했음을 알 수 있다.

〈색채심리〉를 쓴 스에나가 타미오는 파랑색에 대해 다음과 같이 말했다. "파랑이 상실감을 치유하고 회복을 가져오는 색이라는 것은 소설이나 영화 속에서만 나타나는 것이 아니다. 색채 심리 조사를 해 보면, 파랑을 좋아할 때의 심경으로 '절망' '이별' '고독' 등을 꼽기도 하지만, '자기 탐구' '정화' '치유' '내적 성장' '해방감' '새로운 나' '자립' '희망' '지적' 등을 말하는 사람도 많다. 파랑색은 엄밀히 말하면 명도의 차에 따라 다르지만, 크게 분류하면 '상실감'과 '재생'의 두 가지 감정을 반영한다고 볼 수 있다."

우리는 인류 공동체에서 나타나는 가난, 질병, 고통, 재난, 죽음에 관한 해결책으로 개인성의 한계를 초월하는 것에 집중하는 경향이 있다. 초월을 향한 추구가 '영성(spirituality)'이다. '영성'은 보이지 않는 강력한 힘과 상호작용을 통해 우리의 삶을 보다 즐겁고 의미 있는 것으로 만들 수 있다는 믿음에 기초한 태도와 행위다.

영성의 색은 파랑색에 가깝다. 매년 이탈리아 피렌체에서 열리는 세계 남성복 박람회인 '피티우오모(Pitti Uomo)'가 있다. 피티우오모가 발간하는 트랜드 보도 자료에는 '50가지 파란색'이란 표현으로 다양한 파란색 옷을 선보이고 있다. 차후에는 파랑색 재킷에 블루 선글라스가 대세일 것이라고 한다. 많은 세계인이 개인의 한계를 초월한 '영성(spirituality)'을 희구하는 것을 의미하는지 모른다. 그래서인지 노르웨이 국민들은 뭉크의 '절규'보다 하랄 솔베르그의 론다네 고산을 그린 그림을 국민그림으로 대접한다. 둘은 동년배 화가다. 노르웨이 국민은 절망에 몸부림치는 '절규'보다 푸른 설산과 깊은 하늘을 그린 솔베르그의 '산속의 겨울밤'에 높은 점수를 주고 있다.

성모 마리아를 상징하는 색을 파란색으로 썼고, 힌두교에서는 크리슈

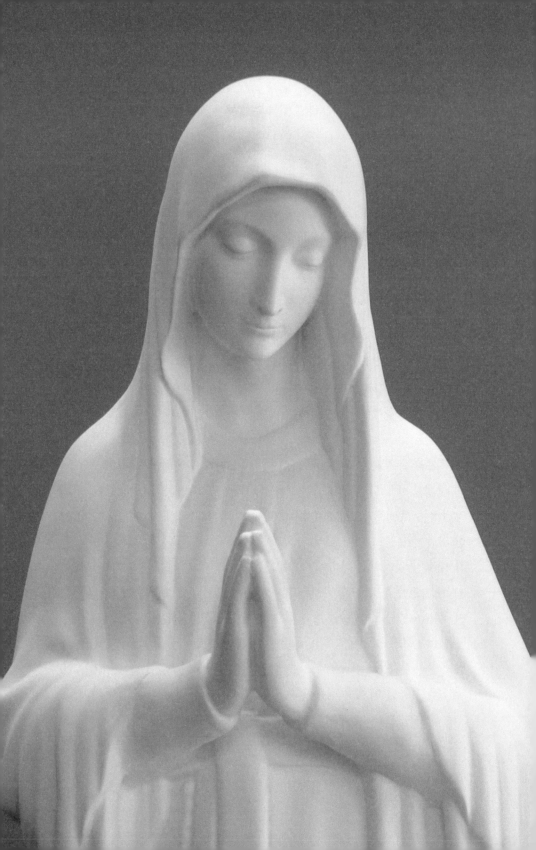

나 신의 피부색과 후광을 파란색으로 표현했다. 600여 년 전 이후 포르투칼에서는 아줄레주(Azulejos)라 불리는 코발트빛 타일로 마감된 벽들이 많았다. 푸른색 타일이 채택된 건 명나라의 청화백자의 영향 등으로 우아하다고 인식되었던 것으로 판단되지만 일반 백성의 생활과 동떨어진 당시 성직자의 생활이나 대항해의 시대를 묘사하고 있다.

  또한 피카소의 초기 작품 [자화상], [늙은 기타리스트], [초혼(招魂)] 등을 보면 파란색이 주요색이었다. 〈초혼〉은 피카소가 친구 카를로스 카사헤마스의 죽음의 충격으로 그린 그림이다. 피카소는 인간의 죽음과 고독에 파란색을 선택한 것이다. 미술사에서 16세기 이탈리아 화가 조르조네는 처음으로 번개를 그린 예술가다. 작품 '폭풍'에서 보면 번개 치는 하늘을 파란색으로 그렸다. 1970년대 월터 드 마리아의 사진 '번개 치는 들판'에서의 하늘은 파란색이다. 대자연의 위대함과 우주의 신비를 느끼게 하는 작품이다. 파란색 위주다.

  호주에 사는 파란혀도마뱀은 포식자를 만나면 입을 벌리고 파란색 긴 혀를 보여 상대방을 놀라게 한다. 푸치니의 오페라로 널리 알려진 〈나비부인〉이 그림책으로 나왔다. 밀랍 인형처럼 창백한 나비부인의 주위를 푸른색 나비가 맴돌고 있다. 나비 부인의 핏빛 기모노와 선연한 대비를 이루는 푸른빛의 나비는 장교로부터 버림받고 죽음을 향해 치닫는 그녀의 운명을 상징적으로 나타낸다. 치매 걸린 할머니들의 그림을 분석해 보면 파랑색과 초록색의 비율이 줄고 빨강색과 노랑색의 비율이 늘어난다. 노화로 손상된 인지기능에서 파랑색을 꺼리고 있음을 볼 수 있다.

  몸 전체가 청록색이고 가슴 부위가 두드러지게 파랑색인 여름 철새인 파랑새가 있다. 전 충북보건과학대학교 정창훈 교수는 파랑새에 대해 다

119

음과 같이 말했다. '약 30cm 길이의 파랑새는 늦은 봄부터 여름동안 한반도에 나타나는데 공중에서 빠르게 수직으로 하강하고 상승하는 비행 모습이 대단하고 동네 텃새인 까치도 꼼짝 못하게 한다. 까치집까지 빼앗는다. 아주 빠르고 포악해 다른 새들이 매우 무서워한다.'고 했다. 아울러 새야 새야 파랑새야에서 파랑새는 일본 순사를 의미한다고 했다. 파랑새는 포악하고 그 당시 일본 순사의 제복이 파랑색이라 파랑새는 녹두 장군을 잡는 일본 순사를 뜻한다고 했다.

100여 년 전 전라도 땅에는 지방 관리의 가렴주구(苛斂誅求)로 백성들이 희망을 잃고 있었다. 흉년과 관리의 부조리 속에 민심은 흉흉해지니 필요한 색은 자연의 색이며 해독할 수 있는 녹색이었다. 그래서 녹두밭이 민초들과 대응되고 그들의 희망인 전봉준은 녹두장군이 된다. 키가 작아서만은 아니다. 그에게 거는 희망은 강력한 해독력이다. 해독은 정상적이지 못하고 잘못된 곳에 필요한 것이다. 늦은 봄부터 여름에 나타나 텃새를 공포로 몰아넣는 파랑새는 민초들의 희망을 꺾을 어두운 그림자이다.

'새파랗게 질리다'는 불가항력적인 강력한 공포나 심한 스트레스를 받았을 때의 표현이다. 그 때의 얼굴색은 파란색의 색조가 아니다. 피가 안 통하는 느낌으로는 흰색을 표현하는 것이 낫다. 그러나 우리 민족은 파랗다고 했다. 그 의미는 순간적으로 다른 곳, 피안의 세계를 생각하는 정신세계의 모습이다. 이를 관용적으로 새파랗다고 표현하고 있다. 우리의 언어는 가르침이 크다.

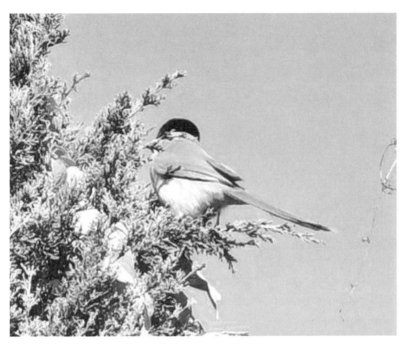

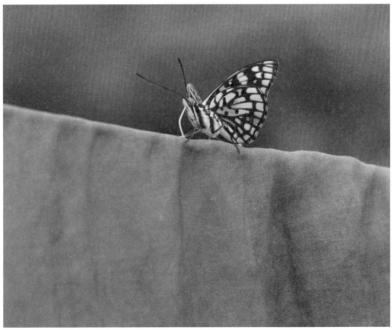

121

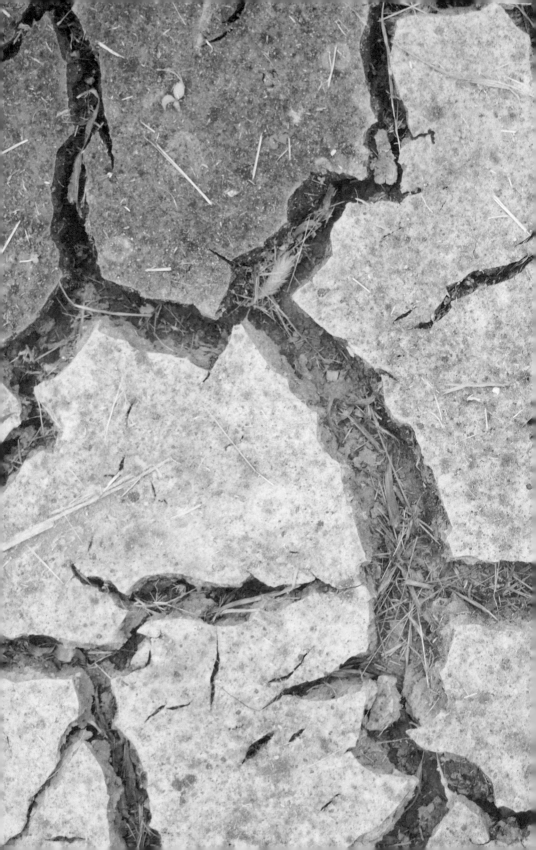

3. 칠년 가뭄에는 살아도, 석달 장마에는 못 산다

칠년 가뭄에는 살아도, 석달 장마에는 못 산다는 속담은 가뭄은 그럭저럭 견딜 수 있지만 장마철에는 우중충하고 찌뿌듯하여 견디기 힘들다는 말이다. 극심한 가뭄은 견딜 수 있어도 긴 장마는 견디기 힘들다는 의미가 내포되어 있다.

장마는 여러 날 동안 계속 내리는 비를 뜻하며 큰 비, 한비, 매우(梅雨), 오란비(霖) 등으로 불린다. 백문식 선생님은 장마를 '長(장)+마ᄒ(霖雨)'로 분석하고, '마ᄒ'은 물(水)의 고대음이라 했다. 한비는 15세기 용비어천가 표기로 큰비(大雨)를 뜻했다. 매우(梅雨)는 매화나무 열매가 익을 무렵의 장마를 이르는 말이다. 오란비는 '오랫동안 내리는 비'란 뜻으로 순수 고유어다.

우리는 태양의 운동을 24등분한 절기력(節氣曆)을 가지고 있다. 24절기력(節氣曆)은 600년 전 세종대왕이 중국 화북 지방에 맞게 만들어진 것을 우리 현실에 맞게 개선한 것이다. 24절기는 12절기와 12중기(中氣)로 되어 있다.

세분하면 기(基)절기인 춘분(春分), 하지(夏至), 추분(秋分), 동지(冬至)와 입(立)절기인 입춘(立春), 입하(立夏), 입추(立秋), 입동(立冬)이고 교(交)절기인 우수(雨水), 경칩(驚蟄), 소만(小滿), 망종(芒種), 처서(處暑), 백로(白露), 소설(小雪), 대설(大雪)이며 극(極)절기로 청명(淸明), 곡우(穀雨), 소서(小暑), 대서(大暑), 한로(寒露), 상강(霜降), 소한(小寒), 대한(大寒)을 말한다.

비가 많이 오는 절기는 하지 무렵부터 대서까지로 장마철이라 한다. 고온다습한 몬순 기후로 연 강수량의 대부분이 이 시기에 기록된다. 길면 7월 한 달 내내 오기도 하고 간혹 1차 장마가 짧게 끝나고 2차 장마가 무섭게 오기도 한다. 이때 과수나무의 과일은 많이 떨어지고, 장마가 지나자마자 고추는 탄저병, 오이는 노균병에 걸린다. 콜레라 같은 수인성(水因性) 전염병도 이때 많이 나타난다.

자연계의 기후변화를 여섯 가지로 나눈 풍(風), 한(寒), 서(暑), 습(濕), 조(燥), 화(火)를 육기(六氣)라 한다. 육기(六氣)의 끊임없는 변화로 일 년 사계절의 기후가 결정되고, 동·식물은 기후변화의 특징을 알고 적응해가며 생존해 간다.

바위에 붙어 사는 바위손은 메말라 죽은 듯이 잎을 오므리고 있다가 비가 오면 수분을 충분히 머금고 잎을 활짝 편다. 개미는 큰 비가 오기 전에 긴 행렬로 보다 안전한 곳으로 이동을 한다. 자라가 육지로 올라오면 홍수가 날 징조이다. 식물은 장마 전에 열매를 적게 열리게 하고 장마 끝나면 많이 열리게 조정한다. 선인장은 열대의 뜨거운 햇빛을 극복하기 위해 잎을 바늘로 진화해 왔다. 어떤 새들은 장마 오기 전에 집을 튼튼히 수리한다. 북극곰은 추위를 이기려고 털이 길고 풍성하게 자란다. 모두 생존을 위한 기후 적응 노력이다. 인간도 한파나 장마, 폭염 등에 대비한다.

육기(六氣)는 정상적인 기후변화의 속성이지만 질병을 일으키는 소인(素因)이 될 수 있다. 급격한 기후변화나 이상기후를 인체가 감당하기 어렵게 되었을 때 저항력이 떨어지고 그때 질병이 생긴다. 즉, 강한 바람(風), 매서운 추위(寒), 심한 더위(暑), 지속적인 습기(濕)의 감촉, 극심한 가뭄(燥), 활활 타오르는 화기(火)에 노출되면 질병이 야기된다. 이때의 육기(六氣)는 육음(六淫)이라 한다. 음(淫)은 태과(太過)의 뜻을 지닌다. 육음(六淫)은 정상이 아닌 기이기 때문에 육사(六邪)라고도 한다. 육음(六淫)으로 발병하는 것을 한의학에서는 '외감병(外感病)'이라 하는데 이는 발병경로(發病徑路)가 주로 피부, 코, 입이기 때문이다.

습(濕)은 음력 6월경을 지칭하는 장하(長夏)의 주기(主氣)이다. 6월은 여름과 가을이 교차하는 시기이므로 뜨거운 열기가 내려가 안개가 많이 끼고, 수기(水氣)는 올라가 축축한 기운이 대기에 가득 차서 일 년 중에 가장 습기가 많은 계절이다. 이 시기에는 습병(濕病)이 많다. 습병(濕病)의 소인(素因)인 습사(濕邪)의 가장 큰 특징은 중탁(重濁)하다는 점이다. 무겁게 혹은 묵직하게 느낀다는 뜻이다. 습사(濕邪)로 발병하면 몸이 나른하고 사지(四肢)가 무거워진다. 관절(關節)에 통증이 오고 다리가 저리는 증상이 나타나며 가슴은 답답해지고 대변은 무르고 소변은 혼탁해지는 증상이 나타난다. 또한 습진은 더 심해진다. 여름철에는 습도가 60~90%까지 오르면서 클라도스포리움, 알터나리아 같은 곰팡이가 다량 증식한다.

습병(濕病)은 발생 기전에 따라 외습병(外濕病)과 내습병(內濕病)으로 나눈다. 외습(外濕)으로 인하여 질병이 발생하는 것은 기후조건과 많은 관계가 있다. 예로 장맛비가 계속되거나, 안개가 자주 끼는 곳이나 계곡에 거주한 경우, 이슬이 내린 축축한 곳에 오래 있거나, 장시간 가습기를 틀어 놓은 경우, 냉장창고에서 일하는 직업을 가진 경우, 오랜 시간 낚시터에 있거나 하여 비에 젖은 시간이 길면 습병이 발생한다. 그러면 몸이 추워지는 것을 느끼고, 머리에 물건을 뒤집어쓴 듯이 무겁고 가슴이 답답하며 몸 전체가 무겁게 느껴진다. 관절이 저리고 붓는 증상이 나타난다.
비 오는 날이나 저기압일 때 좌골신경통이 더 심해진다는 연구 결과

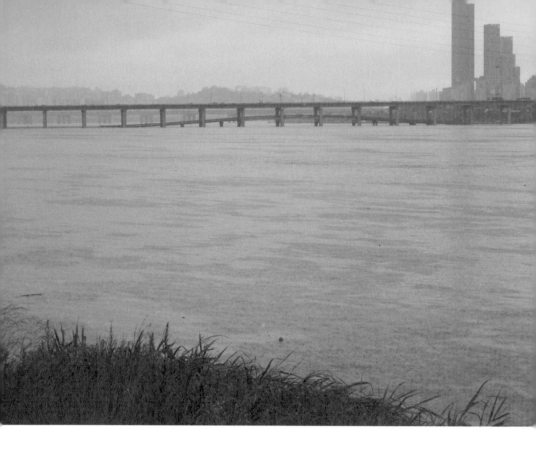

는 이를 뒷받침한다. 물·음식을 매개로 전염되는 수인성 감염병은 여전히 여름철에 환자가 가장 많이 생기는 질병이다. 질병관리본부에서 1년 중 감염병 발생 현황을 분석했다. 장티푸스·세균성 이질 등의 환자 수가 6~8월에 가장 많았다. 여름에 세균이 잘 증식하기 때문이다. 당연하다.

특히, 병을 일으키는 세균은 섭씨 35도 내외이면서 습도가 높을 때 잘 번식한다. 장티푸스·세균성이질·콜레라·비브리오패혈증 등의 질병은 위장 관계에 문제를 일으킨다. 복통·설사로 고생하는 사람이 여름에 많은 것은 고온다습한 기후와 연관성이 많다. 또한 내습(內濕)으로 질병이 발생하는 것은 음식을 절도있게 먹지 않아 습(濕)이 내부 한 곳에 모여서 발생한다. 비위(脾胃)의 운화기능(運化機能)과 연관성이 많다. 고량진미(膏粱珍味)를 많이 먹어 오심구토(惡心嘔吐), 소화불량, 가슴과 복부가 답답한 증상과 설사, 소변이 적어지는 증상 등이다. 또한 음료수, 역삼투압 방식의 정수기 물, 과일, 우유 등을 지나치게 먹는 것은 습병(濕病)이 발생할 확률을 높인다.

한반도에는 절기상 하지 무렵부터 대서 사이 즉, 6월 중순에서 7월 중순 쯤 장마가 있다. 하지만 21세기에 접어들면서 사나흘에 한 번씩 비가 쏟아지는 4월의 '봄장마'와 국지성 호우가 빈번하게 발생하는 9월의 '가을장마'가 몇 년째 지속되고 있다. 시간당 30mm 강한 비가 내리는 여름장마 뺨치는 '물 폭탄' 가을장마를 종종 접한다.

한반도는 4월부터 9월까지 전체적으로 비가 많이 오는 시대에 도래했다. 4월의 봄장마, 5월의 건조, 6월의 무더위와 장마, 7월의 폭우와 열대야, 8월의 폭염과 국지성 호우, 9월의 가을장마로 고온다습한 아열대 기후와 유사해지고 있다. 충남 서산군의 염전 주민들은 송홧가루 날려서 소금 만들기 좋다는 5월부터 볕 좋아야 할 7월까지 비가 계속 내려 수확이 줄었다고 한다.

몇 년 전 부산지역에 국지성 폭우로 고리 2호기 원전 가동이 중단되고 토사로 경로당이 붕괴되었으며 도로가 유실되는 등 피해가 많았다. 부산 금정구에 내린 작달비는 하루 242mm의 물폭탄이었다. 주민들은 비 내리는 양태가 물동이로 물을 붓는 듯 하다고 했다. 처서가 지난 8월 말 영남지방 호우로 13명이 사망하고 1명이 실종되었다. 2014년에는 추석이 빨랐다. 1976년 이후 36년 만에 일찍 찾아온 추석을 대비해 '대목'을 준비하던 과수 농가 농민들이 때아닌 '물 폭탄'으로 깊은 시름에 빠졌다.

농촌진흥청에 따르면 8월 초 전국 강수량은 150.5mm로 평년 83.6mm 보다 180%나 많이 내렸다고 한다. 일조시간은 30.5시간으로 평년 64.6시간의 47.2%밖에 되지 않았다. 다 익은 복숭아가 빗줄기를 견디지 못하고 꼭지가 물러 떨어지니 농민의 시름은 깊어만 갔다. 지난 100년 동안 세계의 평균 기온은 0.7℃ 오른 데 비해 우리나라는 1.5℃ 올랐다. 2015년 세계의 평균 기온은 1880년 관측 이래 136년 만에 가장 높았다. 온난화에다 엘니뇨 현상이 겹치면서 지구의 체온은 상승해 가장 뜨거웠던 해로 기록됐다.

2015년 11월에 '가을장마'가 찾아와 한 달 중 15일이나 비가 내렸다. 12월 기온은 1973년 이래 가장 따뜻했다. 20년쯤 후 한반도에서 계절상 12월은 가을, 2월은 봄에 속하게 될 것이라는 말이 나온다. 이런 추세로 가면 2050년 한반도는 아열대 기후로 접어든다고 한다. 한반도가 4월부터 9월까지 우기가 된다는 것이다. 2022년 여름, 중부지방에서 54일간 장마가 이어지면서 극심한 홍수 피해가 발생했다.

아침놀 저녁 비요, 저녁놀 아침 비일지 모른다. 그런가 하면 2015년

5~6월 한반도 중·북부는 극심한 가뭄으로 농작물 피해가 심했다. 특히 북한지역은 100년 만에 최고의 가뭄을 겪었다. 2022년 가을부터 2023년 초반까지 남부지방 가뭄은 심했다. 2023년 1월 초, 전남 순천의 주암댐 저수율은 28%로 예년의 55%였다. 호남지방의 극심한 가뭄으로 인해 댐의 '비상용량' 및 '사수(死水) 용량'까지 꺼내 쓰는 방안이 모색되었다.

　통영시 욕지도는 가뭄이 심해 관광객도 유치하지 못했다. 한반도는 기온상승으로 극심한 가뭄과 장마가 점점 심해지고 있는 것은 확실하다. 2023년 6월 하순부터 7월 하순까지 한반도 중부와 남부지방에는 1년에 걸쳐서 올 비의 절반이 한 달 동안 내렸다. 한꺼번에 많은 비가 내려 인명, 재산피해가 크게 발생했다. 특히 충북 청주시 지역의 미호천 범람은 많은 반성과 대책을 생각하게 했다. 미호천 범람은 환경단체의 반대로 강바닥을 준설하지 않아 생긴 재난이다. '미호종개'라 불리는 어류를 살려야 한다는 명분으로 강바닥을 준설하지 않은 것이다.

한반도는 예전과 달리 많은 양의 비가 와 물을 저장할 강의 바닥을 준설해야 한다. 산의 임도와 태양광 설치로 우리나라 강의 지류, 지천에는 토사물이 많이 쌓인다. 설치된 보를 해체하지 말고 준설을 해야 한다.

　'미호종개'를 보호해야 한다고 미호천 주변의 물난리를 보고 있어야 하나? 환경단체는 왜 강의 준설을 반대하나? 앞으로 하루 500mm의 비가 오면 어쩔 것인가? 환경단체의 존재 이유를 모르겠다. 또한 동대문 상가에서는 봄·가을 옷을 적게 만든 지 오래다. 겨울에서 바로 여름으로 넘어가고 여름에서 곧바로 겨울로 넘어가는 기후변화를 체감하기 때문이다.

　10여 년 전부터 봄옷을 많이 만들어 놓으면 재고품이 많이 쌓인다고 한다. 기후변화의 예를 농수산물에서도 찾아볼 수 있다. 전남 영암에서 재배하던 무화과가 충북 충주에서 재배가 되고, 전남 보성 녹차가 강원도 고성에서 재배된다. 사과의 주산지가 충주, 대구에서 강원도 평창, 정선, 양구, 철원으로 바뀌고 있다. 제주 한라봉은 전북 김제에서 산출된다. 위도상 북쪽이다.

또한 해수 온도의 상승으로 찬물에 사는 명태와 대구는 줄어들고, 아열대 어종인 농어와 방어는 많이 잡힌다. '봄 도다리, 가을 전어'라는 옛말처럼 전어는 가을의 별미로 꼽힌다. 그런데 요즈음에는 수온 상승으로 '여름 전어'라고 불러도 될 만큼 어획 시기가 빨라졌다. 어획 시기가 20일 빨라졌고 가격도 반값으로 떨어졌다. 경북 영덕 앞바다에서 아열대 지역에 사는 철갑둥어·고래상어·흉상어가 잡혔다. 부산 인근 바다에서는 아열대성 어류와 산호류가 다량 서식한다. 해파리의 서식 범위가 남북으로 확대되어 서해안 피서객에게 고통을 주는 것도 해수 온도 상승과 무관하지 않다.

2090년에는 국내산 사과를 먹지 못할 수도 있다. 2020년의 사과 재배 가능 지역은 국토의 48%이다. 2050년에는 13%, 2090년에는 1% 정도로 급감해 국내산 사과는 먹기 힘들 것이다. 반면 더운 기후에 적합한 포도는 현재 28%에서 2050년 55%로 재배 가능 지역이 늘어날 전망이다. 그리고 한랭한 지역에서 키우는 고냉지 배추는 점점 자취를 감추고, 난지형 마늘 재배 면적이 늘어나고 있다. 경상북도에서 파파야, 망고를 재배한다. 이렇게 아열대 기후에 적합한 채소·과일의 비중이 높아지는 것으로 보아 한반도는 고온다습해지고 있는 것이 확실하다.

강원도 도청 최덕순 사무관은 "강원도 하면 지금까지는 감자와 옥수수를 떠올리겠지만 앞으로는 인삼과 사과가 주 재배 작물이 될 것"이라고 말했다. 예측도 얼마가지 못할 것이다. 21세기 말에는 감귤이나 단감이 주 재배 작물이 될 것이다. 21세기 말 평양 기온은 현재 서귀포 기온인 연평균 기온 16.6도와 비슷해질 것으로 예측됐다.

지금 제주도에서는 열대 과일인 애플망고·용과·유기농 바나나가 주력 작물로 자리 잡고 있다. 애플망고는 재배 농가수 65가구에 400t을 예상하고 있다. 겨울철 평균기온이 섭씨 8도로 따뜻한 서귀포가 중심지다. 곧 제주도 전체가 고급 열대 과일 산지로 변할 것이다. 그리고 머지않아 육지로 상륙할 것이다. 한반도의 아열대 지역은 21세기 말쯤 강원도 산간 지역을 제외한 남한 전 지역과 황해도 연안까지 확대될 것이란다.

세계는 지구 온난화와 해수면 상승, 국지성 집중호우 등의 이상 기후 현상으로 긴장하고 있다. 즉, 기후 변화(Climate Change)에 글로벌 공조를 하고 있다. 기후 변화 문제를 스웨덴의 이론과학자 스반테 아레니우스가 1896년도에 대기 중 이산화탄소 농도가 두 배로 증가하면 기온이 최고 5도 상승할 것이라고 예측한 이래 수많은 과학자와 정치·경제인들은 수많은 기후 변화 문제 보고서를 내놓고 국제사회의 대응을 협의했다.

2015년 11월 30일부터 파리에서 열린 제 21차 유엔기후변화협약당사국총회(CO P21)가 예의 하나다. '지구의 미래를 결정할 가장 중요한 기후 회의'라 불리었다. 195개국 국가 수장들은 만장일치로 온실가스 감축을 위한 '파리협정서'를 체결했다. 우리나라도 적극적으로 '지구 온도 2°C 낮추자'에 참여하고 있다. 우리나라가 세계 7위 규모의 온실가스 배출 국가이기에 신재생에너지, 온실가스 저감을 위한 친환경 기술을 신성장 동력으로 삼고 노력하는 것은 당연하다. 지구의 기온은 5만~10만

년에 걸쳐 서서히 오르거나 내려갔다.

2100년 지구의 평균기온은 4~6도 오를 것이라는 연구 결과가 있다. 지금처럼 빠르게 기온이 오르면 지구 생태계가 속도에 적응하지 못해 멸망할 수 있다는 걱정이 생긴다. 문제의 심각성은 각국이 '이산화탄소 감축 목표'를 모두 실현해도 2100년 지구 기온은 2.7도 이상 오른다는 것이다. 요즈음 지구 곳곳은 기상이변으로 몸살을 앓았다. 2011년 11월 캐나다 브리티시컬럼비아주에서 때아닌 대홍수가 발생하면서 철도와 고속도로가 마비되고 약 9조원에 달하는 재산 피해가 발생했다.

2021년 호주 시드니에서는 4월부터 11월까지 많은 비가 왔다. 90세 노 수녀님은 평생 이렇게 많은 비는 처음이라 했다. 무섭게 억수로 내렸다. 그해 7월 벨기에, 독일, 룩셈부르크, 네덜란드에 기록적인 비가 내렸다. 독일에서는 시간당 강수량 154mm를 기록해 독일 역사상 가장 많은 비가 쏟아졌다. 독일 기상청은 1000년에 한 번 내릴 확률의 호우로 비상사태를 선포할 정도였다. 사상자는 1100명 이상 발생했다.

세계 기상 기구는 앞으로 서안해양성 기후 지역에서 더 강한 폭염과 호우가 발생할 것으로 예상했다. 최근 미서부 캘리포니아에서 최대 1000mm 이상 호우로 비상사태가 선포되었는데 이 호우 사례는 '하늘 위 강'의 영향 때문이라 한다. 즉 대기천(大氣川) 말이다. 집중호우의 원인이 되는 대기천(大氣川)은 '하늘 위를 흐르는 강(Rivers in the Sky)'으로 미국 미시시피 강물의 15배나 되는 물이 지구 상공을 떠돌고 있는 엄청난 수증기다. 이는 북아메리카, 서유럽, 남미, 동남아시아, 뉴질랜드의 연간 평균 강수량의 절반 이상을 차지한다.

몇 년 전 일이다. 미국 뉴욕시 기온이 섭씨 23도가 넘었고 미 중남부에

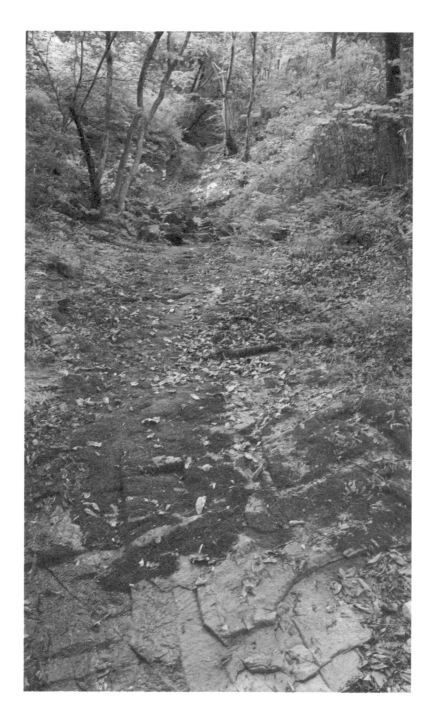

서는 토네이도로 14명이 숨졌다. 영국은 성탄절 아침 홍수 대비 긴급 각료회의가 소집됐고, 남미 파라과이에서는 비로 7만 명이 대피했다. 인도·중국에서는 가스실 수준의 스모그로 여러 사람이 고생했다. 중국 남부의 홍수로 인한 강 범람과 브라질 대홍수로 인한 수많은 이재민의 발생, 아프카니스탄의 폭우, 아프리카 북부의 홍수 등이 2024년 상반기에 일어난 지구촌 물난리다. 그리고 전 세계는 한파로 '기후변화'에 예민해졌다. 2014년 2월에 50cm의 폭설이 내려 경주의 한 리조트가 무너지면서 대학생 10명이 목숨을 잃고 2021년 1월에 일본 도호쿠 지방에 내린 281cm의 폭설은 59명을 사망케 했다. 최근 2022년 성탄절 전후 미국 북동부에 내린 최고 150cm의 엄청난 눈과 한파로 65명이 사망했다.

제주도의 폭설로 항공기 대란, 미동부의 눈폭풍, 중국 광저우의 87년 만에 내린 눈 등에서 알 수 있듯이 지구온난화가 북반구 곳곳에 한파를 몰고 왔다. 세계보건기구(WHO)는 기후변화로 전 세계에서 6000만 명 이상이 영양실조, 수인성 전염병, 모기관련 질병 등에 노출되어 있다고 경고했다. 기후변화로 전세계적 '폭포비'가 예고되고 있다. 걱정이 많아진다.

우리나라가 아열대성 기후로 변하면 감염성 질환, 알레르기 질환이 늘어날 것이다. 말라리아, 쯔쯔가무시병, 뎅기열, 웨스트나일열, 일본뇌염과 같은 곤충 매개 감염병도 늘어날 것이다. 비염, 천식, 아토피 피부염 등 알레르기 질환 증가 추세는 쉽게 예상할 수 있다. 대기 순환 모델의 예측에 의하면, 2100년에는 전 지구의 평균 기온이 섭씨 3~5도 가량 상승한다고 한다. 그러면 열대지역의 말라리아 환자 수가 2배, 온대지역에서는 10배 이상 증가할 것으로 예상된다.

전 세계의 온난화와 엘리뇨 현상으로 기온과 강우량에 변화가 생겼고,

말라리아원충의 분포도가 달라질 것이다. 주로 9월에서 11월에 발병하는 쯔쯔가무시병은 설치류에 기생해 사는 털진드기 유충 때문에 생긴다. 어느새 한반도의 가을철 풍토병으로 자리를 잡았다. 열대지방에서 많이 발생하는 뎅기열이 최근 일본 도쿄에서 발생했다. 지구 온난화로 뎅기열을 옮기는 흰줄 숲 모기·이집트 숲 모기 등이 광범위하게 서식하게 된 것이다. 뎅기열은 사람 간에는 전파되지 않고 고열·두통·근육통·관절통·출혈·백혈구감소증 등이 나타나며 사망률은 1% 정도이다.

뎅기열 감염자는 연간 1억 명으로 예상한다. 몇 년 전 스리랑카로 봉사활동 간 대구의 한 대학 소속 대학생 35명 중 8명이 이 뎅기열에 감염됐다. 브라질에서 150만 명에 가까운 환자가 생긴 지카바이러스도 이집트 숲 모기에 의해 전파된다. 지카바이러스는 소두증(小頭症) 외에 전신마비 희귀질환 '길랭-바레증후군'과도 연관돼 있다. 우리나라에도 지카바이러스 환자가 있다. 얼마 전 서울대병원 감염내과 오명돈 교수팀이 지카바이러스에 감염된 한국인 남성의 정액에서 지카바이러스가 분리 검출됐다고 발표했다.

임산부가 감염될 경우 태아에 소두증이나 안구질환 등을 일으킬 가능성이 있어 우려가 크다. 혈액·정액이나 침·소변, 성관계로도 전파되는 지카바이러스는 중남미·미국·영국·아시아까지 전 세계에 공포감을 주고 있다. 역사상 인간의 생명을 가장 많이 앗아간 동물은 무게 2~3mg의 모기다. 한 해 70여 만 명이 모기에 물려 말라리아·뎅기열·일본뇌염 등으로 목숨을 잃는다. 모기는 따뜻하고 습한 지역에 많다. 주로 섭씨 14~36도에서 생존한다.

지난 100년간 일본은 기온이 2~3도 상승해 온대기후에서 아열대성으

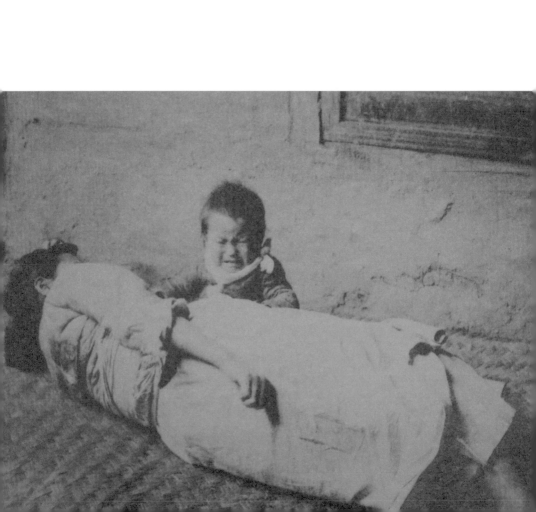

로 바뀌고 있다. 이런 추세라면 열대 지방에서 발생하는 '열대열 말라리아'도 온대 지방으로 확산될 것이다. 서울 시내 주거지 인근 공원 등에서 채집한 모기 100마리 중 3~4마리는 '흰줄숲모기'다. 지카바이러스·뎅기열·치쿤구니야열 등을 퍼뜨리는 매개 모기다.

전 세계에서 뎅기열 감염률이 가장 높은 국가가 브라질이다. 최근 1년 동안 230만 건의 뎅기열 사례가 보고됐고 1000명이 뎅기열로 사망했다. 급기야 브라질은 연간 50억 마리의 모기를 생산하여 앞으로 10년간 브라질 전역에 살포할 것이라 한다. 물론 이 모기는 질병을 옮기지 못하는 바이러스에 감염시킨 모기로 뎅기열 예방모기 공장에서 생산하는 '볼바키아 피피엔티스' 박테리아에 감염된 모기이다.

또한 유전자 변형으로 수컷 모기 유충만 살아남게 한다. 인간을 무는 모기는 암컷이기 때문이다. 그런데 걱정이다. 모기가 없어지면 생태계에 적잖은 교란이 올 것이 분명하기 때문이다. 모기와 모기 유충이 사라지면, 모기를 먹이로 하는 물고기나 곤충, 도마뱀 등이 생존하기 어려워지기 때문이다. 그러면 또 이들을 먹고 사는 상위 포식자 동물에게 연쇄적으로 영향을 미치게 되고, 모기 외에 다른 생물들도 멸종될 수 있다. 앞으로 모기와 어떻게 공생해 나가야 할지 많은 고민이 숙제다.

한반도 역시 점점 다습해지는 기후 속에 살게 될 것이다. 2023년 6월은 엘니뇨 영향으로 남부지방에 많은 비가 내렸다. 예년 장마와 달리 찜통더위 폭우 폭염이 심했고, 폭우 때는 강수량 예측이 불가능했다. 예전과 달라지는 기후에 현명하게 대처해야 한다. 주거환경은 지반이 튼튼한 곳을 선택해야 하고, 의복은 통풍이 잘 되는 것으로 준비해야 한다.
먹는 것은 과일, 음료수, 우유, 맥주, 냉장고에서 바로 꺼낸 물 등 차고

습이 많은 것을 조심해야 한다. 감기와 비슷한 여름철 '냉방병'의 주 원인은 습이다. 냉방병은 에어컨 등 냉방기를 과도하게 사용해서 실내외 온도가 5도 이상 차이가 날 때 발생하기 쉽다. 온도 차이로 우리 몸의 항상성에 중요한 역할을 하는 자율신경계에 이상이 생기고, 체온 유지·위장 운동 기능이 떨어지는 등 온몸에 이상반응이 나타난다.

대표적인 증상은 두통·피로감·소화불량·설사·근육통이다. 외습과 내습이 엄습해 오면 인체는 활동하기 몇 배 힘들어진다. 지속되면 안 아픈 곳이 없을 정도로 전신이 괴롭게 된다. 습병의 특성은 병소가 국소적이기 보다 폭 넓게 나타나는 특성이 있다.

한의학에서는 습병 치료 시 거습(祛濕)시킬 수 있는 약물과 나타나는 여러 증상에 맞는 약물을 배합하여 치료해야 한다. 예를 들면 습체(濕滯)에 창출(蒼朮)를 배합하여 조습건비(燥濕健脾)시키고, 기체가 있을 때 목향을 배합하여 행기지통(行氣止痛)하며, 식체(食滯)가 있을 때 지실(枳實)을 배합하여 소비제창(消痞除脹)하고 담체(痰滯)가 있을 때 반하(半夏)를 배합하여 조습화담(燥濕化痰)해야 한다. 또한 한체(寒滯)가 있을 때 건강(乾薑)을 배합하여 온중산한(溫中散寒)하며, 열체(熱滯)가 있을 때는 대황(大黃)을 배합하여 사열도체(瀉熱導滯)하고, 폐기옹체(肺氣壅滯)로 해역기천(咳逆氣喘)의 병증이 있을 때 마황(麻黃) 행인(杏仁) 등의 약물을 배합하여 강기(降氣) 평천(平喘)해야 한다.

장마 전선의 영향으로 한반도의 7월 일조량은 다른 달에 비해 많이 줄었다. 요즘 한반도에는 예년에 비해 비가 많이 온다. 적은 일조량 때문에 긍정적인 감정을 느끼게 하는 세로토닌 호르몬은 감소하고, 의욕을 떨어뜨리는 기능을 하는 멜라토닌 호르몬은 증가했다. 짜증이 나고 우울해졌다. 긴 장마에 집안 구석구석에는 곰팡이가 피고 이불과 옷은 눅눅해졌다. 머리는 무겁고 기분은 상쾌하지 못하다. 누군가 군불을 때주면 좋겠다. 쨍쨍 내리쬐는 햇볕이 그리워진다. 마루에 앉아 비 내리는 하늘만 바라본다. 빨리 시간이 지나 장마가 끝났으면 좋겠다. 긴 장마는 모두를 지치게 한다. 이레 장마보다 삼년 가뭄이 낫다. 정말 석 달 장마에는 못 살 것 같다.

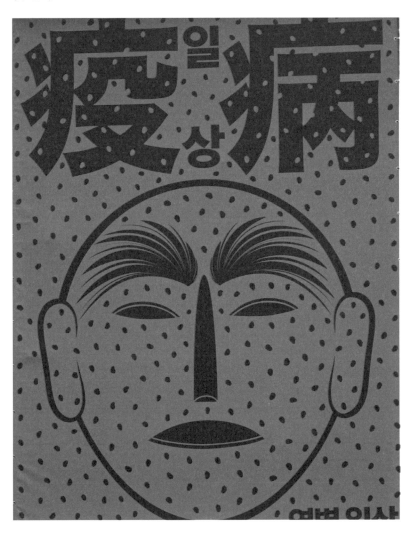

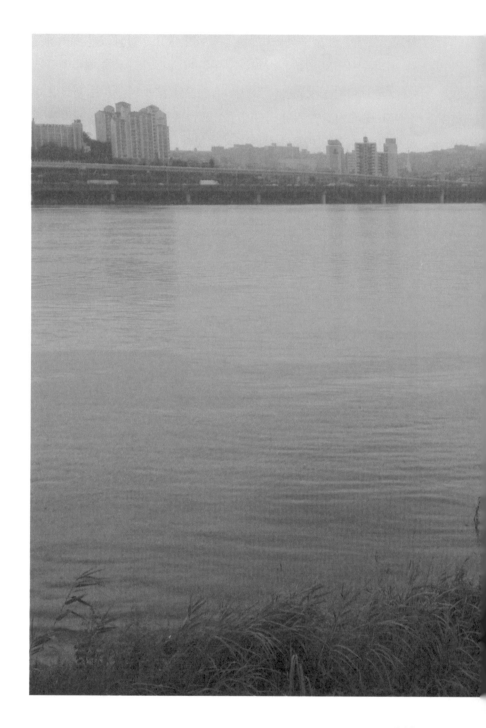

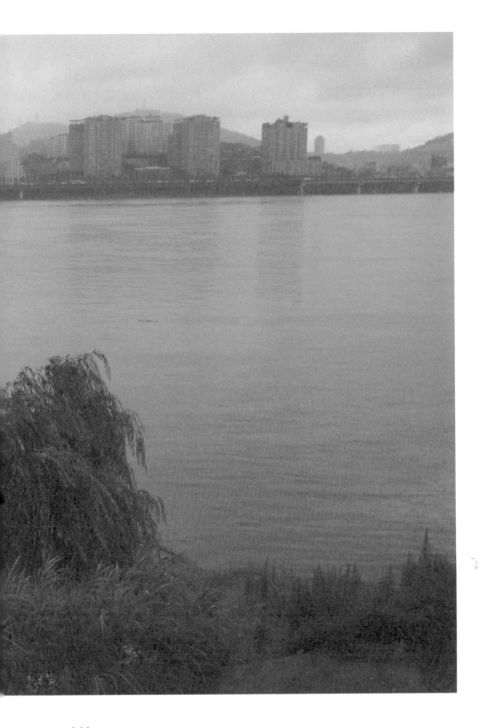

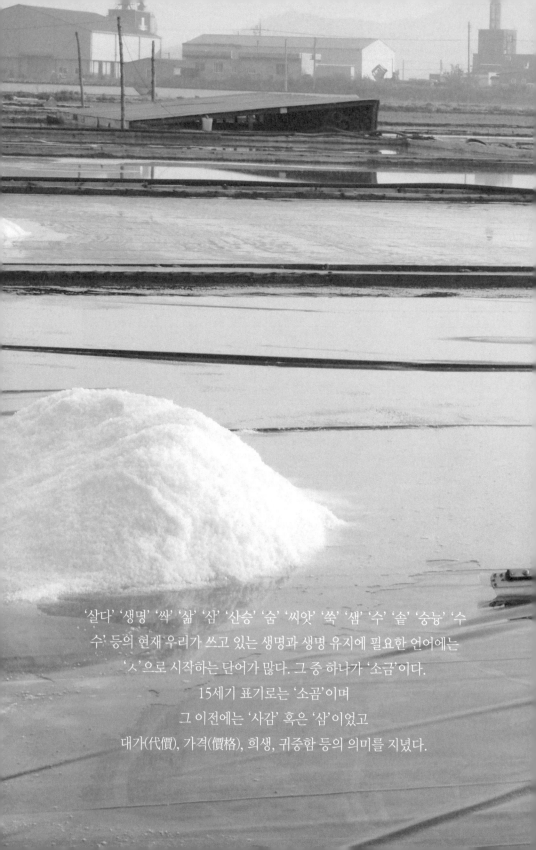

'살다' '생명' '싹' '삶' '삼' '산승' '숨' '씨앗' '쑥' '샘' '수' '솥' '숭늉' '수
수' 등의 현재 우리가 쓰고 있는 생명과 생명 유지에 필요한 언어에는
'ㅅ'으로 시작하는 단어가 많다. 그 중 하나가 '소금'이다.
15세기 표기로는 '소곰'이며
그 이전에는 '사감' 혹은 '삼'이었고
대가(代價), 가격(價格), 희생, 귀중함 등의 의미를 지녔다.

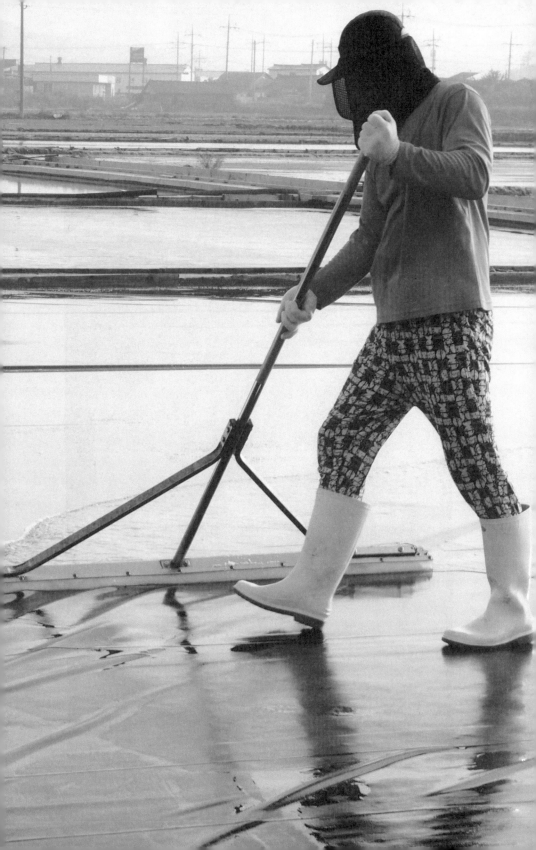

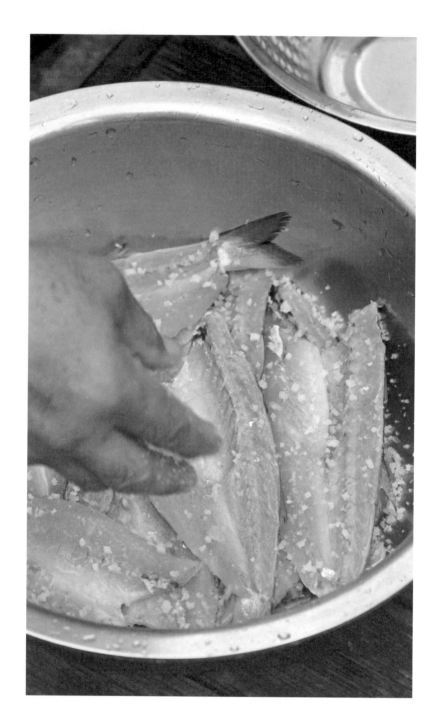

3장

1. 간 좀 봐주세요

주방에서 저녁 준비하고 있는 새색시는 거실에 계시는 시어머니를 부르며 "어머니, 이 찌개 간 좀 봐 주세요."라고 한다. 어머니는 싱거우니 소금을 쳐야겠다며 작은 소금 항아리에서 손가락들로 소금을 조금 집어 찌개에 뿌리신다. 요리책에 명시된 큰 스푼이나 계량컵에 익숙한 며느리는 다소 의아하게 쳐다본다. "어머니! 이 끓고 있는 콩나물국도 봐 주세요. 제가 보기엔 괜찮은 것 같은데..." 시집 온 지 얼마 안되어 시댁의 음식 풍토를 잘 모르고 있고, 한 가지 한 가지 음식 할 때마다 조심스러운 며느리다. 매사 물어보고 싶다. 시어머니는 콩나물국 뚜껑을 열어 보시지 않고 처음에 무엇으로 간을 했느냐고 물어보신다. 소금으로 간을 했다고 했다. 시어머니는 '됐다' 하시며 그냥 나가신다. 며느리는 다소 불편한 심정이다. 대충 저녁을 먹고 여쭙는다. "아까 왜 콩나물국 간을 안 봐주셨어요?" "아가 콩나물국 끓일 때 뚜껑을 자주 열면 비린내가 난단다." 새색시는 또 한수 배운다. 점차적으로 이 고부간은 쟁을 칠 때 호흡이 잘 맞을 것이다.

위 내용에서 '간을 본다'라는 말이 나온다. 간을 소금을 이용해서 맞춘다는 우리의 일상용어임을 알 수 있다. 이 간은 어디에서 기원한 말일까? 강길운 선생님의 고대사 비교 언어 연구에 의하면 아주 옛날에 '소금밭'을 '간간한'에 가깝게 발음한 것을 알 수 있다. '간을 보다'의 간은 인체 장기인 간(肝)을 지칭하는 것이 아니라 소금에 대응하는 것을 알 수 있다. 며느리가 간을 봐 달라고 하는 말은 소금 투여의 양을 정해 달라고 하는 말이다.

'살다' '생명' '싹' '삶' '삼' '산승' '숨' '씨앗' '쑥' '샘' '수' '솥' '숭늉' '수수' 등의 현재 우리가 쓰고 있는 생명과 생명 유지에 필요한 언어에는 'ㅅ'으로 시작하는 단어가 많다. 그 중 하나가 '소금'이다. 15세기 표기로는 '소곰'이며 그 이전에는 '사감' 혹은 '삼'이었고 대가(代價), 가격(價格), 희생, 귀중함 등의 의미를 지녔다.

인간은 음식을 먹지 않아도 오래 버틸 수 있지만 소금과 물 없이는 며칠을 견디기 힘들다. 한순간도 생명을 영위할 수 없다. 인류의 수렵·채집시대에는 동물이나 물고기의 내장에 축적된 염화나트륨을 함께 섭취할 수 있어서 소금을 추가로 섭취할 필요가 없었다. 그러나 곡물을 대량으로 먹게 되면서 곡물이나 채소에 포함된 칼륨이 나트륨을 몸 밖으로 배출시켜 버리는 바람에 따로 소금을 섭취해야 했다. 일상생활을 영위하기 위해서는 소금이 꼭 필요했다.

세계적으로도 페루 마추픽추 잉카문명이 있는 해발 약 3400m 지점의 마라스 염전(鹽田), 고산 히말라야 티벳의 아름다운 수많은 염정(鹽井), 사해바다 근처의 요새(要塞)에 있는 암염(巖鹽) 등은 소금과 인간의 떼려야 뗄 수 없는 관계를 보여준다. 고대(古代)부터 소금은 민족적, 국가적으로 중요한 재화였으며 국가 간 분쟁의 원인이기도 했다. 고구리(高句麗) 광개토대왕 비문에 나와 있는 염수(鹽水)는 북방민족의 잦은 분쟁지역이었다.

소금이 나는 강과 호수는 매우 중요했다. 그리고 소금은 주술·종교적으로도 활용했다. 선조들은 암염(巖鹽), 염정(鹽井), 갯벌에서 소금을 얻지 못하면 광나무, 붉나무, 나문재, 칠면초, 해홍나물, 퉁퉁마디, 갯질경 등의 식물에서 염분(鹽分)을 취했다.

인류는 생명이 바다에서 출발해 육상한 진화의 산물이다. 바다는 정화의 장소이며, 생명의 근원이다. 바다는 우리에게 산소·먹을거리·광물자원·에너지·물 등 우리가 삶을 영위하는 데 필요한 여러 가지 것을 제공해 준다. 또 바다의 염수(鹽水)는 지구상 물의 97.5%를 차지한다. 이 물로 지구의 날씨를 너무 덥지도, 춥지도 않게 조절하며 환경도 깨끗하게 해준다. 지구상 생물의 생명 영위의 근저에는 바다가 있다. 그 결정체가 소금이고 그 소금은 갯벌에서 생산된다. 우리나라에는 다른 나라에 비해 갯벌이 많다. 그 갯벌에서는 바닷물과 햇빛의 조화로 질 좋은 소금이 만들어진다.

우리 민족은 자염(煮鹽)이라는 독특한 방식으로 질 좋은 소금을 생산하여 된장, 간장, 김치, 장아찌, 젓갈 등의 식재료로 사용해 왔다. 100여 년 전 일본에 의해 천일염(天日鹽)을 만들기 전(前)에는 자염(煮鹽)이었다. 1950년대 생산이 중단됐다가 현재는 일부지역에서 소수만 자염(煮鹽)을 만든다. 자염(煮鹽)은 최근 충남 태안 마금리 낭금 갯벌과 전북 고창 사등마을 그리고 전남 신안군에서 복원됐다. 자염은 천일염보다 짠맛과 쓴맛이 덜하고 구수한 맛이 난다.

147

자염이란 갯벌의 흙을 갈아 햇볕에 말려 염도를 높이고, 흙을 갯벌 구덩이에 채워 이걸 끓여 얻은 소금이다. 요즘 유명한 태안자염은 전통방식에 갯벌흙을 바닷물로 투과시켜 만든 함수(鹹水)를 가마솥에 끓여 만드는 현대적 공정을 접목한 것이다. 태안자염은 갯벌 흙이 함유한 미네랄 성분이 많이 들어 있는 순한 소금이 된다.

　자염(煮鹽)을 만들기에는 많은 나무가 필요했기에 옛날 도서지방 주민들의 고충은 이루 말할 수가 없었다. 1899년 일본은 대만에서 소금을 장뇌(樟腦)와 함께 전매제도(專賣制度)를 실시해 보고 한반도에 적용했다. 후로 한반도는 자염체계에서 천일염 생산체계로 바뀌게 되어 오늘날에 이르렀다. 천일염은 염전 바닥에 PVC 장판이나 타일 또는 옹기를 깔아 만드는데, 햇빛의 열을 잘 흡수해서 짧은 시간과 적은 노동력으로 많은 양의 소금을 생산할 수 있는 방식이다.

　토판염(土版鹽)은 염전 바닥에 어떠한 인공 시설도 하지 않고 자연 갯벌을 롤러로 단단히 다진 흙 위에서 만든다. 토판염은 갯벌이 품고 있는 다양한 유기화합물과 천연 미네랄이 소금에 스며들어 있어 최고의 소금이 된다. 이 소금을 가장 잘 섭취하는 방법은 간수를 빼고 간장, 된장, 젓갈 등으로 발효시켜 먹는 것이다.

　식품에 들어간 소금은 콩, 생선에 들어 있는 단백질이 효모와 함께 숙성되면서 우리 몸에 부드럽게 흡수된다. 1년 이상 숙성시킨 간장, 된장, 젓갈이 좋다. 이 식품은 자체로 음식이 되며 어떠한 재료와도 잘 어울려 음식의 보조제로 늘 쓰인다. 우리 민족 음식문화의 특징 중 하나가 갖은 양념으로 간을 한다는 것이다. 특히 소금이 들어간 간장·된장·고추장 등의 전통 발효식품으로 간을 한다. 소금이 들어간 발효 식품은 한민족과

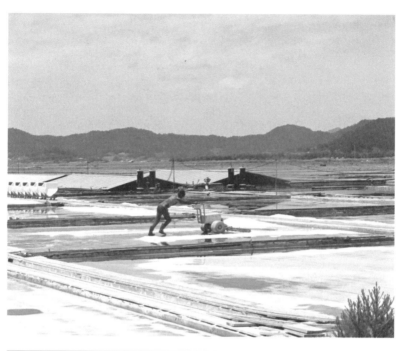

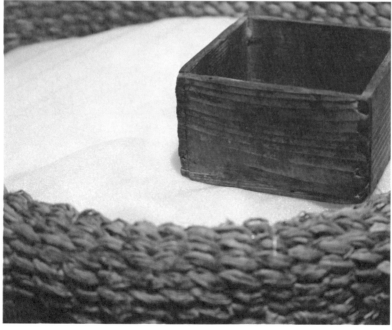

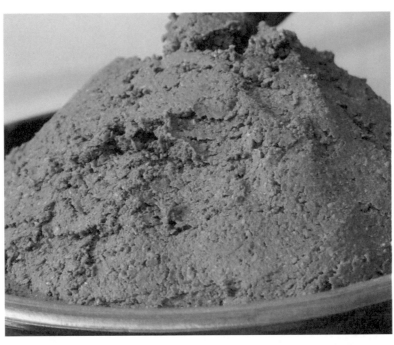

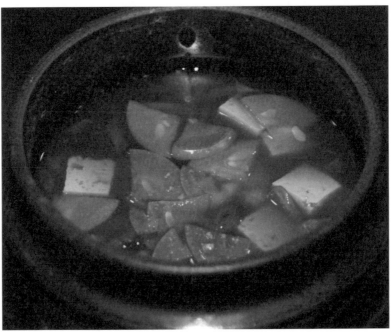

떼려야 뗄 수 없는 소중한 먹거리이며 한민족의 건강을 지켜온 중요한 식재료이다.

　먼 옛날 우리 선조들은 '소금밭'을 '간간한'이라 했다. '소금'과 '간'은 같은 말이다. 요즘에도 '이 국이 간간하냐?'고 하면 '국이 짜냐'고 묻는 것이다. 흑산도에서는 겨울철에 '우럭간국'을 끓여 먹는다. '우럭간국'에는 고춧가루를 조금도 넣지 않는다. 소금기로 간이 된 국이다. 따라서 '간 봤냐?', '간이 맞냐?', '간간하냐?' 등의 말은 모두 소금과 관계 깊다. 소금은 지금 시중에 유통되고 있는 정제염이 아니라 천일염을 말한다. 수많은 우리 민족 음식문화에는 천일염으로 간해서 발효시킨 음식이 많다. 정확한 염화나트륨 염도는 정제염에 비해 일정한 균질화는 힘들어도 맛과 건강에는 최고였다.

　천일염의 중요성은 다음 예에서 볼 수 있다. 일반적으로 짜게 먹는 것은 나쁘다고 하는데 1945년 일본 나가사키의 원폭 폭발 지점에서 1.8킬로미터 거리에 있던 나가사키의 성 프란시스코 병원의 아키즈키 신이치로 박사는 원자탄 피폭의 비상 상황에서 된장국을 아주 짜게 해서, 그것도 겨우 먹을 수 있을 정도로 짜게 먹도록 지도하였다. "피폭된 사람들에게는 소금이 좋다. 그러니 된장국을 짜게 만들어 매일 먹여라." 아키즈키 신이치로 박사는 X레이검사를 받은 뒤에 '방사성 숙취'라고 하는, 전신권태(全身倦怠) 등의 증상에 체험 상, 생리식염수보다 진한 농도의 짠물을 마시면 좋다는 것이 생각나서 원폭의 방사능으로부터 몸을 보호하는데는, 소금이 좋을 것이라고 추리했던 것이다.

　많은 환자들이 도움을 받았고, 환자의 구조와 치료를 도왔던 종업원에게 원자병(原子病) 증세가 나타나지 않았다. 뿐만 아니라 그 자신도 89

세까지 장수했다. 천일염이 주재료인 짠 된장국은 방사능 노출에서 자연 치유를 해 주는 역할을 했다.

된장국의 필요성에 대한 예는 또 있다. 1950년대 모스크바의 동쪽에 있던 한 핵무기 공장이 카라차이 호수에 폐기물을 버려 많은 지역민들이 방사선 증후와 암으로 고통을 겪게 되는 일이 있었다. 1985년이 되어서야 의사들은 치료 방식을 바꾸어, 식단에 된장국을 넣기 시작했다. "된장은 말기암 환자를 살리는 데 도움이 됩니다. 환자들에게 매일 된장을 먹였더니 바로 혈액이 개선되었습니다." 당시 의사들의 증언이다.

일본 암연구소는 25년 동안에 걸쳐 26만 명의 환자를 세 그룹으로 나누어 된장의 효능을 시험하였다. 첫째 그룹은 매일 된장국을 먹이고, 두 번째 그룹은 일주일에 2-3회, 세 번째 그룹에게는 전혀 된장국을 먹이지 않았다. 결과는 전혀 된장국을 먹지 않은 사람들이 된장국을 먹은 사람들보다 암 유병률이 50% 높았다.

1972년 된장국에서 지비콜린 (zybicolin) 이라는 성분을 발견하였다. 이 성분은 스트론튬과 같은 방사능 물질과 또 다른 독성 오염물질을 결합하여 체외로 배출하는 작용을 한다. 만약 된장국에 말린 미역이나 다시마 같은 해조류를 5그램 정도 넣는다면 방사능 독소로부터의 보호 효과는 더욱 높아질 것이다.

해조류의 알긴산 나트륨이 체내의 방사능 동위원소들과 결합하여 체외 배출력이 80% 높아지기 때문이라 한다. 또 다른 예로 싱가폴의 탄쿤팽 씨는 다음과 같이 기록하였다 "2차 대전 당시 방사능에 의해서 공격을 받은 가까이 위치한 두 병원에서, 한 병원에서는 된장을 섭취해 모두

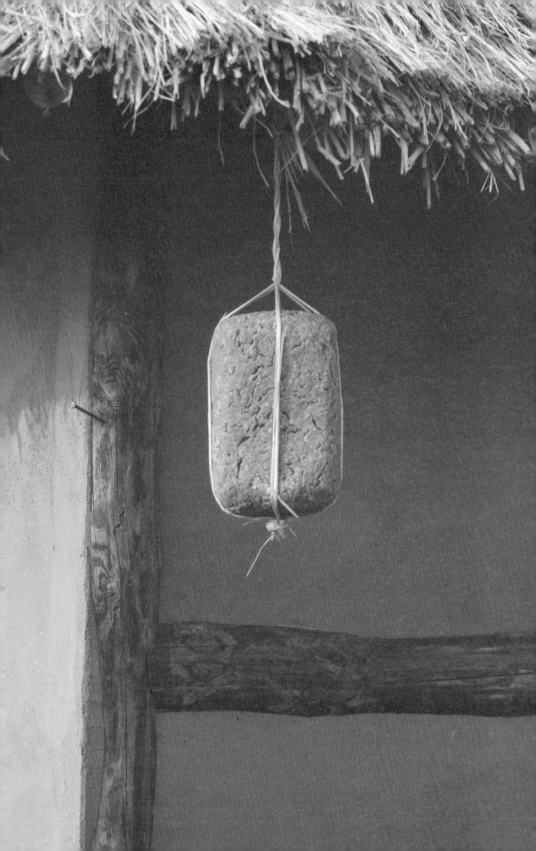

생존한 반면에, 된장을 섭취하지 않은 다른 병원에서는 사망자가 많았다. 즉 된장은 방사능으로부터 신체를 디톡스하는데 효과적이다." 이러한 사실은 최근 독일 레겐스부르크대 연구진이 소금이 박테리아로부터 세포를 보호한다는 실험 결과를 발표한 것과 무관하지 않다. 그 외 수많은 논문이 된장이 항염, 항암 효과와 'NK세포' 활성에 대해 우수하다고 알려주고 있다.

본초학에서 식염(食鹽)을 약재로 이용하는데 그 성미(性味)는 함(鹹), 한(寒), 무독(無毒)하고 귀경(歸經)은 위(胃), 신(腎), 대장(大腸), 소장(小腸)이다. 용토(涌吐), 량혈(凉血), 해독(解毒), 소식(消食), 연견(軟堅), 살충(殺蟲), 지양(止痒) 등의 효능(效能)으로 숙식정체(宿食停滯), 심복창통(心腹脹痛), 담연옹성(痰涎壅盛), 이변불통(二便不通), 치은출혈(齒齦出血), 후통(喉痛), 창상(創傷), 오식독물(誤食毒物), 독충교상(毒蟲咬傷) 등의 병증(病症)에 사용한다.

식염(食鹽)의 주요 성미(性味)는 함미(鹹味)다. 함미(鹹味)는 짠맛으로 능하(能下), 능연(能軟) 작용을 한다. 즉 아래로 작용하고 굳은 것을 연(軟)하게 한다는 뜻이다. 테니스장에서 땅을 고를 때 소금을 뿌린다. 소금의 함미(鹹味)로 땅이 잘 다져지고 배수도 잘 되게 하기 위함이다. 이 것은 함미(鹹味)의 능하(能下) 작용이다. 고구려 토성에는 층층이 소금이 있어 비교적 성곽이 단단했다. 소금의 능하(能下) 작용을 이용한 선조들의 지혜를 엿볼 수 있다. 또한 김장할 때 뻣뻣한 배추에 소금을 넣어 절이면 배추가 숨이 죽고 연해진다. 이것은 함미(鹹味)의 능연(能軟) 작용으로 볼 수 있다.

한약재 중 망초(芒硝)라는 약물이 있다. 이 약물(藥物)은 대변(大便)이

굳은 것을 아래로 통변시켜 변비(便祕)를 해결하는 약재(藥材)다. 망초(芒硝)의 함미(鹹味)를 이용한 것이다. 해산물인 굴껍데기를 한약재로 쓰는데 목에 생기는 연주창(連珠瘡) 같은 몽우리가 생긴 것을 풀어 줄 때 이용한다. 이 또한 함미(鹹味)로 덩어리를 연(軟)하게 하는 능연(能軟) 작용이다. 그리고 돼지고기를 먹으면 자주 체하는 사람이 있다. 이때 새우젓과 같이 먹으면 새우젓의 짠맛이 아래로 내리니 체하지 않는다. 어리굴젓을 소화제로 먹는 사람도 있다. 이것은 함미(鹹味)의 능하(能下) 작용으로 설명되어진다.

모든 해산물은 함미(鹹味)를 가지고 있다. 선조들은 갑상선종대로 목부위가 부었을 때 다시마를 응용해 왔고, 출산 후 악로(惡露), 흔히 '오로'라 하는 불순물을 아래로 배출시키기 위해 출산 후 미역국 먹는 것을 풍습화 시켰다.

먹는다는 것은 저작(咀嚼)운동, 혼합(混合)운동, 연동(蠕動)운동의 연속이다. 결국 아래로 내려야 한다. 그래서 한국 고유 음식에는 간장, 소금이 꼭 필요하다. 옛날 어르신은 진지 드시기 시작할 때 먼저 숟갈로 간장을 찍어 드시고 밥을 뜨셨다. 간장으로 입안을 적셔 입안을 살균하고, 간장의 짠맛을 이용하여 밥이 아래로 잘 내려가도록 길을 터주게 하는 것이다. 그러면 밥맛이 좋아지고 소화도 잘 된다. 어르신들의 진짓상에는 간장이나 동치미 국물이 필요했다.

제사상에 간장 종지가 꼭 올라가는 이유가 여기에 있다. 함미(鹹味)를 과식하면 갈증(渴症)이 나는데, 혈액의 점성을 높여 위의 수액이 혈맥으로 흘러 들어가기 때문이다. 즉 위 속의 수액이 부족해 목구멍을 자양(滋養)할 수 없어, 건조해져 갈증이 생기는 것이다. 함미(鹹味)는 신장(腎臟)

과 연관성이 많고, 해수(咳嗽), 구갈(口渴), 수종(水腫) 증상에는 신용(愼用)해야 한다.

소금은 짠 맛을 기본으로 우리 몸의 신진대사에 관여해 다양한 기능을 하는 필수미네랄을 다양하게 가지고 있다. 요즘 소금은 간단히 정제염·천일염·꽃소금으로 크게 3가지로 나뉜다. 정제염은 바닷물을 이온 분리해 염화나트륨(NaCl)만을 추출한 것이고 천일염은 바닷물을 갯벌위에서 태양과 바람으로 말려 생산한 것이다. 꽃소금은 천일염 등을 물에 씻어 재결정시켜 만든 소금으로 다시 만들었다는 의미에서 재제염(再製鹽)이라고도 한다.

정제염의 나트륨 함량은 99% 수준인 반면 천일염은 80~85% 정도이다. 대부분 가공식품에는 정제염을 쓴다. 일정량의 소금을 정확히 넣고 대량생산해야 되는 가공식품 공정에는 천일염보다 입자가 작고 균일한 정제염을 사용한다. 이 점이 공장에서 가공식품을 생산할 때는 좋지만 건강에는 안 좋다.

셋 중 천일염은 각종 미네랄 함량이 풍부하고 덜 짜다. 우리 몸에 반드시 필요한 마그네슘·아연·칼륨 같은 미네랄은 몸속의 독성 물질을 중화시켜 몸 밖으로 배출시키는 역할도 한다. 우리나라 서해안에서 생산되는 천일염은 전 세계에서 제일 우수하다. 소금은 짠맛뿐만 아니라 단맛도 느껴진다.

고가인 프랑스 북서부 브르타뉴 지방 게랑드 반도에서 산출되는 게랑드 소금의 미네랄 함량이 7166mg인 반면 국내 천일염 미네랄 함량은 1만2143mg으로 매우 많다. 태양과 갯벌의 조화로 만든 천일염은 해독,

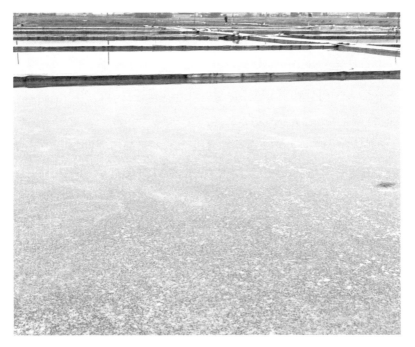

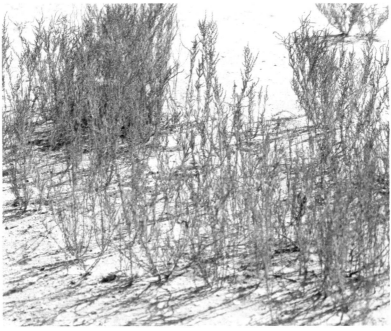

소염(消炎), 정혈(淨血) 작용을 한다. 바닷물의 염분 농도는 대체로 0.9퍼센트이다. 인체의 체액도 그 정도의 염분 농도를 유지해야 한다. 세포의 염분 농도가 0.9%이고 링거주사액 소금 농도가 0.9%이다. 그런데 우리는 순도 99% 이상의 염화나트륨 덩어리인 정제염을 먹고 있다.

염화나트륨만 섭취하면 혈압이 올라간다. 나트륨은 혈압을 올리고 칼슘과 칼륨은 혈압을 내린다. 정제염에는 칼슘이나 칼륨 같은 미네랄이 거의 없다. 각종 미네랄을 많이 함유하고 있는 천일염을 과다하게 섭취했을 때 칼슘, 칼륨, 인, 망간 등의 미네랄이 몸속의 과다한 나트륨을 배설시키기에 큰 문제가 없다. 보완작용이다. 장수와 건강을 위하여 '짠 것을 무조건 피하라'라는 계몽은 잘못된 것이다. '정제염을 무조건 피하라'고 홍보해야 한다. WHO 소금 섭취 권고 사항은 정제염 혹은 미네랄이 없는 소금 섭취량이지 미네랄이 풍부한 천일염 섭취량이 아니다.

목포대 천일염 연구센터장 함경식 교수는 전 세계의 유명 소금 60여 종류를 분석해 보면 대부분의 소금이 미네랄이 거의 없고 Na~Cl(소금)으로만 구성되어 있다고 한다. 또한 미네랄이 많은 소금은 전 세계 소금 생산의 1%가 채 안 된다고 했다.

수백만 년 동안 인류는 체내로 들어온 소금을 어떻게든 오래 보존하도록 신체를 진화시켰다. 소금이 귀한 환경이었기 때문이다. 그래서 인간은 소변으로 나가려는 나트륨을 신장에서 걸러서 몸에 남기는 유전자를 발달시킨 것이다. 이러한 유전자가 많은 현대인에게 '정제염' 섭취는 나트륨 과잉 섭취로 인한 고혈압을 야기한다. '정제염' 섭취는 정말 안 된다. 과하지 않으면 천일염의 섭취는 고혈압과 무관하다. 일본인 의사 곤도 마코토씨는 염분이 고혈압에 나쁘다는 것은 거짓이며 염분의 결핍은 생명을 위협한다고 했다.

　그리고 짠맛(鹹味)만 있는 공업용 소금은 절대로 식용으로 쓰지 말아야 한다. 김치를 담가 보면 안다. 정제염이나 암염으로 담근 김치는 쉬 물러지는 것을 볼 수 있다. 혹자는 천일염에 불순물이 많다고 여겨 사용을 꺼리는 경우가 있다. 목포대 천일염 연구 센터에서 발표한 내용을 보면 국내 5개 지역(전남·충남·전북·경기·인천)에서 생산된 202개의 천일염을 분석한 결과 중금속·환경호르몬이 아예 없거나 있어도 무시할 만한 수준이었다는 것이다. 이 내용이 2012년 한국 식품 영양 과학회지에 실렸다.

　우리나라 천일염은 안전하다고 볼 수 있다. 정제염·꽃소금 대신 천일염이나 대장암과 변비에 좋은 함초(鹹草)를 식용으로 써야 한다. 함초의 향약명(鄕藥名)은 '퉁퉁마디'로 장수초(長壽草), 신초(神草)로 불리며 천일염 생산하는 데 방해꾼으로 천대 받았던 식물로 염전 근처에 많이 자생한다. 소금을 머금은 풀이란 뜻으로 함초(鹹草), 풀의 몸 마디가 살이 찐 것처럼 퉁퉁하여 '퉁퉁마디'로 불리는 약초이다. 요즈음은 '바다의 산삼(山蔘)'으로 불리고, 함초 소금이 각광을 받는다. 대장암 예방에 함초 피클, 함초 파스타, 함초 떡 잡채, 함초 깨소스 무침를 해 먹는다.

　김일성 주치의 김소연 박사는 북한의 열악한 소금 사정으로 1986년부터 함초에 대한 연구를 시작하였고, 지금은 고위직 간부들에게 함초물이 영양 드링크제로 제공된다고 밝혔다. 우리나라 서해안에는 자염, 토판염, 천일염이 생산되고 있고, 소금기를 머금고 있는 퉁퉁마디, 해홍나물, 나문재, 칠면초, 방석나물, 솔장다리, 수송나물 등의 식물이 많이 자생하고 있다. 충남 태안군에서는 송화(松花)소금도 생산되고 있다.

좋은 소금과 염생식물이 나는 서해안 갯벌을 가지고 있는 축복 받은 민족이 우리다. 조상대대로 이어온 서해안 염전의 염부들의 언어 중에는 소금이 많이 쌓여 있다는 뜻의 '소금이 온다'라는 언어가 있다. 우리의 고어(古語)가 살아있다. 그리고 소금이 만들어지는 과정을 '소금이 꽃이 핀다', '소금이 살찐다'라고 아름답게 표현하고 있다.

세계 5대 갯벌 중의 하나로 평가 받고 있는 우리나라는 세계에서 가장 큰 규모의 천연 갯벌 염전을 보유하고 있다. 천연 소금 생산지로 최적이다. 예로 전라남도 신안군을 보자. 1,004개의 섬(실제는 1019개의 섬)들이 모여 있는 신안군도는 조수간만의 차가 크고 강한 태양과 깨끗한 바람이 있지 않는가? 천혜의 조건을 가진 곳이다. 이곳 중 도초도는 유네스코 생물권 보존지역으로 지정된 곳이다.

2008년 천일염이 공업용 광물에서 식품으로 분류되면서 이곳에서 생산되는 질 좋은 소금은 제품화됐다. 그 제품을 디자인한 하기옥 디자이너는 그 소금을 '신안섬의 보배'라 여기며 디자인했다. 신안 앞바다에 묻혀 있는 보물보다 더 보배로운 것이 신안 소금이기 때문이다. 그리고 갯벌이 없어 소금밭에서 소금 채취가 불가능했던 제주도의 애월읍 구엄리 돌소금에서도 우리 선조들의 지혜를 엿볼 수 있다. 약 1500평에 이르는 넓고 평평한 암반이 돌염전이다. 이런 지형을 제주에서는 빌레라고 부른다. 이 소금빌레에 바닷물을 떠다 붓고 햇볕에 증발시켜 소금을 만든다. 이 소금을 팔고 조와 메밀 등 곡식과 바꿔왔다. 지금은 육지에서 싼 소금이 들어와 돌소금 생산이 멈췄지만 앞으로 재현되면 좋겠다.

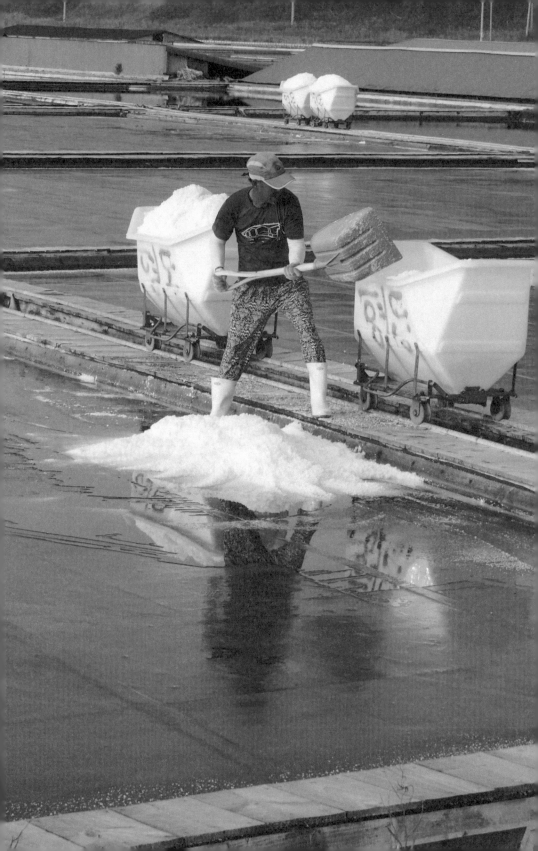

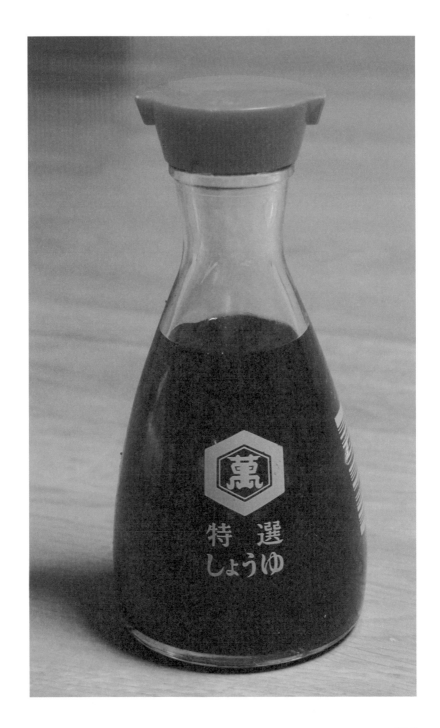

2. 간장에 대하여

한국 요리의 3대 양념은 고추장, 된장, 간장이다. 모두 소금이 들어간다. 메주를 소금물에 띄워 만드는 간장 맛은 집집마다 달랐다. 옛날에는 그 집의 장맛을 보고 그 집안의 길흉을 얘기했다. 장맛은 누가, 어떤 마음가짐으로 만드느냐에 따라 우러나오는 맛이 달랐다. 어머니는 집안의 안녕과 가족의 건강을 위해 좋은 장맛을 내려고 최선을 다했다. 좋은 된장, 간장은 음식의 부재료를 넘어 가족의 질병 예방·치료제 역할을 했기 때문이다. 할머니는 소화불량으로 복통이 있는 손자에게 오래된 간장을 약수터 물에 타서 먹이곤 했다. 손자의 복통은 사라졌다. 간장차가 치료제인 셈이다.

세월이 지나면 커피 대신 좋은 간장이나 된장을 물에 타 마시는 가게가 도심에 생길 것이 예상된다. 할머니, 어머니들의 장독대는 그들을 부지런하게 했고, 그들은 가족이 먹는 장을 매우 소중히 여겼기에 장독대는 늘 청결했다.

시중에서 판매하는 간장에는 대부분 산분해간장이 포함되어 있다. 어떤 진간장은 산분해간장이 93% 섞여 있는 혼합간장이었다. 산 분해간장은 단백질이 들어있는 원료를 '산(acid·酸)'으로 분해해 억지로 아미노산을 추출해 낸 간장이다. 숙성 발효과정을 거치지 않고 '염산'이라는 독극물과 인체에 유해한 캐러멜 색소를 첨가한 간장이다.

콩이 염산을 만나면 발암물질이 생성될 수 있고, 불량 간장은 썩지 않는다. 그리고 속성으로 만든 산 분해간장은 캐러멜 색소가 들어 있어 검게 보이고 값이 싸다. 허가해 준 관계 기관은 극미량이라 관계없다고 한다. 그러면서 농도 100%의 산 분해 간장은 사용할 수 없도록 규정해 놓고 있다. 우리는 산 분해간장, 혼합간장이 아닌 100% 옛날 방식으로 만든 간장을 구입해 써야 한다.

시중에서 많이 팔리는 양조간장에 들어 있는 원재료를 살펴보면 다음과 같다. 탈지대두(수입산), 소맥(밀:미국산), 정제수, 정제소금(국산), 주정, 액상과당, 효모엑기스(향미 증진제, 영양 강화제), 다시마농축액(향미 증진제), 백설탕, 현미농축액, L-글루타민산나트륨(향미증진제), 종국, 감초농축액, 혼합제제(향미 증진제, 영양 강화제), 효소처리스테비아, 향미증진제 등이다.

탈지대두는 기름 짜고 남은 콩 찌꺼기이며, 소 사료로 쓴다. 탈지대두로 간장을 만드는데 발효기간이 적은 만큼 맛이 덜하기 때문에 각종 첨가물이 동원된다. 일단 감칠맛을 내기 위해 다시마 농축액과 향미 증진제가 들어가고, 단맛을 위해 액상과당, 효소처리 스테비아, 감초엑기스 등이 사용된다. 향미 증진제는 MSG의 다른 말로 비만과 신경질환을 유발할 위험이 있다. 액상과당 또한 비만에 지방간, 당뇨병 등 굵직굵직한 부작용을 유발하는 대표적인 유해 첨가물이다. 좋은 물, 좋은 콩, 좋은 소금이면 되는데 정제수, 정제소금, 향미 증진제가 들어가는 간장을 팔고 사먹는 현실이 안타깝다.

결국 몸에 좋은 순서대로 정리하자면, 메주로 만든 한식간장이 제일 좋고, 다음이 콩으로 만든 양조간장〉 탈지대두로 만든 양조간장〉 '진간장'으로 불리는 혼합간장〉 산분해 간장, 효소분해 간장 순(順)이다.

시중에서 좋은 간장을 고르기 위한 방법이 "첫째가 대두(콩)와 메주로 만든 간장이 우선되어야 한다. 둘째가 '콩(메주), 소금, 밀' 등 네 가지 재

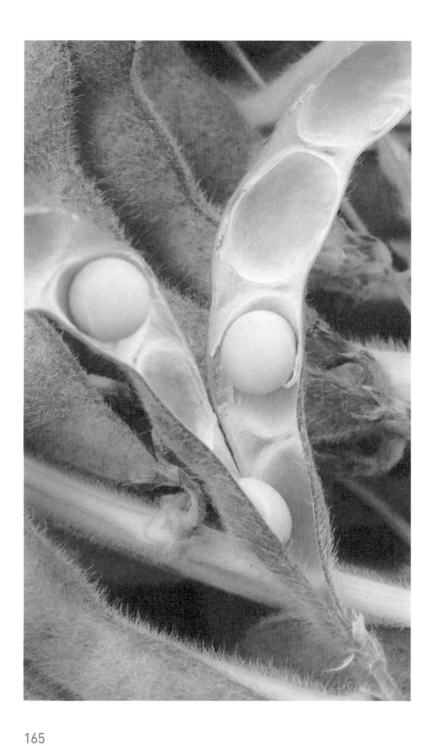

료 외에 첨가물을 기피한다. 셋째가 '유기농', '친환경'이란 말에 속지 말고 원재료명을 살핀다. 넷째가 원료는 되도록 국산, 소금은 정제염보단 천일염을 선택한다. 다섯째가 혼합간장, 산분해 간장은 무조건 피한다." 라고 한다.

가짜가 판치는 세상임을 알 수 있다. 더욱 심각한 점은 우리나라가 콩 농사를 적게 짓고 미국의 유전자변형(GMO) 콩 수입이 느는 것이다. 한국 바이오 안전성 정보 센터의 '식품용 GMO 수입 승인 현황'에 따르면 지난해 GMO 콩 102만 9,000t을 수입했다. 이렇게 수입된 유전자변형 식용 콩은 99% 이상이 콩기름 제조에, 콩기름을 만들고 남은 콩깻묵은 간장 등 장류 가공용으로, 콩깻묵에서 단백질과 탄수화물 성분만을 추출해 만든 분리 대두 단백은 다양한 식품에 이용되고 있다.

요약하면 시중에 판매하는 간장은 기름을 짜고 남은 콩 찌꺼기인 '탈지대두'를 이용해 간장 맛의 근원인 아미노산을 인위적으로 만들어 낸 것이다. 콩이 유전자 변형 콩인지 아닌지는 알 수 없다. 그러나 유추해 알 수 있다. 국산 콩으로 기름을 짜 보니 시중 콩기름 가격의 10배 이상 비용이 들었다. 그리고 탈지대두에 화학조미료인 글루타민산나트륨(MSG)으로 맛을 내고 감미료로 단맛을 보탠 것이 시중에서 판매하는 간장이다. 고추장과 된장 또한 다르지 않다. 슬픈 현실이다.

음식 부재료의 근간이며 약이 되는 식초도 마찬가지다. 석유나 석회석을 원료로 한 빙초산을 먹는 나라가 우리나라이며, 주정을 이용한 속성 양조식초가 공산품처럼 공장에서 찍혀 나오는 나라가 우리나라이다. 음식 부재료의 근간이 흔들린 지 오래됐다. 이런 심각성을 경시해서는 안 된다.

일반적으로 양조간장, 진간장, 왜간장, 간장을 통일된 표기법으로 '간장'이라 한다. 청장, 집간장, 조선간장을 통일된 표기법으로 '국간장'이라 한다. 통일된 표기법에는 간장과 국간장 둘 뿐이다. 산분해간장, 진간장 등이 없다. 기업체에서 만든 간장은 '간장'이고 시골 어머니가 만든 간장을 '국간장'으로 표기하라는 것이다. 누가, 왜, 누구를 위한 통일된 표기법인가? 묻고 싶다.

옛날 시어머니는 음식을 할 때 정제염이 아닌 자염이나 천일염으로, 산분해간장이 아닌 조선간장만으로 간을 봤다. 지금은 그 간장을 국간장이라고 표기해야 한다. 국에 간할 때만 쓰지 않는데 말이다. 건강에 좋은 고유의 간장을 '국간장'으로 하고 불량 간장을 고유의 간장처럼 이미지를 사칭해 '간장'이라 하는 꼴이다.

시중(市中)에 파는 대다수 간장은 메주로 간장을 만들지 않는다. 우리 선조들은 장 담글 때 부정 타지 않게 신중히 택일을 했으며 장독에 금줄을 치고 집 안팎과 몸가짐을 깨끗이 했다. 여인들은 장 담그기 사흘 전부터 외출을 삼갔다. 동티나지 않게 하기 위함이다. 장 담그는 전통은 지성을 넘어서 온 몸과 마음을 다 바쳐 드리는 정성이었다.

여름에는 비 갓 갠 우물물을 쓰지 않았고, 좋은 물을 길어 큰 시루를 독에 앉히고, 간수가 모두 빠진 좋은 소금 1말을 시루에 붓고 물이 큰 동이로 가득히 되도록 하여 만들었다. 장 담글 독은 볕이 좋고 그윽한 데 놓았으며 여름날 땅에 괸 빗물에 무너질 염려가 있으니 터를 가려 놓았다. 또한 독이 기울면 물이 빈 편으로 흰 곰팡이가 생기니 반듯하게 놓았다. 장 담그기 좋은 날은 음력 정월 말일인 오일(午日)과 그믐, 손 없는 날, 병인일, 정묘일, 제길신일, 우수일, 입동일 등이다.

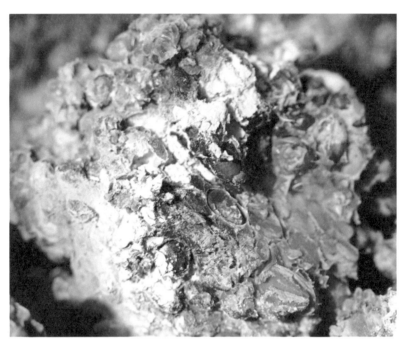

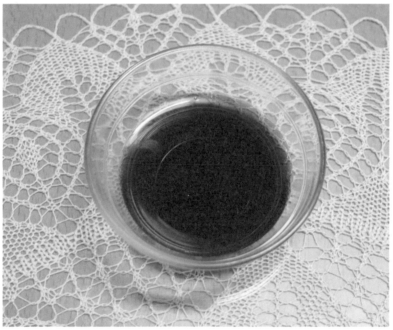

선조들은 대개 이른 봄에 장을 담그는데, 길일을 택하고 고사까지 지냈다. 조선 선조 임금 때 정유재란이 일어나 피란처로는 평안도 영변이 적당하다는 데 신하들의 의견이 모아졌다. 그러자 남이공(南以恭)이란 신하가 이렇게 말했다. "그곳은 장이 시원치 못하다 하니 합장사(合醬使)를 미리 보내야 할 것 같습니다. 합장사(合醬使)로는 평안도 병마절도사를 지낸 신잡(申磼)을 보내는 게 어떠할지요." 그러자 한유천(韓柳川)이란 신하가 반대의 목소리를 높였다. "당치 않습니다. 신잡(申磼)은 안 됩니다. '신(申)'이라는 성(姓)은 장(醬) 담그기를 꺼리는 날인 신일(辛日)과 음(音)이 같으니, 신불합장(辛不合醬)이라 좋지 않습니다."

'합장사(合醬使)'란 조선 시대에 임금이 피란)을 가게 되면, 피란처에 먼저 가서 장 담그는 일을 맡아 책임지는 관리를 말한다. '신불합장(辛不合醬)'이란 신일(辛日), 즉 '신(辛)'자가 들어간 날에 장을 담그면 시어진다고 하여 장 담그기를 꺼렸다는 말이다. 다시 말해 신잡(申磼)의 성(姓)인 '신(申)'과 신일(辛日)에 들어가는 '신(辛)'의 발음이 같으므로, 신잡(申磼)을 합장사(合醬使)로 임명해서는 안 된다는 말이다.

조선시대 허균(許筠)이 지은 야사집 〈성옹지소록(惺翁識小錄)〉에 나온다. 여기서 알 수 있듯이 우리 조상은 장 담그는 일을 매우 중요하게 여겼다. 빙허각 이씨의 〈부인필지(婦人必知)〉에 '장은 백 가지 맛에 으뜸이니 장이 그르면 비록 어육 미찬이라도 잘 고르지 못하니 어찌 중요하지 아니 하리오'라는 말이 나온다.

또한 '병인, 정묘일, 길신일, 우수일, 입동일, 삼복일에 합장하면 충이 아니 나고, 해 뜨기 전에 장 담그면 파리가 없고, 그믐날 얼굴을 북으로 두고 담그면 벌레가 없고, 유혼일에 장 담그면 가시가 나고, 육신일에 장 담그면 맛이 사나우리라. 벌레가 나거든 초오(草烏)와 백부근(百部根) 4 조각을 위에 얹으면 벌레가 다 죽고, 청명 날 버드나무를 꺾어 꽂으면 좋으나 맛이 쓴 나무니 많이 넣지 않는다.'고 했다. 옛 사람들의 훌륭한 장(醬) 제법이다.

공부가 부족하면 온전히 이해하기 힘들다. 옛 문헌에 장의 성질은 서늘하고, 맛은 짜면서 시며, 독이 없다고 했다. 그리고 열(熱)을 없애고 답답하고 그득한 것을 멎게 해준다고 쓰여 있다. 또한 장(醬)은 거느릴 '장(將)' 자의 뜻을 딴 것이고, 간장은 오미(五味)를 거느리고 조화시켜 오장(五臟)을 편안하게 해주기에 성인이라도 먹지 않을 수 없었다고 쓰여 있다.

장은 콩으로 만들고, 오랫동안 묵은 것이 좋다고 했다. 경남 통도사 가람 배치도를 보면 서기 646년 그대로라 한다. 따라서 통도사의 장은 1400년이나 되었을 것으로 추측한다. 요즘도 통도사에서는 많은 장을 담그고 있으며 필자가 지인으로부터 얻어먹어 보니 부드럽고 편한 느낌이며 맛있었다.

전라북도 완주에 가면 '대한민국 식품명인 제50호' 윤왕순씨를 만날 수 있다. 파평 윤씨 가문의 300년 전통 간장 '천리장(千里醬)'를 만드는 분이다. 천리장(千里醬)은 감청장(甘淸醬)에 삶아 말린 쇠고기 우둔살 가루를 넣고 죽처럼 졸인 우리 전통 장이다. 예부터 천리장법은 약한 불로 걸쭉하게 달이는 장이었다. 불이 세면 장이 타서 맛이 없기 때문이다. 천리길을 가는 동안에 간장이 상하지 않는다고 해 붙은 이름이다.

제주도에서는 토종 대두인 푸른콩으로 된장, 간장을 만든다. 제주도에서 푸른콩을 '장콩' 이라 부르고, 장 담그기 가장 적당한 콩으로 본다. 삶으면 다른 콩보다 단맛이 강하고 차지다. 최근에 전국 곳곳에서 많은 사람들이 좋은 소금, 좋은 콩으로 좋은 장을 만들려고 노력하고 실행에 옮기고 있다. 고무적이다.

좋은 간장을 외국에 많이 수출해야 한다. 우리의 전통 장류는 내수뿐만 아니라 수출을 통해 세계인의 건강과 한국 경제의 주력산업으로 성장해야 한다. 일본의 기코만 간장은 세계 100여 개국에서 팔린다. 2012년 한국의 간장 수출량은 1만 1124t으로 일본(21만 7337t)의 약 5%에 불과하다. 콩의 원산지가 만주·한반도이고 고구려·발해의 명산물이 시(豉), 즉 메주였다. 후손인 우리는 분발해야 한다. 현재 미생물 다중발효를 통해 비교적 손쉽게 된장을 만드는 제법을 개발한 최재홍 박사 같은 분들이 계시니 조금이나마 다행이다.

옛 책 〈제민요술(齊民要術)〉에 콩을 삶아 익혀서 어두운 방에 놓아두면 곰팡이가 번식하여 황의(黃衣)가 덮인다고 했다. 메주 제조법의 일부 표현이다. 현재 시중에 파는 대다수의 된장은 곰팡이가 생기지 않는다. 3주도 안 돼서 완성된 된장이다. 곰팡이가 피지 않게 하기 위해 무엇을 넣었는지 살펴 볼 일이다.

자세히 살펴보면 경악(驚愕)할 것이다. 어머니는 장을 만드시는 데 최소 6개월 걸리신다. 장맛과 가족의 건강을 위해 다시마·옻나무·산초나무 등을 넣기도 한다. 그리고 맑은 날이면 장독대의 항아리 뚜껑을 열어 놓으신다. 혹 간장에 곰팡이가 생기면 무명 헝겊으로 만드신 주머니에 겨자씨(芥子)를 넣어 간장독에 띄어 두신다.

간장독에는 참숯과 붉은 고추도 띄어져 있으며 장독 배에는 창호지로 버선본을 떠 버선코가 위로 가게 붙어있다. 씨간장을 소중히 여기시며 장독대를 정갈히 다루는 것을 며느리는 알까 모르겠다. 어머니는 한해가 몰라보게 노쇠해지셨다. 그러나 자식들을 위해 올해도 묵묵히 메주를 띄워 된장, 간장을 만드신다. 서울에서 오는 아들, 딸에게 주시려고. 며느리는 식료품점에서 사 먹으면 되니 힘들게 간장을 만들지 마시라고 한다.

어머니는 아무 말씀이 없으시다.

어머니가 오래오래 사셨으면 좋겠다.

묵어서 깊은 오래된 간장 그 냄새가 그리워지는 나이가 됐다.

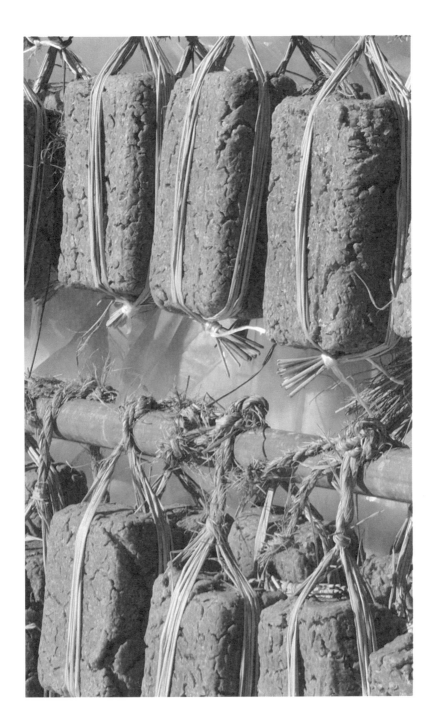

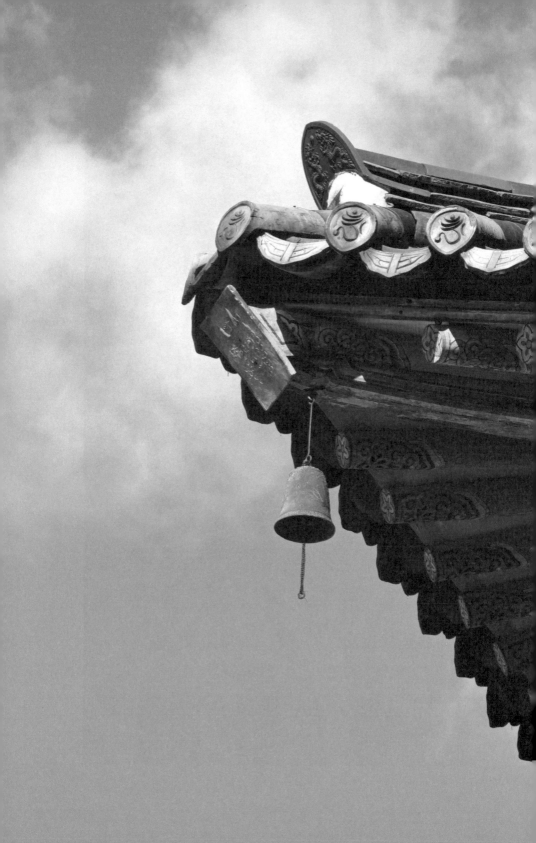

3. 충이(充耳)란?

내 친구 중에는 맹인과 벙어리가 있다. 하루는 셋이 차 마실 기회가 있었다. 맹인인 친구는 말 못하는 친구보고 참 불쌍하다고 했다. 다 보면서 말을 못하니 딱하다고 한다. 벙어리 친구는 맹인 친구보고 말을 하는데 보지를 못하니 안됐다며 안타까워한다. 내가 보기에는 둘 다 오십 보, 백 보인데 측은하기만 하다.

두 친구는 나름대로 건강하게 산다. 나는 보고 말을 할 수 있다. 하지만 나는 걱정거리가 있다. 가끔 귀에서 소리가 나고 먹먹한 느낌을 갖고 생활하기 때문이다. 이명(耳鳴) 증상이 심해지고 이롱(耳聾) 증상으로 바뀌어서 나중에 귀머거리가 되면 어쩌지 하는 불안감이 엄습해 온다. 지금은 내가 셋 중에 제일 낫다고 안위하지만 장담은 못한다.

맹인, 벙어리, 귀머거리 셋 중 누가 제일 불행한가? 경중을 따질 수 없다. 보고, 듣고, 말하는 자체가 소중하고 감사한 것이다. 요즘 지하철을 타보면 한결같이 귀에 이어폰을 꽂고 음악 감상, 영화 감상, 오락 등을 한다. 또, 공원이나 길을 걷거나 운동하면서도 이어폰을 꽂고 귀를 혹사시킨다. 평화롭게 자연의 소리를 들어야 하는데 귀 가까이에 소리를 증폭하여 듣는 사람이 많아지고 있다. 주로 젊은이들이다. 나중에 나이 들었을 때 예상보다 청력감퇴가 빨리 와서 불편한 생활을 할 것이 예견된다.

건강해지려면 우리는 자연이 들려주는 소리에 귀 기울여야 한다. 풀벌레 소리, 새가 지저귀는 소리, 바람소리, 파도소리, 가을밤 귀뚜라미 소리, 개구리 울음소리, 산짐승 울음소리, 낙엽 바스락거리는 소리, 개울물 흐르는 소리 등을 들어야 건강해지고 영감이 깨어있게 된다. 자연스럽게 들려오고 편안히 들을 수 있는 소리는 인체의 기혈순행(氣血順行)을 원활히 해준다. 소음에 비해 부담이 거의 없다. 정서적으로도 안정이 된다.

동물, 식물은 소리에 민감하게 반응한다. 개는 밤중에 멀리서 걸어오는 주인의 발자국 소리를 안다. 집에서 기르는 소, 염소, 닭도 마찬가지다. 식물도 그러하다. 식물에 음악을 틀어주면 잘 자라는 것을 볼 수 있다.

식물은 소리의 음파가 식물 세포벽에 자극을 주어 세포질이 떨리면 식물 속에 흐르는 전압이 변해서 소리를 느낀다. 또한 식물은 자연의 바람 소리와 음악의 자극을 구분해서 반응을 한다. 식물에 음악을 들려주면 잎 뒷면의 숨구멍을 더 많이 열어 많은 공기와 주위에 있는 양분을 평소보다 잘 빨아들여 더 잘 자란다. 그리고 해충에게 해로운 물질을 더 많이 만들어 해충의 공격을 덜 받는다. 이때 들려주는 음악은 그 식물이 좋아하는 음악이어야 한다.

1960년대 미국의 도로시라는 여인은 호박에 하이든이나 베토벤의 음악을 들려주면 소리 나는 곳으로 덩굴을 뻗고, 록 음악을 들려주면 멀리 달아난다고 했다. 일반적으로 농작물은 헤비메탈이나 록처럼 시끄러운 음악보다 바이올린협주곡이나 교향곡과 같은 조용한 클래식 음악을 들려주면 잘 자란다. 시끄러운 음악은 싫다고 하는 것이다.

한 초등학교 교사는 젊은이들이 좋아하는 헤비메탈을 콩나물에 들려준 결과, 머리 부분이 95% 이상 깨졌다고 보고했다. 참고로 태양전지는 정반대다. 박막 태양전지에 록이나 팝음악을 틀어주면 발전 효율이 40%까지 높아진다. 도로변이나 사무실의 프린터기에서 나는 정도의 소음인 75데시벨의 음파를 주자 박막 태양전지의 발전 효율이 40% 증가했다.

2,000Hz 정도의 단순한 음악을 식물에게 들려주면 병에 덜 걸리며 생육(生育)이 좋아진다. 또한 해충의 수명과 새끼 수가 줄어든다. 식물은 귀가 없다. 하지만 소리를 듣는 것 같다. 소리에 분명히 반응한다.

인체의 귀는 상상외로 정교하게 만들어져 있다. 소리가 귓바퀴에 부딪혀 외이도(外耳道)와 내이도(內耳道)를 거쳐 뇌에서 인식하는 시스템은 놀랍다. 달팽이관 내부의 액체가 흔들리면 유모세포들이 따라서 흔들리며 소리를 전기신호로 바꿔준다. 전기신호가 청각신경을 통해 뇌로 전달되면 소리를 듣게 되는 것이다. 그런데 달팽이관이나 세반고리관에 문제가 생기면 우리는 어지러움증(眩暈)을 호소한다.

현대 서양의학은 심한 어지러움증의 원인을 귀의 병 중의 하나인 이석(耳石)의 탈락으로 본다. 이석(耳石)이 언제 떨어지며, 왜 떨어지는지 정확히 알지 못한다. 또한 귀에서 '매미 울음소리', '윙윙', '쐬에', '바람소리' 등이 들리는 이명(耳鳴)에 대해서도 정확히 알지 못한다. 귀에 현대 과학기기를 총동원해 들여다봐도 잘 모른다.

동양철학이 근간인 한의학에서는 귀를 오장육부의 신장에 배속하고 신장의 기능을 체크한다. 즉, 귀의 질병을 먼저 신장 기능의 성쇠로 파악한다. 그리고 담음(痰飮), 심(心), 소장(小腸), 담(膽) 등의 장부의 기능 편중에서 귀의 질병이 발생한다고 본다. 귀 자체보다는 오장육부의 균형 있는 조화를 더 중요시하며 치료하지만 쉽게 고치지 못한다. 인체를 우주에 비유하고 있다. 인체를 안다는 것은 요원하다. 서양철학, 동양철학, 과학을 다 동원해도 귀에 대해 아는 바가 미미하다. 그래서 이명은 난치병으로 분류된다.

〈동의보감(東醫寶鑑)〉에 "귀는 신장의 구멍이라 했고 신(腎)이 조화로우면 귀가 오음(五音)을 들을 수 있다고 했다. 그런데 욕심을 절제하지 않거나 일을 지나치게 많이 하거나, 나이가 중년을 넘어섰거나 큰 병을 앓은 뒤에는 신수(腎水)가 마르고 음화(陰火)가 타오른다고 했다."

　물 부족으로 화(火)를 적당히 잡지 못해 음허화동(陰虛火動)이 된다는 말이다. 그러면 귀가 가렵고 소리가 난다. 즉 이명이 온다. 이명은 신장(腎臟)의 기운부족이다. 이때는 신장(腎臟)을 보(補)하는 처방을 받고 꾸준한 한약 복용이 요구된다. 음식으로는 해삼(海蔘)요리를 추천하고 싶다.

　〈동의보감(東醫寶鑑)〉에 이런 말도 나온다. "좌측 귀가 먹은 것이 부인에게 많은 이유는 분노가 많기 때문이다. 우측 귀가 먹은 것이 남자에게 많은 이유는 색욕이 많기 때문이다. 좌우측 귀가 먹은 것은 기름지고 단 음식을 많이 먹은 탓이다." 옛날이나 지금이나 병의 원인은 비슷하다. 과도한 스트레스를 받는 것, 과도한 색욕, 기름진 음식을 과식하는 것은 큰 질병을 야기한다. 이 중 기름진 음식의 상시 과식은 담음(痰飮)을 많이 생기게 하여 남의 이야기를 들으려 하지 않게 된다. 그러면 청력저하, 평형감각유지 능력 저하, 남들과의 소통능력 저하가 생기며 후에 귀머거리가 된다. 나이 들수록 젊어서 당연하게 여겼던 것들에 감사하면서 살게 된다.

　안대회 교수 팀이 펴낸 심노숭(1762-1837)의 〈자저실기(自著實紀)〉에 노인의 다섯 가지 형벌(五刑)에 관한 설명이 있다. "사람이 늙으면 어쩔 수 없이 다섯 가지 형벌을 받게 된다. 보이는 것이 뚜렷하지 않으니 목형(目刑)이요, 단단한 것을 씹을 힘이 없으니 치형(齒刑)이며, 다리에 걸어갈 힘이 없으니 각형(脚刑)이요, 들어도 정확하지 않으니 이형(耳刑)

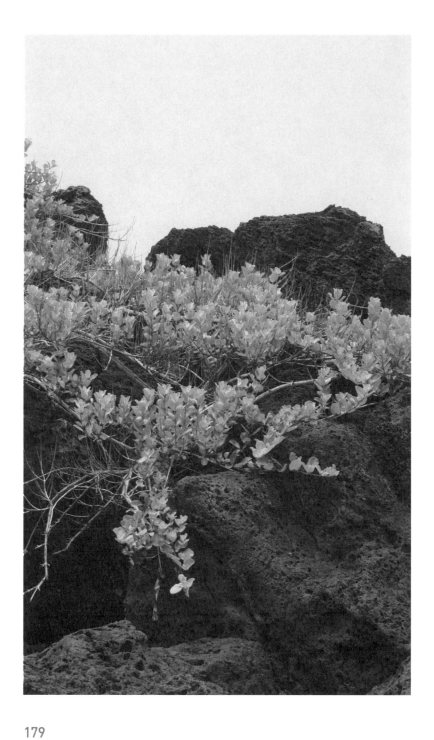

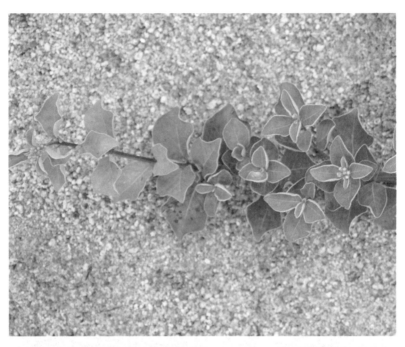

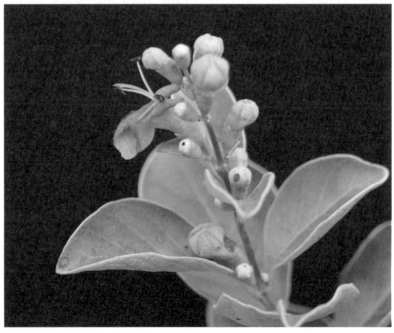

180

이요, 그리고 또 궁형(宮刑)이다." 노화(老化)가 진행될수록 보고, 씹고, 걷고, 듣는 것이 어렵다는 것이다.

　한의학을 공부해 보면 오형(五刑)은 오장육부(五臟六腑) 중 간장(肝臟)과 신장(腎臟)의 기능과 관계 깊다는 것을 알게 될 것이다. 노화는 막을 수 없다. 늘 신수(腎水)를 보하면 조금 늦출 수 있다. 결과는 귀의 병이 늦게 찾아오거나 오지 않게 될 것이다.

　남쪽지방 해안가 사구(砂丘)에 줄기와 잎이 옆으로 뻗어 자라다가 고개를 들듯이 20~30cm 곧추 자라 보라색의 예쁜 꽃을 피우는 '순비기나무'를 볼 수 있다. 서해안·남해안 해안가에서 흔히 볼 수 있으며, 특히 제주도 성산포일대에 군락을 이루고 있다. 나무의 열매를 본초학에서는 만형자(蔓荊子)라고 한다. 이 약재는 과거 식량사정이 어려울 때 찌고 말려 갈아 한 숟가락씩 물에 타먹으면서 벽곡(辟穀)한 약재이다. 만형자(蔓荊子)의 성미(性味)는 신(辛), 미한(微寒)하다. 주치증(主治症)은 머리 부위에 풍열(風熱)로 오는 두통(頭痛), 치통(齒痛), 이통(耳痛), 목통(目痛)이고 소산풍열(疏散風熱)의 효능으로 머리, 눈, 치아, 귀의 풍사(風邪)를 몰아내 머리부위를 청아(淸雅)하게 한다.

　또한 만형자(蔓荊子)는 거담(祛痰)시키는 약재를 배합하여 귀에 질병이 생겼을 때 한의사가 즐겨 처방하는 약재이다. 특히 귀에서 진물이 흐르는 병인 정이(聤耳)에 만형자산(蔓荊子散)이라는 처방이 유명하다. 순비기나무는 바다 바람소리, 파도소리를 묵묵히 듣고 자라는 식물이다. 바다 바람소리, 파도소리가 없는 곳에 심으면 잘 자라지 않는다. 해안가 식물이다.

제주 해녀들이 잠수(潛水)하고 물 위로 올라오면서 내는 숨소리를 '숨비 소리', 혹은 '숨비기 소리'라고 한다. 오랜 물질로 생긴 만성 두통, 이통(耳痛) 치료에 순비기나무 열매가 도움을 준다. 순비기나무 이름의 유래는 '숨비기 소리'와 관계 깊다. 작금(昨今)의 현대인이 소리를 잘 듣지 못하면 이 순비기나무의 열매(蔓荊子)가 듣게끔 귀를 열어준다.

마이클 로이젠의 〈내 몸 사용 설명서〉에 "귀에는 큰소리보다 더 해로운 것이 없다. 85데시벨을 넘는다면 어떤 소리든 영구적인 청력 손실로 이어질 수 있다. 참고로 속삭이는 소리는 20데시벨이다. 록 콘서트의 경우 110데시벨로, 45분 동안 지속적으로 노출될 경우 영구 청력상실까지 초래할 수 있다."고 했다.

소음의 정도와 인체에 끼치는 영향에 관한 환경부 자료를 보면 80데시벨부터 청력장애가 시작된다. 80데시벨은 철로변이나 지하철 소음의 정도다. 90데시벨에서는 난청 증상이 시작되고, 소변량(小便量)이 늘어나는 단계로 소음이 심한 공장 내부가 해당된다. 100데시벨의 정도는 착암기(鑿岩機)나 경적소리로 인체에 미치는 영향은 단기간 노출 시 일시적 난청까지 올 수 있다.

아파트에 사는 이웃끼리 다투는 원인 중 하나인 층간소음은 낮에 1분 동안 소음 측정기로 잰 소리가, 몸무게 28kg인 어린이가 뛰어다닐 때 아래층에 전달되는 소음 43데시벨 이상이면 층간소음이라 정했다. 층간소음으로 벌어진 큰 사건은 1974년 일본 가나가와현에서 중년 남자가 아파트 아랫집 피아노 소리가 시끄럽다고 일가족 세 명을 살해한 사건이다. 우리나라에서도 층간소음에 부대끼다 이웃을 죽이는 사건이 발생했다.

환경부와 국토교통부는 2014년 '공동주택 층간소음의 범위와 기준에 관한 규칙'을 제정했고, '층간소음 사후 인증제'를 도입하였지만 이웃 간의 소통이 우선시되어야 분쟁 중재와 화해가 원활해질 것이다. 한 아파트 건설사 관계자는 '코로나로 실내 생활시간이 길어지면서 층간소음 감소에 대한 기대치가 높아져 층간소음을 줄이는 연구소를 설립하고 층간소음 줄이는 기술개발에 진력하고 있다'고 했다.

　도시인의 70%이상이 아파트를 비롯한 공동 주택에 산다. 조심하며 살아야 한다. 40데시벨에서는 수면에 영향이 있고 50데시벨에서는 호흡·맥박수가 빨라지며, 계산력이 저하된다. 과학 문명의 발달에 따른 자동차 소리, 공사장 소음, 전자제품의 소리, 항공기 소리 등의 소음으로 우리 귀는 몸살을 앓고 있다. 도로 주변의 소음은 80데시벨, 오토바이 소음은 120~140데시벨, 항공기 이륙 시 나는 소음은 140데시벨이다.

　서울 이태원이나 홍대 앞 클럽 음악 소리는 110데시벨 가량이다. 비상벨이 울릴 때 90데시벨 정도이니 비상벨이 울려도 듣기 어려울 만큼 음악 소리가 큰 셈이다. 비상시 빨리 대피하기가 요원하다. 서울 한복판인 시청 앞 서울광장에서는 거의 매일 집회나 콘서트가 열린다. 이때의 소음 수준은 90~100데시벨이다. 인근 사무실과 호텔 등은 몸살을 앓고 있다. 일본에서는 스피커에서 10m 이상 떨어진 지점에서 순간 소음이 85데시벨을 넘을 경우, 6개월 이하 징역형이나 20만 엔 이하 벌금형을 받을 수 있다.

　한국은 행사장 소음에 너무 관대한 것 같다. 시민들의 고충은 몹시 심한데 말이다. 최근 실시한 국민 참여 토론에서 집회·시위 시 발생하는 소음 단속 기준 강화 등에 찬성하는 의견은 12만 9416건으로 반대(5만

3288건)보다 높은 것으로 나타났다. 또 한 예로 어느 아파트에 새로 이사 온 아주머니가 떡을 돌리려고 옆집 초인종을 눌렀다. 집안에 있던 젊은 새댁은 아기 재운 지 얼마 안 되는데 초인종 눌렀다고 떡을 들고 있는 아주머니를 무안하게 했다. 소음에 민감해져 민족 고유의 좋은 풍습마저 사라져가는 느낌이다. 아파트 생활에서 아이들 뛰는 '쿵쿵쿵' 소리, 심야에 세탁기나 전기청소기 돌리는 '윙윙윙' 소리, 한밤중에 피아노 치는 '쿵쿵쿵' 소리, 가구 끄는 '끼이익' 소리 등의 소리가 발생하지 않게 조심해야 한다. 이 소리들은 35~50데시벨로 신경을 날카롭게 한다.

요즈음에는 급성 저주파성 난청인 귀 먹먹한 증상을 가지고 있는 사람이 많다. 달팽이관 이상으로 낮은 주파수대의 소리를 잘 인지하지 못해 귀가 먹먹해지는 질환으로 30~40대 여성에게 많이 생기는 증상이다. 원인이 명확하지 않고, 달팽이관 안쪽을 순환하는 림프액의 압력이 높아져 발생하는 것으로 추정할 뿐이다. 이 질환도 과학문명의 발달에 따른 소음의 영향이 클 것으로 생각된다. 85데시벨 이상의 소리를 장시간 들으면 소음성 난청이 생길 수 있다.

무서운 점은 한번 손상된 달팽이관 내부의 유모세포는 회복되지 않아서 나이가 들수록 고주파음을 잘 듣지 못하게 된다. 조류인 새는 다르다. 새들이 모여 있는 곳은 매우 시끄럽다. 특히 봄철에 더하다. 큰 소리를 내는 새 중 메추라기뜸부기가 있는데 약 100데시벨까지 소리를 낸다. 새는 큰 소리로 인한 손상을 견디는 능력이 뛰어나다. 새의 달팽이관 안에 들어 있는 털세포가 주기적으로 교체되기 때문이다.

포유류인 인간은 재생되지 않는다. 한번 손상되면 그만이다. 65세 이상 3명 중 1명, 75세 이상 2명 중 1명이 보청기를 낄 정도로 난청을 겪는다는 통계가 있다. 우리나라 사람의 약 6%가 난청이다. 잘 듣기 위해서는 필요한 소리와 그렇지 않은 소리를 구별하는 능력도 함께 필요하다.

나이가 들수록 뇌기능은 저하된다. 즉, 노인성 난청이 되는 것이다. 뇌의 지력이 필요하다. 맹인, 벙어리는 선천성이 비교적 많다. 귀머거리는 후천적으로 오는 경우가 많다. 소음과 이어폰은 청력저하를 불러온다. 귀를 혹사시키지 말아야 한다. 이제부터라도 아끼고 소중히 해야겠다.

특히 임신부는 태어날 아기를 위해서 듣는 것을 조심해야 한다. 사주당 이씨의 〈태교신기(胎教新記)〉에 이런 말이 나온다. "사람의 마음은 소리를 들으면 동(動)하므로 임신부는 요란한 음악과 노래, 시장의 시끄러운 소리, 여자들의 욕지거리 및 술주정뱅이의 욕설과 우는 소리를 듣지 않도록 해야 한다. 계집종들이 먼 곳의 이치에 맞지도 않는 말을 듣고 전하지 못하도록 하고, 오직 마땅한 사람을 있게 하여 시를 낭송하거나 경서를 설명하게 하며, 그렇지 않으면 거문고나 비파를 타게 하여 임신부가 들도록 해야 한다."

어머니 뱃속에 있을 때뿐만 아니라 태어나서 사회 생활할 때도 때론 귀를 닫고 살아야 할 경우가 있다. 〈명심보감(明心寶鑑)〉 계선편(繼善篇)에 선한 일을 보거든 목마른 듯하고, 악한 일을 듣거든 귀먹은 체하라(見善如渴 聞惡如聾)라는 구절이 있다. 태어나기 전부터 태어나서 죽을 때까지 조심해야 한다.

장례 시 염습(殮襲)할 때 솜으로 시신의 귀를 막는다. 인체의 체액이 흐르는 것을 막기 위함이지만 이제 귀로 세상의 소리를 들을 필요가 없다는 것도 암시한다. 옛날에 어떤 선비는 시장터에 가서는 귀를 막고 지나

갔다고 한다. 시정잡배의 험한 말을 듣지 않기 위해서다. 인격수양의 일환이다. 이를 충이(充耳)라 한다.

자연의 소리가 아니면 듣지 말아야 건강하다. 견물생심(見物生心), 문성생혹(聞聲生惑)이란 말이 있다. 좋은 물건을 보면 갖고 싶은 욕심이 생기고, 남의 말 혹은 요란한 음악소리를 들으면 현혹되기 쉽다는 말로 눈으로 보는 것과 귀로 듣는 것을 경계하라는 말이다. 모든 병은 음양의 조화로웠던 균형이 무너질 때 온다. 듣는 소리도 균형 잡힌 소리를 들어야 한다. 음(音)들 간의 조화가 깨질 때 시끄러운 소리가 난다. 시끄러운 소리를 자주 듣는 것은 건강에 매우 안 좋다.

우리의 귀는 기상 시 자명종 소리부터 자동차 소음, TV 소리, 핸드폰 소리, 공사장 소리 등으로 취침할 때까지 너무 많이 치친다. 지속되면 오장육부의 기능저하로 이어진다. 특히 신장기능 저하가 염려된다.

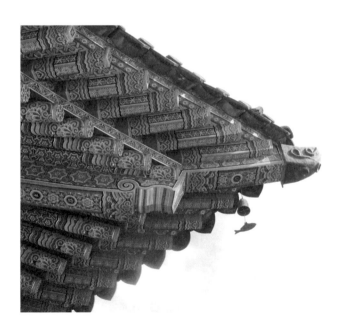

충북 청주시 운천동에 '오래된 음악'이란 상호를 가진 카페가 있다. LP 판이 2만여 장이 있는 음악 카페다. 사장인 심재중 선생님은 소리에 남다른 철학을 가지고 있는 분이다. 처음 보는 사람의 목소리만 들어도 사람의 성격을 거의 알아맞힌다. 친구들이 점쟁이 같다고 한다. 한의사들도 환자의 목소리를 듣고 환자의 병태를 일부 알 수 있어 진단할 때와 치료 과정에서 말을 자주 시키고 듣는다.

한의학에서의 진단법은 크게 망(望), 문(聞), 문(問), 절(切)이다. 그 중 들어서 병태를 살피는 문진(聞診)이 있다. 목소리 내는 것을 크게 보면 폐와 신장의 기능과 연관성이 많다. 폐와 신장의 기능저하로 목소리가 잘 안 나오는 경우와 아데노이드가 자주 붓는 경우를 흔히 볼 수 있기 때문이다.

일례로 신장기능이 저하된 환자는 성대에 큰 이상이 없어도 쉰 목소리

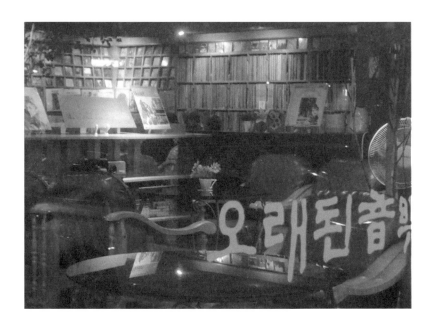

를 내고, 성악가가 신장기능이 떨어지면 고음이나 오래 노래를 부를 수 없게 된다. 한의학에서는 신장의 창을 귀로 생각해 왔고 목소리 내는 힘은 폐뿐만 아니라 신장기능이 영향을 미친다고 생각하고 있다. 말 많이 하는 직업, 하루 종일 귀에 리시버를 꽂고 일하는 직업, 고음의 기계소리 속에서 일하는 직업, 사격을 많이 하거나 포격훈련을 많이 하는 직업군인 등은 평소 신장을 보할 필요가 있다.

그렇지 않으면 지구력 있게 어떤 일을 꾸준히 하기 힘들고, 보청기를 같은 나이의 친구보다 일찍 착용하게 될 것이다. 나이가 들면 목소리가 우렁차게 나오지 않고 청력저하 현상이 나타난다. 한의학에서는 신장기능 저하에서 찾는다. 신기(腎氣)가 왕성하면 청력이 밝고 또렷하고, 신기(腎氣)가 허하면 청력이 탁하고 희미하다.

〈영추·구문편(靈樞·口門篇)〉에 귀는 종맥(宗脈)이 모이는 곳이라 했다. 귀와 전신경락의 관계를 말해 주는 것이다. 서양의학에서 말하는 신장기능과는 개념이 다르다. 청력이 떨어지면 좌절, 우울증, 불안 등이 나타나며 두뇌 크기가 줄고 치매 위험이 커진다는 연구 결과도 있다. 인지기능 쇠퇴가 따라온다는 말이다. 그러면 주위 세계와 소통에 있어 여러 문제가 야기된다. 이제 건강한 청력과 남들과의 원활한 소통을 위해 충이해야 할 시대가 도래한 것 같다.

〈장자, 치유지향〉이라는 책에 장자(莊子)는 "'산하대지(山河大地)가 숨을 내쉬는 것을 일러 바람이라 한다. 바람이 일지 않으면 그만이다. 그러나 한번 일기만 하면 지상의 모든 구멍이 모두 성낸 듯 울부짖는다.' 라고 하였다. 바람이 불면 나무 소리, 물 흐르는 소리, 사막의 모래 소리, 계곡의 공명 등 모두 다른 소리를 낸다. 이를 일러 '지뢰(地籟)'라 한다.

즉, 땅이 울리는 갖가지 소리는 대지의 교향악이다. 소리는 각각 다르다. 서로의 생김새, 크기, 서로의 있는 곳이 다르기 때문이다.

사람도 마찬가지다. 사람의 소리를 '인뢰(人籟)'라 한다. 피리의 길이, 굵기에 따라 서로 다른 소리가 나듯, 사람의 소리도 각각 다르다. 그 소리는 독특한 개성이 있고 소리는 순수하고 아름답다. '천뢰(天籟)'도 있다. 천뢰(天籟)는 원래부터 없는 소리다. 소리 없는 소리다. 바람에는 소리가 없다. 바람은 소리를 내게 하는 자(者)다. 산하대지를 통하여, 모든 구멍을 통하여, 인간을 통하여 소리를 낸다. 이것이 바로 천뢰(天籟)다. 천뢰(天籟)는 소리 없는 소리로서 이 곡조는 하늘에 응한다. 이 세상에서는 듣기 어려운 소리다.

유가, 도가, 불교, 이슬람, 기독교, 천주교, 천도교 모두가 서로 다른 목소리를 낸다. '예', '경', '인', '자애로움', '자비', '구휼', '사랑', '의'등으로 다른 목소리다. 근저에 동일한 무엇인가가 있다. 바로 하늘이다." 그 하늘은 대덕(大德), 대혜(大慧), 대력(大力)한 빛을 지니고 있다. 우리는 모습이 없는 하늘 그 하늘의 소리를 듣고자 노력해야 한다. 그러기 위해서는 오장육부가 튼튼해야 하고 오관(五官)이 깨어 있어야 한다. 그래야 좀 더 밝은 의식을 지니며 살 수 있기 때문이다.

요즈음 상당수 젊은이들이 귀에 리시버를 꽂고 MP3, 모바일, 탭에 열중하고 있다. 지금은 MP3나 CD보다 소리간격이 더 촘촘한 '초고음질 오디오' 세상이다. 초고해상노의 소리를 자주 듣는 시대다. 원음에 가까운 소리로 오케스트라가 귀에 대고 연주하는 듯하다. 가끔 짧게 듣는 것은 괜찮겠지만 장기간 들으면 인체는 몹시 힘들어진다.

189

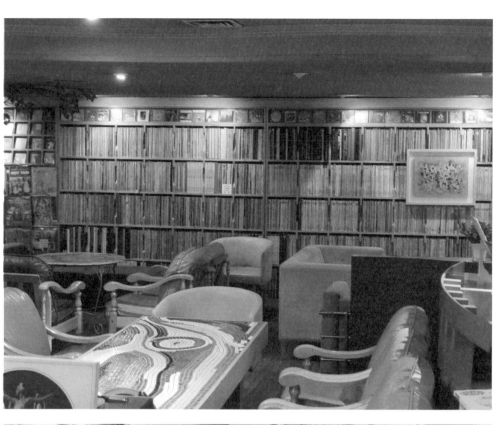

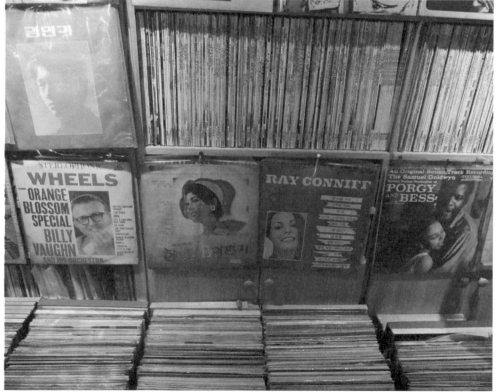

한의학에서는 시각과 청각은 신장기능과 연관지어 생각한다. 귀를 혹사시키고 눈을 피로하게 하면 신장기능 저하를 불러온다. 그러면 이명, 어지러움증(眩暈), 요통, 안면홍조(顔面紅潮), 지구력 저하 등의 증상이 찾아온다. 휴대전화를 많이 사용해도 마찬가지다. 특히 청신경(聽神經) 종양(腫瘍) 환자는 아예 휴대전화를 쓰지 말아야 한다.

세브란스병원 이비인후과 문인석 교수팀이 1991년 1월부터 2010년 12월까지 20년간 청신경 종양 환자 119명을 대상으로 환자의 휴대전화 사용 과거력, 휴대전화 사용 시 자주 사용하는 귀, 종양 크기·위치 등을 조사했다. 1주일에 한 번 이상 휴대전화를 사용한 64명(정기 사용자)의 종양 크기는 평균 8.1㎤였던 반면, 이보다 적게 사용한 55명의 종양 크기는 2.71㎤였다. 꾸준히 사용하는 환자 중에서도 휴대전화를 하루 20분 이상 사용하는 그룹의 종양 크기는 11.32㎤, 그보다 적게 사용하는 그룹은 4.88㎤로 작았다. 종양은 휴대전화 사용 시 자주 밀착시키는 귀(4분의 3 이상 사용) 쪽에 있는 경향이 있었다.

문인석 교수는 "휴대전화를 사용할 때 나오는 전자파는 뇌 속 4~5㎝ 깊이로 뚫고 들어가고, 조직 온도를 0.1도 가량 높인다"며 "전자파 에너지는 휴지기에 있는 종양세포를 분열기로 넘어가도록 자극하고, 조직의 단백질에 변성을 일으켜 종양이 커지게 만드는 것으로 보인다"고 말했다. 문 교수는 "종양이 있으면 특히 더 휴대전화 사용을 자제해야 한다"고 말했다. 연구결과는 세계적으로 인정받는 미국 의학잡지인 '종양생물학'지에 발표됐다고 했다.

휴대전화의 전자파가 종양을 유발한다는 연구보고는 미국에서도 나왔다. 미국 국립보건원 산하 '국립 독성물질프로그램'이 쥐와 생쥐를 휴대폰 전자파에 정기적으로 노출한 결과 일부 쥐의 뇌와 심장에서 종양이 유발됐다고 월스트리트저널이 보도했다. 또한 휴대폰 다용(多用)은 경추디스크 질환과도 밀접한 관계가 있다. 거북목증후군에서 디스크가 신경을 눌러 통증을 유발하는 경추디스크 질환은 장시간 스마트폰을 사용해 고개를 오래 숙이고 있거나 옆이나 뒤로 머리를 젖히는 형상을 오래 취하므로 유발되는 질환이다.

건강보험평가원 발표 자료에 2009년에서 2013년까지 목디스크 환자는 30% 늘었으며, 20~30대 환자가 매년 5%씩 증가하는 것으로 나타났다. 지금 우리나라 경추디스크 환자는 100만 명이 넘는다. 스마트폰을 오래 보거나 조작해서 생기는 증상을 VDT증후군(Visual Display Terminal)이라 한다. 스마트폰으로 문자·인터넷·동영상을 볼 때 기본적으로 목이 약 40도 앞으로 숙여진다. 계속하면 근막통증증후군, 손목터널증후군, 디스크, 거북목증후군, 안구건조증 등의 증상이 나타난다. 머리를 받치고 있는 경추(頸椎) 1번을 '환추(環椎)' 혹은 '아틀라스'라 한다. 아틀라스는 다른 척추뼈와 달리 편평하고 넓다. 맷돌 아랫돌처럼 두 개골에 밀착해서 머리가 움직일 때 두 개골이 너무 크게 회전해 이탈하는 것을 막는다. 뇌를 보호하는 역할을 하는 매우 중요한 뼈다.

그리스 신화에 나오는 아틀라스는 거대한 신의 종족 티탄에 속했는데 티탄이 제우스에게 패하자 아틀라스는 벌로 대지의 서쪽 끝에 서서 하늘을 떠받드는 형벌을 받는다. 경추는 약 5kg의 머리를 평생 이고 살아가야 할 운명이기에 C자형 커브를 유지하고 산다. 경추의 제1번 아틀라스는 지구를 떠받친 형태로 고개를 처박고 스마트폰에 몰두하는 우리의 경추를 연상시킨다. 과도한 스마트폰 사용은 목뼈 정렬이 앞으로 쏠리면서 거북목이 되고 목디스크 환자가 된다. 현재 우리나라에 이런 증후군을

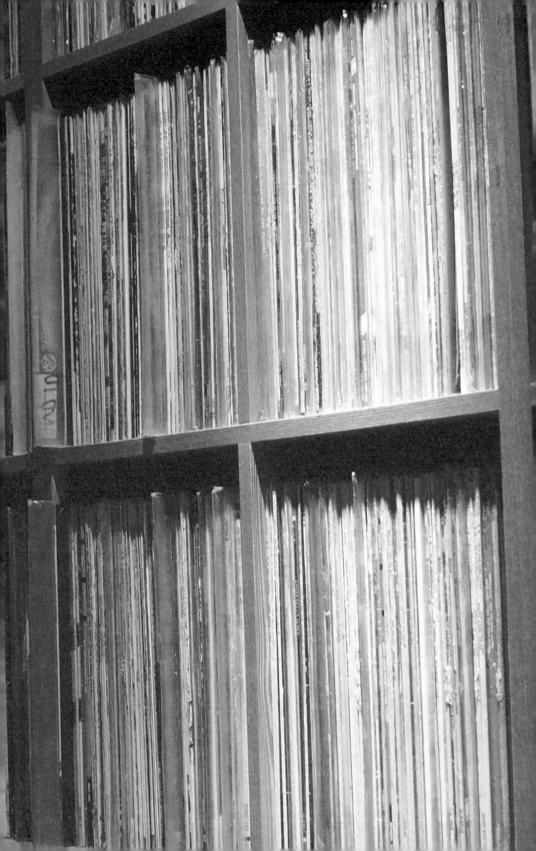

앓는 환자는 1,000만 명이 넘는다.

장시간 휴대폰 사용은 귀 뿐만 아니라 눈·목·허리 질환과 호흡기질환· 불임에도 영향이 있음을 알아야 한다. 불량한 자세로 장시간 앉아 있으 면 혈액순환 방해로 신체 전체에 악영향을 준다. 안타까운 점은 점점 이 런 증후군을 앓는 젊은이 환자가 느는 점이다. 스마트폰이 일상화되고 AI 등 디지털 기술이 혁명적으로 발전한 시대에 태어난 2010~2025년 생을 '알파세대'라 하는데 이들은 사람보다 기계와 소통하는 데 능하고 글보다 영상에 익숙한 '신인류'다. 뇌 발달이 중요한 어린 시절 강한 시 각적 자극만 지속적으로 받으면 집중력과 논리력이 관련 있는 전두엽은 덜 발달하고, 시각적 자극을 처리하는 뇌 부분만 활성화된다는 연구 결 과가 있다.

시각에 비해 상대적으로 청력은 덜 발달될 것이다. 우리나라 유치원생 만 3~5세 중 절반 이상이 만 두 살이 되기 전에 디지털 기기를 처음 접한 다. 심지어 만 한 살이 되기 전에 스마트폰을 접하는 유치원생도 8명 당 1명이다. 스크린 미디어를 날마다 본 아이들의 언어 발달이 책을 읽어준 아이보다 두 배나 늦었다는 결과도 있다. 큰일이다.

요즘 스웨덴, 캐나다, 네덜란드, 핀란드에서는 종이책을 읽고 손글씨 를 쓰라고 교육한다. 디지털 교육에 제동을 거는 추세다. 프랑스, 이탈리 아에 이어 네덜란드도 내년부터 교실서 스마트폰 금지다. 우리나라도 그 리 했으면 좋겠다. 요즘 젊은이들의 글씨를 알아보기 힘들 때가 종종 있 다. 그리고 귀로 잘 들을 수 없는 20~100Hz 사이의 진동을 말하는 저주 파소음도 조심해야 한다.

귀로는 저주파소음을 잘 느끼지 못하지만 피부는 잘 느낀다. 피부에 그대로 흡수돼 척추 등 온몸을 진동시켜 불안감·우울감을 유발한다. 에어컨, 냉장고, 제습기, 진공청소기, 세탁기 등의 가전제품에 들어 있는 압축기나 냉각장치 등에서 저주파소음이 발생한다.

전에 조선일보에 실린 구경선 씨 인터뷰 기사를 봤다. 청각장애인으로 희망을 그리는 '토끼 아가씨' 그림 작가 구경선 씨는 토끼 캐릭터 '베니'로 유명하다. 요즘 인터넷에서 폭발적 반응으로 동화책도 쓰고, 강의도 하는 작가이다. 청각 장애가 있지만 여러 사람에게 그림으로 '희망'을 주고 있다.

그런데 그는 망막색소변성증으로 점점 시력을 잃어가고 있다. 지금은 지름 8.8cm 안에서만 보인다고 한다. 안타깝게 청력에 시력까지 잃어가고 있다. 그의 가족 중 그만 그렇다. 생활습관이 가족과 특별히 다른 점은 젊었을 때 게임에 빠져있었다는 점이다. 구씨는 한때 컴퓨터 게임광이었다. 온라인 게임 리니지에 빠져 24시간 잠도 안 자고 게임만 한 적도 있었다.

한국애니메이션고등학교를 중퇴하고, 가상의 세계에 빠져 살았다. 아마 그 때 오장육부를 혹사시킨 것이 악화의 원인이 되었을 것이다. 특히 한의학에서 말하는 신장기능 저하가 주된 원인으로 작용했을 것이다. 한참 성장기에 식사를 거르고 눈, 귀를 혹사시키는 일은 건강에 치명타가 된다.

속성수(速成樹) 아까시나무는 약 20년이면 다 자라고 점점 죽어간다. 소나무는 500년 이상 살 수 있다. 속성수인 아까시나무는 생장이 빠른 반면 소나무는 느리다. 소나무는 휘어질지언정 휴식도 취하며 천천히 자라지 무리하게 자라지 않는다. 젊었을 때는 대다수가 건강을 소홀하게 생각한다. 10대 청소년의 10명 중 3명이 '스마트폰 중독 위험군'에 속하는 나라가 우리나라. 그들은 스마트폰을 지나치게 많이 사용해 일상생활에 장애가 생길 정도다. 정부는 '청소년보호법'으로 16세 미만 청소년에게 게임 회사가 밤늦은 시간대(오전0시~6시)에 인터넷 게임을 제공하지 못하도록 하고 있다. 법률로 여러 보호 장치를 만드는 것도 중요하지만 어른들의 적극적인 관심과 청소년 스스로의 자제력을 기르는 것이 중요하다.

프랑스는 15세 미만 어린이가 GSM 휴대폰을 사용하는 것을 금하고 있다. 유럽 공의회는 학교에서 휴대폰과 와이파이 인터넷 사용을 완전히 금지하라고 권고한 조치를 통과시켰다. 미국 대통령 바이든은 청소년의 폭력과 정신질환에 대해 소셜 미디어에 책임을 물을 것이라 했다.

요즘 세계 최대 소셜 미디어 기업 메타는 부모가 자녀의 페이스북 메신저 사용을 관리·감독할 수 있는 기능을 새롭게 도입했다. 청소년 보호 강화를 위해서였다. 전 세계적으로 스마트폰 중독자는 점점 늘어날 것이다. 따라서 이어폰을 오래 착용하는 인구도 늘어날 것이다. 독일의 음향기기 전문기업 젠하이저의 다니엘 젠하이저 CEO는 "사람의 귀는 고(高)음질에 적응되면 다시는 저(低)음질로 내려가기 어려워요, 계속해서 좋은 것을 쓸 수밖에 없어요."라고 했다. 그리고 '스마트폰이 보급되면서 고급 헤드폰·이어폰 시장도 급격하게 성장하는 중'이라고 했다.

영국 과학 전문지 '뉴사이언티스트'가 영국, 덴마크, 노르웨이 등 서구 선진국들에서 IQ(지능지수)가 1990년대 후반을 정점으로 16년째 떨어지고 있다는 것을 사회문제로 제기했다. 전문가들은 게임기, 컴퓨터, 스마트폰 등 디지털 기기를 지능 저하의 주범으로 꼽았다. 플린 교수는 "2008년 영국 14세 학생의 IQ는 28년 전인 1980년보다 2포인트 떨어졌다"며 "시각적 자극이 강한 비디오 게임과 휴대폰이 원인"이라고 지적했다. 또 "휴대폰으로 문자와 이메일을 사용한 직후엔 집중력 저하로 IQ가 10포인트 떨어지는 결과가 나타났다"고 했다. 대마초를 피운 후 IQ가 4포인트 떨어지는 것과 비교하면 매우 심각한 수준이다.

게임기, 스마트폰, 인터넷 등은 뇌에 '인지 피로'를 일으킨다. '인지 피로'뿐만 아니라 귀 무좀이라는 '외이도 진균증'이 생길 확률도 높아진다. '외이도 진균증'이 생기면 귀가 가렵고 귀가 먹먹하고 냄새가 나며 심하면 통증까지 온다. 요즘 Z세대는 1분 이내의 짧은 영상인 '숏폼'을 하루 평균 75분 시청한다고 한다. 주의력 저하에 중독 증세가 있어 일상생활이 어려워져 병원을 찾는 10~20대가 늘고 있다. 눈과 귀의 피로도가 심해서다. 분명한 사실은 IT업계의 거장들이 그들의 자녀들에게 컴퓨터나 스마트폰 사용을 엄격하게 규제하고 있다는 점이다.

빌 게이츠는 자녀들이 14세가 되기 전까지 스마트폰 사용을 금했다. 14세 넘어서도 저녁 식사 시간부터 잠잘 때까지 스마트폰을 못 쓰게 했다. 스티브잡스도 생전에 '우리 아이들은 아이패드를 사용하지 않는다'라고 했다. '사피엔스'의 저자 유발 하라리 교수는 스마트폰을 쓰지 않는다. 스마트폰을 걸어 다니는 컴퓨터로 시간 잡아먹는 괴물이라 생각하기 때문이다. 캐나다 사람들을 대상으로 한 뇌파 측정·설문 연구 결과 스마트폰이 널리 쓰이기 전인 2000년 사람들의 집중력이 지속되는 시간이 12초였다. 2013년에는 8초, 지금은 더 짧아졌을 것이다.

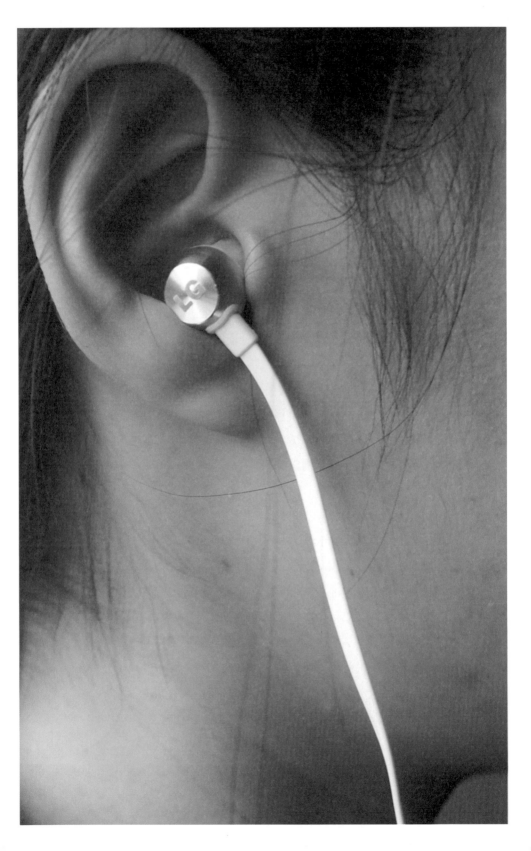

한국의 대다수 젊은이들은 지하철이나 버스에서 귀에 이어폰을 끼고 있다. 심지어 공부나 운동을 하면서도 이어폰을 끼고 있다. 현실에 무감각해지고 강한 자극에만 반응하며 집중력이 많이 떨어지는 '팝콘 브레인 현상(popcorm brain)'이 우려된다.

이어폰을 오래 끼면 분명 건강에 좋지 않다. 지하철에서 눈 감고 편안한 마음으로 '복식호흡'을 하든지, '전체보기'를 하면서 빛 명상을 하면서 가면 안 될까? OECD 26개국 직장인 통근 시간이 노르웨이는 14분으로 제일 짧고, 우리나라는 58분으로 제일 길다. 긴 출·퇴근 시간이 소요되는 우리나라 젊은이들이 이어폰을 꽂고 출·퇴근 하는 동안 그들의 귀는 증폭된 기계 음향에 몸살을 앓는다. 이 나라의 기둥은 젊은이다. 젊은이가 자주 인스턴트 식품을 먹고 귀를 혹사시켜 신장을 망가뜨리면 2세가 걱정된다. 국력저하로 이어질 것이다.

우리나라 국민건강보험공단의 진료비 지급자료를 분석해 보면 이명 환자는 매년 약 3%씩 증가하고 있다. 또한 여성이 남성보다 1.4배 이상 많은 것으로 나타났다. 젊은 여성이 이명 증상이 있고, 신장 혈액투석을 하는 경우를 종종 접하는 현실이다. 안타깝다.

또한 인체의 균형을 유지하는 전정기관의 이상으로 심한 어지러움증, 구역질, 구토를 유발하는 전정신경염 환자가 매년 늘고 있다. 안타까운 점은 이들이 신경안정제 '벤조다이아제핀'이나 수면효과가 있는 '항히스타민'류를 처방받고 있고, 전자는 14.3배 후자는 43.8배 권장기간보다 길게 투약 받고 있다는 점이다. 벤조다이아제핀계 약물은 향정신성 양약으로 장기간 과다 복용할 경우 인지기능 장애 및 자살, 골절 등의 위험을 높일 수 있으며 전정기능의 회복을 담당하는 전정보상작용을 방해해 오히려 완전한 회복을 불가능하게 하고 만성 어지러움증의 원인이 되기도 한다고 한다.

필자는 이러한 양약 치료법보다 양방은 전정재활운동 치료법이 우선되어야 하고 한방은 신장기능을 회복하는 한약을 처방해야 한다고 생각한다. 신장기능을 회복하기는 다른 장기에 비해 시간이 많이 걸린다. 신장세포가 재생되는데 약 6개월 이상 소요되기 때문이다. 그것도 충분한 휴식을 취하고 있을 경우이다. 바쁜 현대 생활 속에서 신장기능을 회복하기란 무척 힘들다.

한의사들은 신기환(腎氣丸), 우귀음(右歸飲), 좌귀음(左歸飲), 육미지황환(六味地黃丸), 팔미지황환(八味地黃丸), 십육미지황환(十六味地黃丸), 공진단(拱辰丹), 연령고본단(延齡固本丹) 등의 처방을 환자의 연령과 상태에 따라 적절히 처방한다. 장기적(長期的)으로 복용해야 신장기능 저하를 줄일 수 있다.

한의학에서 신장기능은 노화와도 관계 깊게 생각한다. 그래서 상기 처방을 장기적으로 복용시키는 것이다. 선천적으로 신장기능이 허약하거나 과로하는 사람은 꾸준히 복용해야 한다. 자기 몸을 사랑하고 아껴야 건강한 모습으로 늙어 가게 된다. 즉, 사람이 사람답게 늙는 '웰에이징(Wellaging)'이 요구되는 사회다. '호모 헌드레드(Homo Hundred, 100세 인간)'시대에 유병장수(有病長壽)는 개개인의 삶의 질이 떨어지고 의료비 등 복지비용 증가로 국가적인 재앙(災殃)이 될 수 있다.

우리나라는 17년 만에 '고령사회'로 진입한 나라다. 빨라도 너무 빠른 고령화 나라다. 한국은 65세 이상 인구 비중은 2015년 13.1%에서 2019

년 14.3%, 2060년에는 40.1%로 고령화가 심한 국가가 될 것이라는 보고가 있다. 사회문화가 지금보다 많이 다를 것이 예상된다. 이미 진입한 일본의 '노후 파산'이 남의 일이 아니다.

현재 우리나라 노인의 의료비 부담은 다른 나라에 비해 큰 편이다. 은퇴 후 '자유', '만족', '행복'이란 단어가 떠올라야 되는데 '경제적 어려움'이 먼저 떠오르는 사람이 많은 우리나라에서 의료비 증가는 노후 생활의 큰 어려움이 된다. '은퇴 우울증'이란 말도 있다. 은퇴 후 가장 사랑받는 남편이 요리 잘하는 남편, 아내 말 잘 듣는 남편이 아니라 '집에 없는 남편'이라고 한다. 평생 가족을 위해 일한 남편은 배신감을 느낀다. 무능한 아빠, 쓸모없는 남편으로 여겨져 식욕도 없고, 밤에 잠도 잘 안 오고, 만사가 귀찮아진다. 오래가면 우울증에 빠진다. 우리나라에서 우울증 치료를 받는 5060 남성이 19만 명에 이른다고 한다.

많은 사람이 질병의 고통 속에서 100세를 맞이한다. 이래서는 안된다. 우리나라는 기대수명이 높아지고 있지만 남자 평균 12년, 여자 평균 18년을 병을 앓다가 임종을 맞이한다. 무병장수가 우리 모두에게 축복이다. 한의학에서 말하는 신허(腎虛) 상태에서는 아름답고, 행복하게 늙어가는 것이 쉽지 않다. 신허(腎虛) 증상으로는 이명, 요통, 슬통, 후두통, 빈뇨, 발바닥의 열증, 현훈(眩暈), 치통, 골통(骨痛) 등의 병증과 집중력 저하, 지구력저하 등의 증상이 있다. 병증으로 생긴 개인적인 문제는 사회적으로도 여러 문제를 야기할 수 있다.

예를 들면 85세 노인이 교통사고를 내고 경찰에게 '왜 사고를 냈는지 잘 모르겠다' '내가 접촉사고를 냈느냐. 기억이 없다'고 한다. 고령에 따른 치매 증상이 의심스럽다. 우리나라 65세 이상 운전자는 233만여 명

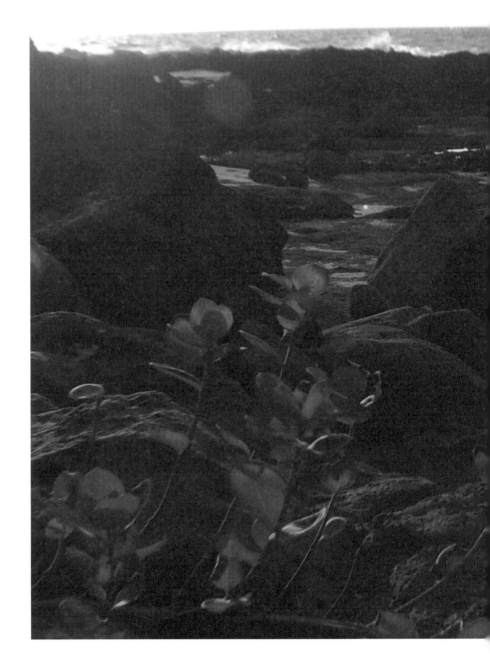

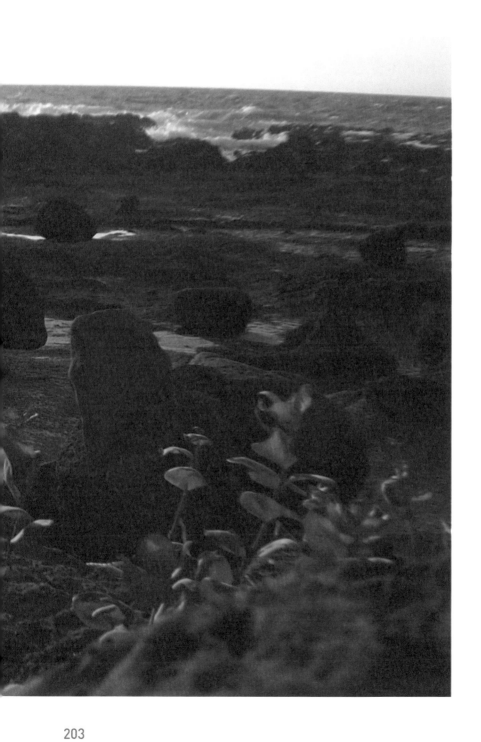

에 달한다. 65세 이상 운전자에 의한 교통사고, 사망 사고 비율이 2003년 7% 미만에서 2014년에는 16%까지 증가했다. 집중력과 신체반응 속도가 떨어지는 고령 운전자의 교통사고는 5년 사이 배가 늘었다. 나이 들어 근력이 좋아야 하고 정신도 맑아야 한다.

귀머거리에겐 음악소리가 필요 없고, 장님에겐 아름다운 무늬를 보여줄 필요가 없다. 육체뿐만 아니라 정신적으로 마음이 새장 안에 갇혀 있으면 듣고 볼 수 있어도 농자(聾者)이고 맹자(盲者)이다. 육체와 정신의 관계는 멀리 떨어져 있는 것이 아니다. 몸이 튼튼해야 기도도 잘 된다. 쇠약해지는 육신과 쇠퇴해가는 정신력은 오장육부 중 신장기능과 연관성이 많다.

한의학을 공부해 보면 나이 들수록 신장기능을 보해야겠다는 생각이 절실히 다가온다. 신장기능이 50% 이상 떨어져도 별다른 자각증상이 나타나지 않으니 나이 40세 이상이면 누구나 신장을 보하는 편이 낫다. 신장기능이 좋은 사람이 지구력이 좋고, 잘 듣는다. 서진(西晉)때 진수(陳壽)가 쓴 〈삼국지〉에 유비는 '손이 무릎까지 내려왔으며 자기 귀를 볼 수 있었다.'고 했다. 귀가 무척 컸다는 것이다. 그가 거인증이나 양안격리증이 아니라면 큰 귀는 유비가 왕성한 신장기능을 가진 뛰어난 지도자와 세상의 모든 소리를 들어주는 덕장이라는 것을 우의(寓意)적으로 알려준다.

나이 들수록 안정된 경륜에서 우러나오는 '넉넉한 품위', '사랑', '아량', '부드러움', '배려' 등이 필요하다. 더욱 필요한 것은 '사그라들지 않는 열정'이라 생각된다. 그러기 위해 신허(腎虛) 상태가 되지 않도록 각자의 생활을 되돌아보고 몸 공부를 제대로 해야 한다. 그러면 결론이 평소 생활습관이 중요하다고 지각되어질 것이다.

음력 정월 초하룻날 이른 아침에 거리를 무작정 걷다가 처음 들은 소리로 그해 1년의 신수를 점치는 것을 청참(聽懺)이라 한다. 선조들은 정월 초 이른 아침에 까치소리나 송아지 울음소리를 들으면 좋은 일이 있을 징조로 여겼다. 참새나 까마귀소리를 들으면 나쁜 일이 있을 것이라 생각했고, 먼 곳에서 나는 사람 소리를 들으면 좋은 일도 나쁜 일도 없이 한해를 무난하게 지낸다고 믿어왔다. 이 청참(聽懺)은 듣는 것을 소중히 여기는 우리의 소중한 세시풍속이다. 안타깝게도 현대 도시생활에서는 자동차 소리 등의 소음공해로 옛날처럼 청참(聽懺)하기가 요원하다.

삶의 소리에 귀를 기울이며, 자연이 들려주는 모든 것에 대해 감사하고 기쁨을 느껴야 한다. 그리고 들리는 전체 소리를 듣되 관음(觀音)도 해야 한다. 사랑의 마음과 순수한 빛의 의식으로 들어야 한다. 우리 주변에는 좋은 파장의 소리가 많아져야 한다. 사라져가는 삶의 소리들이 있다.

'절구통의 절구공이 소리' '아낙네의 다듬이 소리', '농부의 도리깨질 소리', '아기 울음소리', '밥 먹으라고 영희·철수 부르는 어머니 소리' '빨래터의 빨래방망이 소리' '대문 여닫는 소리' '키로 곡식을 까부는 소리' '대청마루에서 어처구니 돌리는 소리' '보리방아 찧는 소리' '떡메 치는 소리' '풍로(風爐) 돌리는 소리' '차(茶) 덖는 소리' '타작하는 소리' '소모는 소리' '아궁이에 불 때는 소리' '작두로 감초(甘草) 써는 소리' '멀리서 들려오는 농악소리' '뱃노래 소리' '상여 소리' '엿장수의 가위질 소리'

'한겨울밤 찹쌀떡 장수의 망개떡 파는 소리' '좀윷으로 노는 마을 청년들의 윷놀이 소리' '엿치기 소리' '아이들의 비석치기 소리' '고무줄 놀이하는 여자아이들의 노래 소리' '남사당패 소리' '구루마의 소방울 소리' '밭

가는 소리' '봇도랑 물소리 따라 김매기 하는 노래 소리' '새우젓 장수 소리' '고물장수 소리' '두부 장수 소리' '독장수 소리' '칼갈이 소리' '스님의 탁발 소리' '학교 종소리' '대장간 쇠망치 소리' '새 쫓는 소리' '뻥튀기 뻥소리' '학동의 글 읽는 소리' '학동의 종아리 맞는 소리' '손자에게 들려주는 할머니의 옛날이야기 소리' '버스 차장의 오라이 소리' '노(老) 교수님의 강의(講義) 소리'

 볕 좋고 시원한 바람이 부는 날, 도심을 벗어나 조용한 산사에서 풍경 소리를 들으며 휴식을 취하고 싶다. 그리고 이성선 시인의 시구 '산이 지나가다가 잠깐 물가에 앉아 귀를 씻는다'를 떠올릴 것이다. 여름철 휴가는 완도 정도리 해변이나 보길도에서 몽글몽글한 '깻돌'이 파도에 쓸려 다니며 내는 '또르륵', '깨르르' 소리를 들으며 귀를 씻으며 쉬고 싶다. 그리고 율려(律呂)가 최고의 선인 동시에 마고 공동체의 목표였던 율려 시대를 생각할 것이다. 또한 소리로 소통하고, 소리로 깨달음을 주고, 소리로 세상을 이끌어 가는 후천 개벽이 온다는 것을 확신할 것이다.

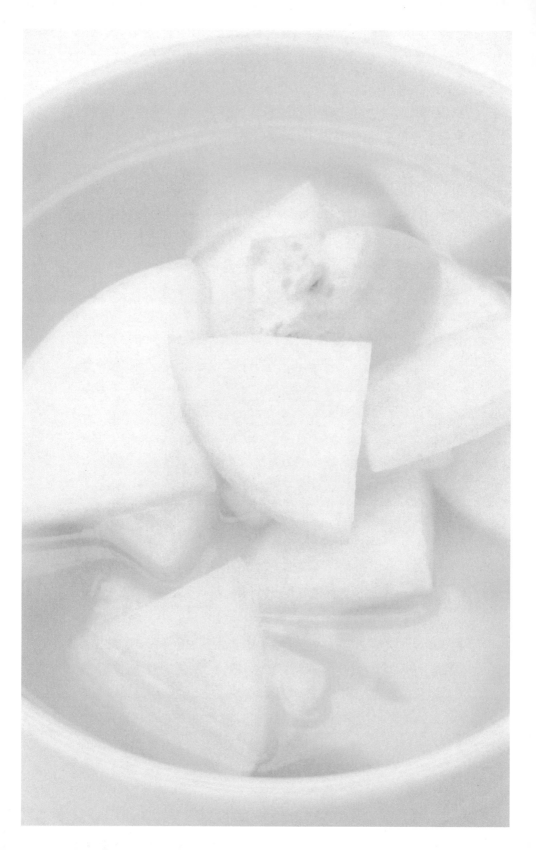

4. 동치미에 담긴 뜻은?

섣달그믐이 지난 한겨울, 저녁을 먹고 온 가족이 화롯가에 모여 앉았다. 손녀는 할머니 무릎에서 옛날이야기를 듣는다. 어머니는 바느질을 하시고 아버지는 설이 다가오니 일 년 운세도 볼 겸 만세력을 뒤적이신다. 화로에는 윗목 싸릿대 안에서 꺼낸 고구마가 익어간다. 손녀가 할머니 무릎에서 새근새근 잠을 잔다. 할머니는 손녀를 이부자리에 내려놓으시고 속이 답답하시다며 무 구덩이에서 무를 조금 가져오라고 하신다.

어머니는 쌩쌩 부는 겨울 찬바람을 맞으며 장독대 옆에 묻어둔 무 구덩이의 볏짚을 헤치고 긴 쇠꼬챙이로 푹 찍어 무를 꺼낸다. 그곳은 손녀가 숨바꼭질할 때 곧잘 숨었던 무를 묻어둔 움집이었다. 화롯가에서 어머니는 칼로 무를 옆으로 깎아서 할머니께 드린다. 바람이 든 부분은 안 드린다. 할머니는 시원하시다고 한 조각 더 달라고 하신다. 아버지도 드시고 어머니, 나, 형 모두 생무를 맛있게 먹었다. 속이 시원한 느낌이 들었으며 낮에 고구마 먹고 약간의 체기(滯氣)가 있었는데 쑥 내려 간 느낌이었다.

모두에게 정겹고 행복한 겨울밤이었다. 다음날 할머니는 속이 약간 불편하신지 동치미 국물에 밥을 말아 드신다. 나도 따라 동치미 국물에 밥을 말아 먹어 보았다. 짠 맛에 인상이 찌푸려졌다. 어머니가 얼른 맹물을 부어 주셨다. 이제 먹을 만했다. 할머니는 왜 동치미 국물에 밥을 말아 드시는지 이해가 가지 않았다.

우리는 무를 '무우', '무시', '무꾸'라 부르고 있으며, 전 세계적으로 수

많은 무 종류가 있다. 한반도에 오래 전 도입되어 심어오다 1907년 궁중·방령·성호원·연마 등의 일본무가 도입된 이래 일본무가 계속 도입되었고 해방 이후에는 유럽계의 무가 도입되었다. 무는 크게 무와 순무로 구별지으며 식용이나 약용으로 이용해 왔다.

4~5월 담홍색으로 十자형의 예쁜 꽃을 피우는 무는 배추·고추와 함께 우리나라 3대 채소 중의 하나다. 쌍떡잎 밑에 있는 줄기를 배축(胚軸)이라 한다. 무는 뿌리와 배축이 비대해진 것이다. 무의 아래쪽에는 수염뿌리가 있고 위쪽은 매끈하다. 위쪽이 배축이다. 배축 위에는 줄기가 난다. 무의 꼭지 부분을 잘라 물에 담그면 줄기를 뻗어 꽃을 피운다.

무의 원산지는 지중해 연안이며 고대 이집트에서는 약초로 재배했다. 원뿌리가 비대해져 살이 많고 즙이 많이 나와 요즘은 김치나 깍두기용으로 주로 쓰인다. 특히 다른 식재료와 잘 어울려 생선조림, 국, 무즙을 이용한 나물, 볶음 나물 등 다양한 음식에 이용됐다. 무는 서늘한 날씨를 좋아해서 늦여름이나 초가을에 씨앗을 뿌려서 김장할 때쯤 뽑아 먹는데 이를 김장무라 한다. 늦가을에 온상에 씨를 뿌려서 이듬해 봄에 먹거나, 이른 봄에 씨앗을 뿌려서 여름에 먹기도 한다.

씨앗을 받으려고 기를 때는 9월 중순쯤 씨앗을 뿌려 겨울을 나게 한다. 이듬해 줄기와 가지 끝에서 꽃이 피어난다. 5월쯤 약 5cm의 꼬투리가 생기고 속에 적갈색의 씨가 들어있다. 씨앗은 본초학에서 내복자(萊菔子), 나복자(蘿卜子), 나복자(蘿蔔子), 나소자(羅小子), 내복자(萊蔔子), 노복자(蘆菔子) 등의 약명(藥名)으로 불린다.

〈향약구급방(鄕藥救急方·1236년)〉에 무는 나복(蘿蔔)이라 수록되어 있다. 나복(蘿蔔)이란 단어의 유래는 지중해 지방에서 무를 라틴어로 라피누스 혹은 라프스탄이라 부른 데서 온 것이다. 나복자(蘿蔔子)의 채취 시기는 5~6월이며, 흰 뿌리는 연중(年中) 가능하다.

신민교(辛民敎) 저술(著述) [정화임상본초학(精華臨床本草學)]에 나복자(蘿蔔子)의 성미(性味)는 신(辛), 감(甘), 평(平)하고 귀경(歸經)은 비(脾), 위, 폐, 대장이다. 또한 행체소식(行滯消食), 강기거담(降氣祛痰)의 효능이 있어 식적불화(食積不化), 비위기체(脾胃氣滯), 완복창만(脘腹脹滿), 복사(腹瀉), 담옹기천(痰壅氣喘), 해수다담(咳嗽多痰), 기역천만(氣逆喘滿) 등의 병증(病症)을 치료한다고 쓰여 있다. 이로써 임상(臨床)에서 나복자(蘿蔔子)를 소화불량(消化不良)과 해수(咳嗽) 천식(喘息)에 응용함을 알 수 있다.

순무는 만청(蔓菁)이라 하며 뿌리가 무보다 둥글거나 길고 수분이 적으며 달고 매운맛이 강하다. 무와의 차이점은 무는 배축(胚軸)과 뿌리, 순무는 배축 부분만 비대해진 것이다. 무에는 수염뿌리나 흔적을 볼 수 있지만 순무 표면은 매끈하다. 꽃은 노란색이며 식물분류학상 배추, 갓, 겨자 등과 같은 배추속(屬) 브라시카(Brassica)로 분류된다.

무는 무속(屬) 라파누스(Raphanus)이다. 순무색은 흰색뿐만 아니라 적색, 자색을 띤다. 무에는 없는 부드러운 단맛이 나며 순무 꽃말은 '자애(慈愛)'다. 우리나라 강화도에서 많이 재배하고 있다. 타 지역보다 잘 자라며 향이 우수하다.

일본에서는 예로부터 1월 7일이 되면 무병장수를 빌며 나나쿠사가유(七草粥)라는 죽을 먹는 풍습이 있다. 나나쿠사가유(七草粥)에는 미나리,

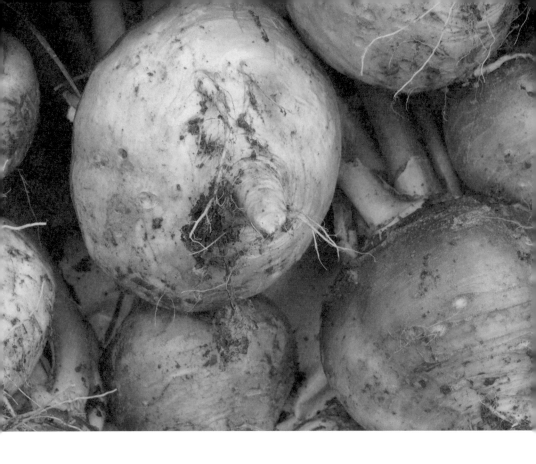

냉이, 별꽃, 쑥, 광대나물 등의 일곱 가지 나물이 들어간다. 순무와 무도 들어간다. 봄나물에 순무와 무로 쑨 죽은 무병장수에 크게 도움이 될 것이다. 이런 풍습이 사라지지 않았으면 좋겠다. 순무와 같은 종으로 경기도 이천·여주 지역에서 재배돼 온 게걸무라는 토종 무도 있다. 매운맛이 강하고, 껍질이 두꺼우며 육질이 단단하다. 이 게걸무로 짠지, 김치, 물김치, 짱아찌 등을 담가 먹는다.

〈동의보감(東醫寶鑑)〉에 순무는 맛이 달고 오장에 이로우며, 이뇨와 소화에 좋고 종기를 치료하며, 만취 후 갈증에 특효가 있고, 눈과 귀를 밝게 하고 피부가 고와진다고 쓰여 있다. 〈도경본초(圖經本草)〉에 채소 중 가장 유익한 것으로 항상 먹으면 소화가 잘 되고 기운이 나게 하며 건강하게 한다고 했다.

순무의 잎은 비린 맛이 있어 살짝 데쳐 소금에 절여서 김치로 담근다. 씨의 성미(性味)는 고(苦), 온(溫)하며 장수하는 데 도움이 된다. 순무는 3~5월, 10~12월 두 차례 수확한다. 가을에 나는 것이 맛이 더 좋고, 색이 희고 결이 잔잔하며 광택이 있는 것이 양품(良品)이다. 동치미, 물김치, 무국, 무나물, 무채전, 생선조림, 식초절임 등에 쓰인다.

고려 중엽에 이규보가 지은 〈가포육영(家圃六詠)〉]에 '무장아찌는 여름철에 먹기 좋고 소금에 절인 순무 겨울 내내 반찬 되네' 라는 글이 나온다. 이규보의 사망연도를 1241년으로 잡으니 오래 된 고려시대 순무 소금 절임 이야기다. 또한 〈증보산림경제(增補山林經濟)〉에 만청저(蔓菁菹)에 관한 내용이 나오는데 순무를 얇게 썰어 물김치를 담가 금방 먹으라 했다. 또 다른 요리법인 만청증(蔓菁蒸)은 순무와 잎에 생선살이나 쇠고기를 넣고 장물로 찌는 요리법이다. 풍토병(風土病) 예방에 좋다고 기재되어 있다.

무는 버릴 게 없는 소중한 채소다. 잎은 처마 끝에 매달아 겨울 추위에 얼었다 녹았다를 반복시켜 우거지탕이나 된장국, 볶음 재료로 쓰며 비만, 변비에 좋다. 그리고 김치주저리는 식욕을 돋우는 데는 그만이다. 무는 육질이 균일해 조림이나 국으로 이용하고, 네모나게 썰어 가을 햇볕에 잘 말려 무말랭이를 만들어서 뼈에 좋은 약으로 이용할 수 있다. 무말랭이를 덖어 차로 마셔도 좋다.

무즙은 생선 독을 제거하는 데 쓰며 소화를 촉진시키는 식재료로도 이용한다. 식재료뿐만 아니라 무즙을 피부에 바르면 땀띠나 화상 등의 피부 작열감(灼熱感)에 좋다. 일본의 야마자키 교수는 무즙을 쥐의 정맥에 주입한 실험에서 TNF(종양괴사인자)의 수치가 증류수를 마셨을 때와 비교해 최고 100배까지 상승했다는 보고를 한 바 있다. 즉 무즙의 암세포 억제효과가 대단하다는 내용이다.

무는 다양한 질병 예방과 치료에 쓰이는데 특히 중독 증상에도 응용할 수 있다. 니코틴중독, 마약중독, 버섯중독, 아편중독, 약물중독, 연탄가스중독에 쓰인다. 40여 년 전만 해도 우리나라는 난방연료가 주로 연탄이고 주거환경이 열악해 연탄가스 중독자가 많았다. 연탄가스에 정신이 혼몽한 사람에게 동치미 국물을 먹였다. 예로부터 목이 쉰 경우에 무즙에 생강즙을 타서 마시기도 했다. 〈동의보감(東醫寶鑑)〉에 국수 많이 먹고 탈났을 때 무즙을 내서 마시거나 무씨를 물에 갈아서 그 물을 마시라고 쓰여 있다.

〈사성본초(四聲本草)〉에 무는 관절에 이롭고 안색을 좋게 하며 오장의 악기(惡氣)를 제거한다. 또한 밀가루의 독을 없애고 풍기(風氣)를 내보내

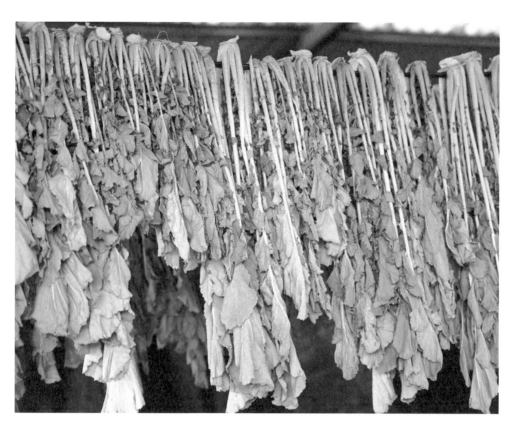

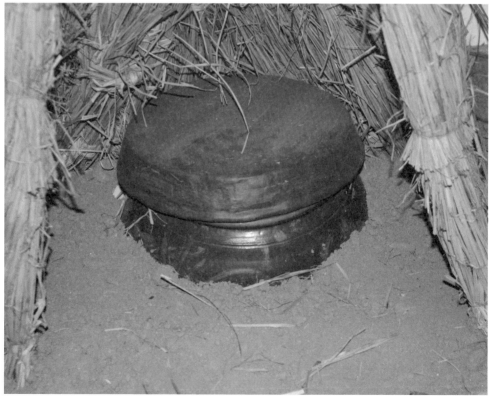

며 나쁜 열기를 제거한다고 했다. 요즘 방부·표백 처리된 수입밀로 만든 빵, 국수, 과자 등을 많이 먹는 현대인에게 무는 매우 중요한 식재료가 된다.

무는 매우 우수하고 안전한 소화제다. 디아스타제·아밀라아제를 다량 함유하고 있다. 이들 효소는 소화흡수를 돕는다. 유럽에서는 흔히 빵이나 시리얼에 무를 넣고, 일본에서는 무를 기능성 음료의 원료로 사용한다. 1928년 쓰지무라미찌오 박사는 비타민C가 무즙 속에 비교적 많이 들어 있다고 발표하여 무즙의 영양적인 가치를 재인식시켰다.

무를 이용한 음식은 많다. 중국 광동성 음식인 라복고(蘿葍糕)라는 딤섬이 있다. 무떡으로 네모나게 잘라서 기름 두른 팬에 지져 먹는 것이다. 식욕을 돋우는 데 좋다. 빙떡은 메밀에 무를 합친 것이다. 빙떡을 먹으면 몸이 붓지 않고 몸 속 노폐물 배출에 좋다. 사천성 음식 중 착채(搾菜)라는 장아찌가 있다. 항아리 안에 무를 넣고 눌러서 절인 음식이다. 200여 년 전 숙선공주가 정조대왕에게 올려 칭찬을 받은 일로 유명한 깍두기도 있다. 당시에는 각독기(刻毒氣)라 불렀으며 그 후 여염집으로 퍼졌다.

깍두기 종류로는 '게걸무깍두기', '명태서더리깍두기', '무송송이', '숙깍두기', '감동젓무', '채깍두기' 등이 있다. 그리고 중국음식점 단골 반찬 다쿠앙이 있다. 일본 다쿠앙은 무를 말려서 쌀겨에 박아 만들고, 한국에서는 생무를 그대로 소금과 식초를 섞은 물에 담근다.

조선의 기생은 고운 목소리를 내고 목청을 보호하기 위해 꿀을 탄 무즙을 음료수로 먹었다고 한다. 무밥도 있다. 솥에 30분간 불린 쌀과 채 썬 무를 넣고 지은 밥이며, 양념장을 곁들여 먹었다. 무죽도 쑤어 먹는

216

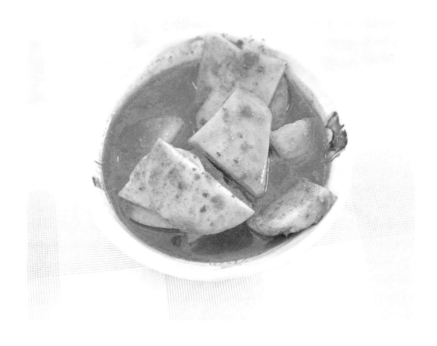

다. 쌀에 쌀 양의 6~7배의 물을 넣고 죽을 쑤다가 무를 채 썰어 넣고 끓인다. 쌀알이 퍼지면 조선간장으로 간을 맞춘다. 흉년에 만들어 먹었던 무청시래기 죽도 있다. 냄비에 물과 무청시래기를 넣고 끓이다가 보릿가루를 풀어 넣어 더 끓이다 소금으로 간을 한다.

전라도 지방의 시래깃국이 있다. 실가리국이라고도 한다. 들깨물에 멸치, 시래기를 넣고 진하게 끓인 후 소금으로 간하는 간단한 음식이다. 콩나물, 파, 쇠고기로 만든 경상도식 뭇국은 그들의 맛있는 일상식이었다. 열무김치는 열무무청 또는 무청을 이용해서 만든다, 여름에 꽁보리밥과 함께 먹는 초록색 열무물김치는 맛있고 시원한 느낌마저 든다. 열무물김치는 열무에 양념을 버무린 다음 차게 둔 다시마 국물을 부어 익힌다.

꼴뚜기무김치는 고록무김치라고도 하며 절인 꼴뚜기를 무와 고춧가루로 버무려 만든다. 〈임원십육지(林園十六志)〉에 나오는 나복저방(蘿蔔菹方)은 무, 오이, 가지, 송이버섯, 생강, 쪽파, 녹각채, 천초, 홍고추에 끓여 식힌 소금물을 부었다가 익으면 먹는 짜지 않은 김치이다. 초롱무김치는 초롱무와 쪽파에 김칫국물을 자작하게 부어 만든다. 갓동치미는 무, 배, 갓, 쪽파, 대파, 풋고추, 청각, 마늘, 생강, 실파, 굵은 소금으로 만든다. 깍두기는 무, 갓, 미나리, 쪽파, 고춧가루, 새우젓, 마늘, 생강으로 만든다. 전라도 지방에서는 굴을 넣어 담그기도 한다.

알타리무 김치는 알타리무와 양념에 찹쌀풀을 풀어 만든다. 제사에 쓰는 무나물은 간장으로 간을 하지 않고 새우젓이나 소금으로 간을 한다. 또한 무는 붕어조림을 비롯한 각종 생선조림에도 쓰인다. 동치미무장아찌는 동치미 무를 반으로 잘라 물에 24시간 담갔다가 햇볕에 6시간 말린 다음 간장을 담글 때 같이 넣어서 담가 만든다. 무장아찌는 무를 4등분하여 소금에 절이고 물기를 빼서 간장에 재워 만든다. 무말랭이는 말리는 동안 햇빛의 작용을 받아 칼슘이 더 많아진다. 무에 든 칼슘은 오줌으로 바로 나오지 않고 그대로 몸에 흡수되기 때문에 건강에 아주 좋다.

무말랭이에는 생무보다 면역력을 높이는 리그닌 성분이 3배 정도 많다. 무나물 볶음이나 무생채 무침은 소화가 안 될 때 먹으면 위장의 연동운동을 촉진시켜 속을 편하게 해준다. 무시루떡은 나복병이라고도 하며 고물을 사용하여 켜를 안쳐 찌는 켜떡이다. 김장독에 무를 엇썰어 넣은 잘 익은 섞박지는 밥맛을 살아나게 한다.

문헌 기록의 동치미는 1680년경에 지어진 저자 미상의 〈요록(要錄)〉에 무를 소금물에 담근 동치미(冬沈)가 설명되어 있다. 1766년에 나온 유중림의 〈증보산림경제(增補山林經濟)〉에도 동치미가 등장한다. 책에 소개된 나복동침저법(蘿葍凍沉菹法), 침나복함저법(沉蘿葍醎菹法), 나복숙채법(蘿葍熟菜法), 나복황아저(蘿葍黃芽菹) 등이 무로 만드는 음식 조리법이다.

'동치미'에는 배를 넣어 시원하게 했고 '궁중동치미'에는 배뿐만 아니라 통유자와 석류알을 넣어 시원하고 향기롭게 했다. 경기도·충청도에서 많이 담가 먹는 무청이 달린 무에 고춧가루를 넣지 않고 슴슴하게 담가 먹는 '알타리동치미'도 있다. 동치미 국물에 국수를 만 냉면은 겨울철 음식으로 많은 이의 사랑을 받았다. 이렇듯 무는 오래전부터 음식에 다양하게 쓰였다.

추운 겨울동안 인체의 땀구멍은 여름에 비해 많이 닫혀 있게 된다. 의복도 더 많이 입게 된다. 외부의 닫힘은 내부의 열 상승으로 이어진다.

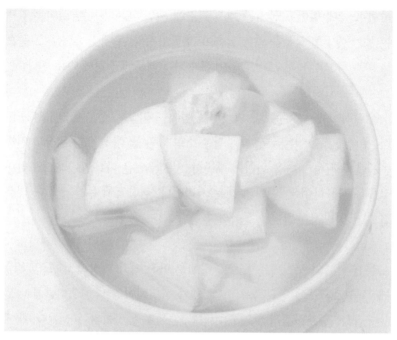

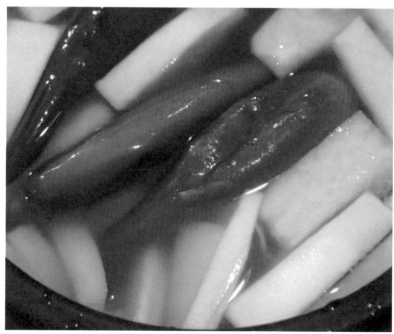

그래서 겨울철에 시원한 것을 찾는다. 냉면은 겨울철에 제맛이고 온면은 여름에 제맛이듯이 한겨울에 시원한 것을 몸이 원한다. 시원하면서 소화가 잘 되는 동치미는 군고구마에 잘 어울리고 생 무는 내면의 열을 꺼 주고 진짜 청량감을 느끼게 해 준다. 시원한 배(梨)를 부재료로 써서 만든 동치미는 달면서 시원하고 유자, 청각, 갓 등을 넣으면 향(香)까지 좋다.

동치미 국에 가는 국수를 넣고 무, 오이, 배, 유자를 같이 저며 얹고 돼지고기와 계란 부친 것을 채쳐서 흩고(뿌리고) 후추와 잣을 뿌리면 냉면이 된다. 〈규합총서(閨閤叢書)〉에 나오는 냉면 제조법이다. 무는 겨울철 땅에 한 달 이상 묻어두어야 제맛이 난다. 밖에서 신나게 뛰어 놀고 집에 와서 코피 흘리는 아이에게 무 생즙은 좋은 약이 된다. 무는 화(火)가 자주 치밀어 오르고, 인공 화학합성물을 많이 먹는 현대인들에게 약이자 좋은 음식이다.

그런데 한약(韓藥) 복용시 무를 금(禁)하라는 경우가 많다. 우리는 생활하면서 몸이 허약할 때나 질병 예방차원에서 보약을 먹었다. 30~40년 전만 해도 1년에 두 번 봄, 가을에 꾸준히 먹어 건강하게 살아왔다. 경제 사정이 안 좋을 때는 봄에만 먹었고 어떤 해는 건너뛴 해도 있었다. 보약은 쉽게 먹을 수 있는 약은 아니었다.

대부분의 보약에는 숙지황(熟地黃)이라는 검은색 나는 약재가 들어간다. 숙지황(熟地黃)은 한방에서 보혈제(補血劑)로 쓰는 대표적인 중요한 약재로 지황(地黃)을 구증구쇄(九蒸九曬)한 것으로 따뜻한 성질을 가지고 있으며 단단한 약재이다. 한 첩을 다려 아침에 먹고 다리고 남은 퉁퉁 불은 약재는 볕에 말려둔다. 그리고 또 한 첩을 다려 점심에 짜 먹고 찌꺼기는 아침 것과 합쳐 저녁에 재탕(再湯)해 마셨다.

하얀 막사발에 담긴 귀한 보약을 흘리면서 마시면 할머니에게 꾸중을 들었다. 보통 20첩을 먹으니 10일 정도는 쓴 한약을 하루 세 번 먹어야 했다. 이때 보의 개념은 오장육부의 균형을 유지시키며 몸에 급격한 큰 변화가 일어나지 않도록 서서히 시간을 두고 약을 흡수시키는 것이다. 천천히 몸의 제반 기능을 향상시키는 데 의의가 있다. 과거 식생활에서 보약을 먹으면 배가 듬직한 느낌을 받았다. 배가 덜 고팠다. 단단하고 무거운 약재인 숙지황(熟地黃)의 역할이었다.

보약을 먹을 때 무를 먹으면 무의 강력한 소화력으로 이런 흐름을 다소 어렵게 만들고 숙지황(熟地黃)의 약효도 떨어뜨렸다. 그래서 숙지황과 무는 상극(相克)이라 표현했다. 실제로 지황(地黃)을 재배한 땅에 무를 심으면 잘 안 된다. 〈손진인식기(孫眞人食忌)〉에 무를 오래 먹으면 기와 혈의 순환이 원활하지 못하여 머리카락이 일찍 희어진다고 했다.

한약에는 인삼, 하수오, 숙지황(熟地黃), 생지황(生地黃) 등이 들어 있는 처방이 많다. 옛 어른들은 한약 먹을 때 무를 아예 못 먹게 했다. 한의사는 환자 치료 시 매번 똑같은 처방을 거의 하지 않는다. 처방을 하고 다음에는 어떤 처방을 해야 할 지를 예측한다. 환자의 상태를 고려하여 약재를 가감하거나 처방을 바꾼다. 그런데 한약을 복용하면서 무를 많이 먹으면 흐름을 예측하기가 힘들다. 특히 지황(地黃), 인삼, 하수오 등의 약재가 들어간 처방이 그러하다.

또한 무는 강력한 해독력이 있다. 본초학에서 본초는 한약재로 쓰는 모든 물질을 통칭한다. 한약재 중 식물, 균류를 포함하여 대략 86% 이상을 차지하기 때문에 본초라는 명칭이 붙었다.

본초 중에는 광물질이 약 1% 정도 된다. 그 중에는 독성을 가지고 있는 약재가 많이 있다. 냉증(冷症)에 쓰는 매우 독성이 강한 유황이라는 약재가 있다. 유황은 자연유황 광석을 제련하여 얻은 결정체이다. 외용(外用)과 내복(內服)으로 쓰지만 내복 시에는 반드시 법제(法製)를 해서 써야 한다.

법제(法製)는 다른 말로 수치(修治), 포제(炮製)라고 하며 약성(藥性)의 변화를 주어 질병치료에 유익하도록 하는 가공법이다. 목적과 방법은 다양하며 유황의 독성을 제거시켜 안전하게 쓰려는 의도이다. 유황 법제에는 여러 종류가 있다. 그 중 나복제(羅蔔製)가 있다. 무를 잘라 속을 도려내고 유황으로 채운 뒤에 잘라낸 무로 뚜껑을 덮고 고정시킨 뒤에 용기에 넣고 깨끗한 물을 약재가 잠길 정도로 붓고 왕겨 불로 오래도록 끓여서 무가 푹 삶아질 정도가 되면 꺼내서 무를 제거하고 응달에 말리는 수치(修治)법이다. 무가 유황 독을 제거시켜 안전하게 내복(內服)이 가능하게 한다는 내용이다.

사계절 중 가을철을 천고마비(天高馬肥)의 계절이라 부른다. 이때는 식욕이 왕성해지며 폭식할 확률이 높다. 몸에 노폐물이 다른 계절보다 많이 쌓여 기혈순환(氣血循環)에 문제가 생기기 쉽다. '10월 무는 작은 인삼'이라는 말이 있다. 가을에 다발(多發)하는 질환에 무는 매우 유용하기에 붙은 말이다.

무는 소화를 잘 시키고 가래(痰)를 없애 기침을 멈추게 한다. 무는 소화가 잘 안되고 배에 가스가 차는 사람에게 적합하다. 그래서 체했을 때 생무를 먹는다. 무는 일반 채소보다 뿌리줄기가 비대하다. 그래서 일본에서는 무를 대근(大根)이라 한다. 무는 많은 영양분을 아래 뿌리로 내려

보내기에 뿌리가 매우 비대해지는 특성이 있다. 특성을 본초학에서는 하기(下氣)작용이라 본다. 하기(下氣)작용으로 소화불량, 가래(痰), 복부창만(腹部脹滿) 등에 무를 응용한다. 그리고 양고기와 함께 먹으면 좋고 과일, 당근, 오이 등과 함께 먹으면 좋지 않다. 또한 무의 또 다른 모습이다.

 섣달그믐이 지나고 속을 깨끗이 해야 정월대보름에 많은 음식을 먹고 탈이 안 난다. 대보름부터는 아홉 짐의 나무도 해야 하고 아홉 가지 나물에 밥을 많이 먹어야 한다. 정월대보름이 본격적인 농사의 시작이다. 그전은 준비의 단계이다. 본격적인 운동을 하기에 앞서 준비운동이 필요하다. 준비운동은 긴장된 근육을 푸는 단계이다. 대보름 전에 자주 체한다든가 자주 아프면 대보름 때 많이 못 먹고 힘을 쓰지 못한다.

 동치미를 이용하여 대보름 전에 속을 청아하게 하며 장을 편안하게 하고 근육의 긴장도를 떨어뜨리는 것이 준비운동의 단계가 된다. 장은 인체 면역의 70~80%를 담당하는 우리 몸에서 가장 큰 면역기관이다. 면역기능의 대부분은 장에서 결정되니 동치미의 중요성은 대단히 크다.

 언제부터인가 한겨울에 나도 할머니가 드신 것처럼 동치미 국물에 밥을 말아 먹고 있다.

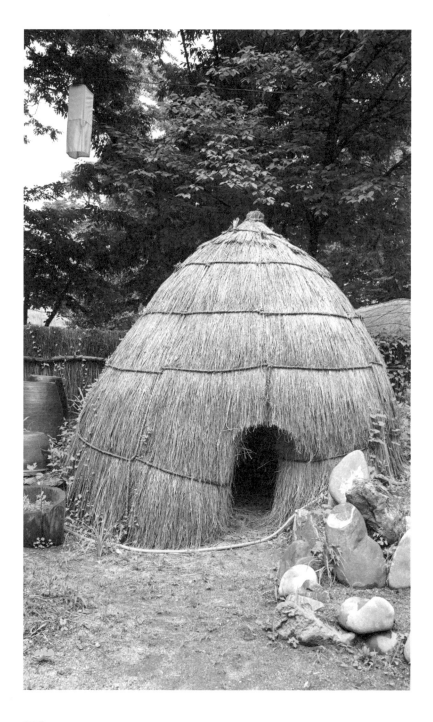

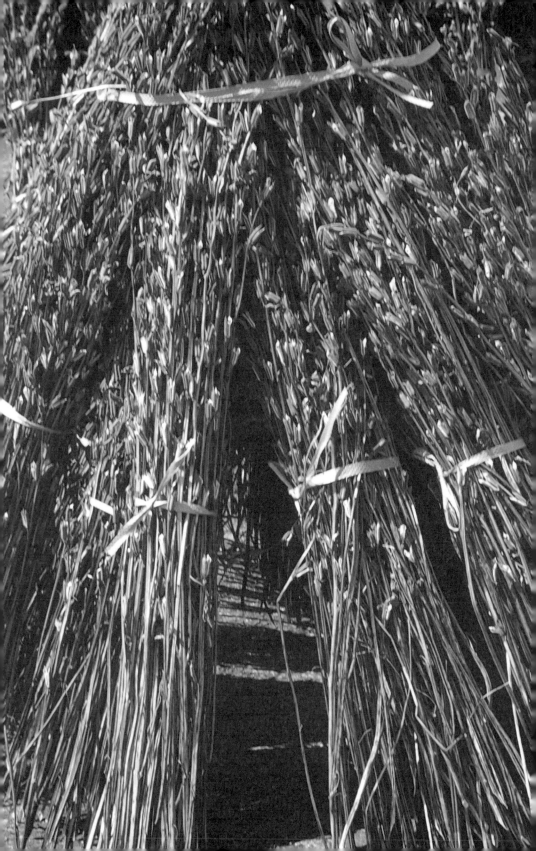

5. 깨가 쏟아진다

한가위 때 일가친척이 시골집에 거의 다 모였다. 다들 안부를 묻는다. "공부 잘 하지?, 내년에는 시집가야지?, 사업은 어때?, 어머니 건강은 어떠시니?, 작년에 교통사고 난 데는 어때?, 신혼이라 깨가 쏟아지겠네?, 올해 농사는 어때요?" 등등의 말들이 오간다. 명절은 멀리 떨어져 생활하던 친척이 모여 서로의 기를 나누어 받고 충전하는 계기가 된다.

전 국민이 움직이는 민족의 대이동은 세계적으로 독특하고 장엄하기까지 하다. 이번 한가위 때는 큰어머니께서 오시지 않았다. 성묘를 마치고 사촌 형님과 함께 큰집에 갔다. 머리가 하얗게 센 큰어머니는 낙상을 하셔서 허리와 무릎이 아프다고 하셨다. 어혈(瘀血)이 풀리는 침 치료를 하고 나오는데 비닐에 싼 소주병을 주신다. "내가 농사지어 방앗간에서 3시간 기다려 짠 참기름이니 잘 먹어라."라 하신다. 요즘은 참기름을 진짜진짜 참기름이라고 판다. 보통 음식점에서 참기름을 비빔밥에 쳐 먹으면 옛날 맛이 안 나는데 이제는 큰어머니 덕에 옛날의 향을 느낄 수 있게 되었다.

고마운 마음으로 돌아오는 길에 어렸을 적 생각이 났다. 할머니랑 동생들과 밥을 비벼 먹었을 때다. 여름철로 기억된다. 할머니는 아주 조금 참기름을 숟가락에 따르시고 병 주변을 혀로 핥으셨다. 따르시고 병을 세웠을 때 조금 흐르는 기름이 아까워서였다. 나도 따라했다. 그런데 막내 동생이 확 많이 따르고 비비려고 했다. 할머니는 기름병을 막내 동생으로부터 빼앗고 막내 동생이 따른 기름의 일부를 둘째 동생 밥에 옮겨 넣은 후 막내 동생을 혼내셨던 기억이 난다. 큰어머님이 주신 참기름을 내 자식들은 아껴 먹을까?

지구상 살아있는 모든 것에는 냄새가 난다. 식물, 동물, 균류 하나하나 는 페로몬을 발산하고, 페로몬은 다른 개체에 영향을 준다. 식물의 경우 어떤 나무의 나뭇잎을 따면 탄닌이라는 쓴 물질을 막 분비하고 정유성분 을 뿜어내어 주변의 다른 나무에 알린다.

신호의 속도는 1분 동안 약 24m를 가는 것으로 측정되고 있다. 주변 나무의 나뭇잎은 평소보다 쓴 물질을 많이 분비해서 동물에 의한 피해를 줄인다. 식물들끼리의 교감이다. 2011년에 식물에게는 후각신경이 없지 만 식물이 지닌 휘발성 화학물질에 대한 유일한 수용체인 에틸렌 수용체 가 발견되었다. 식물은 후각신경이 없이 독특한 방식으로 냄새를 맡는다 고 볼 수 있다.

다양한 동물들은 그들의 생존과 번식을 위해 냄새를 잘 맡는다. 냄새 를 잘 맡아야 맛을 느낄 수 있다. 인간이 결정적으로 맛을 느끼는 기관은 코이다. 후각에 의해 맛에 대한 분별이 이루어진다. 코를 막고 양파와 사 과를 번갈아 씹으면 구별하지 못한다.

맛(味)은 곧 향(香)이다. 그럼에도 인간의 후각은 크게 신뢰할 만하지 못하다. 수많은 향 분자를 낱낱이 구별하지 못한다. 개는 300배, 돼지는 500배 뛰어난 민감도를 지니고 있다. 북극곰은 개의 7배다. 게다가 인간 의 후각은 금방 피로를 느낀다. 대부분 동물들은 냄새의 어떤 화학성분 을 해석하는 뇌를 가지고 있으며 후각신경을 가지고 있다. 생물의 썩은 냄새를 멀리서 맡고 모여드는 파리떼나, 개·돼지의 후각은 인간보다 월 등하다.

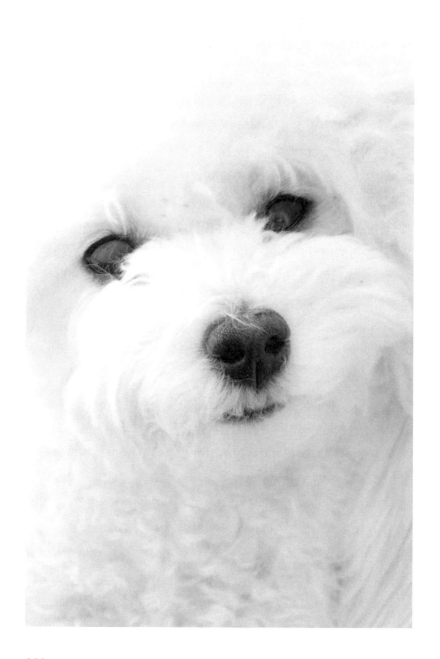

229

인간은 후각이 좋은 동물을 이용한다. 개의 후각으로 사람들은 사냥할 때, 공항에서 마약 검사를 할 때, 심지어 의료장비가 찾지 못하는 초기 암세포를 개의 후각을 이용하여 찾는 경우를 볼 수 있다. 개는 전립선암을 후각을 이용해 93%의 정확도로 찾는다고 한다.

식물이 보내는 화학적 의사소통은 놀랍다. 진딧물에 공격을 당하면 잎에서 휘발성 방향물질인 E-베타-파르네센을 분비해 포식자(捕食者)에 맞서는 식물이 있다. 또 거미진드기의 침입을 받은 리마콩은 휘발성 지질(테르페노이드) 혼합물을 방출해서 거미진드기 포식자를 유인한다. 식물들은 거미진드기의 침 속에 들어 있는 화합물질을 분석해서 자신에게 다가온 거미진드기가 어떤 종류인지를 정확하게 구분해낸다. 방출된 혼합물은 바로 거미진드기를 먹고 사는 포식자만을 유인한다. 식물은 코가 없으며 움직일 수 없지만 휘발성 물질을 내뿜어 그것도 공격자의 특성을 정확히 파악하며 자신들을 보호한다.

〈식물은 위대하다〉라는 책에 이런 내용이 있다.

"방향성 화합물질이 대기 중으로 휘발되는 것을 증가시키기 위해 꽃 속의 온도를 높이고, 꽃가루가 익을 때에는 방향물질의 생산을 증가시킨다. 서로 다른 꽃가루 매개체들을 유인하기 위해, 시기별로 휘발성 물질의 양과 종류를 조절한다. 밤에 활동하는 꽃가루 매개체는 시각적인 신호들을 사용할 수 없기 때문에, 대부분의 식물은 저녁에 휘발성 물질의 생산을 더욱 증가시킨다. 벌은 이런 화학적 신호들을 이용해 약 96킬로미터에 이르는 지역에서 수확을 하며, 모든 꽃식물들과 그 위치를 기억해 둔다. 꽃식물들은 모든 씨앗이 수정될 때까지 혹은 꽃들이 모두 시들어 떨어질 때까지, 계속해서 방향물질들을 분비하거나 증가시킨다."

자연의 세계는 참으로 경이롭다. 인간은 자연이 내뿜는 향기를 매우 조금 감지하고 있으며 일부 이것을 이용한다. 일반적으로 베게나 좌훈기로 만들어 쓰는 편백나무나 소나무는 피톤치드가 많이 나온다 하여 실생활에 많이 이용한다.

피톤치드는 식물을 뜻하는 피톤(phyton)과 죽이다는 뜻의 치드(cide)를 합성해 만든 용어다. 식물이 균, 곰팡이, 해충을 쫓고 자신의 바로 옆에서 다른 식물이 자라지 못하도록 내뿜는 다양한 휘발성 물질을 통틀어 일컫는 말이다. 독특한 나무 향기도 피톤치드에서 나온다. 피톤치드에 속하는 성분은 수백·수천 가지로 다양한데, 주로 피넨, 캄펜 등 20여 가지 성분을 사람이 들이마시면 스트레스 호르몬 분비가 줄고, 혈압이 떨어지며, 면역세포가 활성화되는 등의 효과가 있다.

활동을 못하는 사람을 흔히 '식물인간'이라고 말한다. 동물에 비해 자리에 그대로 있는 식물에 빗댄 말이다. 식물은 그냥 가만히 있는 것은 아니다. 식물을 해치는 곤충 등의 적이 나타나거나 나타날 것을 예상해 식물들은 그들 나름의 대비책을 세운다. 식물은 적의 생명 유지에 핵심인 적의 장기, 조직을 노리는 독을 분비한다.

식물에 있는 알칼로이드는 적의 신경계와 근육조직에 작용하고, 탄닌과 같은 페놀류와 기타 탄닌산들은 적의 소화기(消化器)를 손상시킨다. 또 어떤 식물이 분비하는 물질은 곤충의 호르몬에 작용하여 탈피(脫皮)를 저해한다. 가만히 제자리에 있는 것 같지만 식물은 바삐 움직이며 종을 유지, 번식하고 있는 것이다.

자연계에서 내뿜는 냄새는 실로 매우 다양하다. 냄새를 인간은 다 맡지 못하고 매우 일부만 짧게 맡는다. 콧구멍도 한쪽씩 교대로 3~4시간마다 냄새를 맡고 조금 시간이 지나면 냄새에 쉽게 무뎌진다.

'고린내' '구린내' '화독내' '물고기 썩은 내' '비린내' '멸치 찐 냄새' '젖은 나무 타는 냄새' '비 맞은 의복 냄새' '피비린내' '흙냄새' '고름 냄새' '참기름 냄새' '올리브기름 냄새' '버섯 냄새' '꼬랑내' '옛 종이 냄새' '두엄 냄새' '똥 냄새' '오줌 냄새' '쩌든 지린내' '고소한 냄새' '상큼한 냄새' '향기로운 냄새' '한약 냄새'

다양한 냄새 표현이 있다. 냄새는 자연계의 자연스러운 냄새로 주로 박테리아의 작용에 의한 냄새이다. 하지만 '휘발유 냄새' '인공화학물 냄새' '새집 냄새' '시멘트 냄새' '인공향수 냄새' '페인트 냄새' '바닥 세정제 냄새' '포장용 아스팔트 응고제인 타맥 냄새' '양방병원 냄새' 등은 자연스러운 냄새가 아니라 석유나, 석탄 등에서 추출해서 합성한 인위적인 냄새로 과거에 없던 냄새의 표현이다. 이것은 날것 냄새가 아니다.

우리말 '날내'는 취(臭)를 뜻한다. '날내'는 생것 냄새를 뜻한다. 생것에서 나는 냄새는 우리를 그곳으로 이끌리게 하거나 떨어지게 한다. 우리 몸 스스로 자연스럽게 반응한다. 하지만 인위적인 냄새는 대부분 냄새로부터 멀어지려는 쪽으로 몸이 반응한다. 새집 증후군, 시멘트 냄새, 공장 폐수 냄새, 화장실에 뿌린 락스 냄새를 예로 들 수 있다.

미군정 때는 미군을 보고 빠다 냄새가 난다고 했고, 노린내가 난다고도 했다. 버터와 육식 위주인 미군의 냄새는 실제로 그러했다. 같은 인간으로 익숙하지 않은 냄새였다. 우리는 마늘냄새, 김치냄새, 된장냄새가 난다고 서양 사람들은 싫어한다. 상대적인 결과다. 다양한 냄새에는 민족마다 다양한 문화가 깃들어 있다. 자연스럽고 익숙한 냄새는 민족의 전통적인 주거환경과 음식에 있다. 냄새는 세계적으로 동일한 인위적인 인공합성화학물의 냄새가 아니라 민족마다의 독특한 자연적인 냄새다.

후각은 오감 중 가장 오래된 시원의 감각으로 인류는 향기롭고 상쾌감이 느껴지는 향기를 찾아왔다. 현 상태의 기분을 전환할 수 있는 향기를 좋아했다. 오감 만족의 중요성을 코로 향을 맡는 것에 두었다.

옛 사람들은 엄마 뱃속에 있을 때 코가 제일 먼저 생겼을 것이라 생각했다. 침구학(鍼灸學)에 12경락(經絡)이 있다. 경락(經絡)체계의 시발점은 수태음폐경(手太陰肺經)으로 호흡기관인 폐에 중요성을 두었고 폐는 코와 연관성이 많다.

중세 유럽에서는 모든 병의 원인을 '악풍(惡風)'으로 본 적이 있다. '악풍'은 썩은 냄새이다. 중환자에게서 나는 악취를 없애야 한다고 생각했고 악취 나는 음식을 먹지 않았다. 2년 만에 유럽인구의 3분의 1인 약 2천 5백만 명을 잃은 페스트를 경험한 그들이었다. 유럽인들은 악풍을 없애기 위해 향기 나는 약재를 향신료로 썼다.

향신료는 기분전환 외에 방부제 기능과 소화흡수를 돕는 역할을 했다. 인도, 중국 등지에서 오는 계피, 후추, 백두구(白荳蔲) 등의 향신료를 이슬람 문화권과 이탈리아 상인이 독점하는 상황에서 15세기부터 스페인, 포르투갈은 대항해를 시작한다. 인도를 찾기 위해서. 향신료 때문에 콜럼버스의 서인도제도 상륙, 마젤란의 세계일주가 이루어졌고, 그 후 유럽인들의 세계 식민지가 건설됐다.

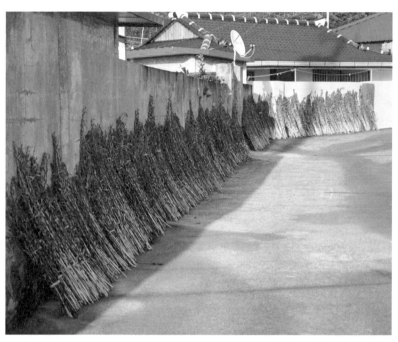

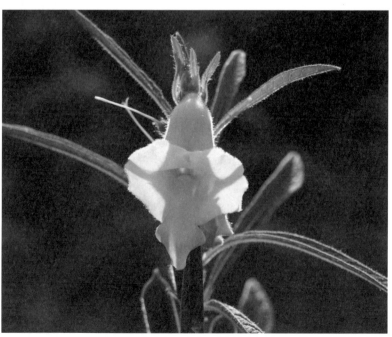

한국의 향신료로는 참깨, 들깨, 고추, 달래, 솔잎, 쑥갓, 파, 산초(山椒) 등이 있다. 이 중 참깨는 양념과 고명으로 죽, 다식, 강정 등 각종 음식에 쓰였으며, 약재로도 쓰였다. 특히 기름을 짜서 음식 재료와 질병 치료용으로 사용해 왔다. 참깨를 볶아 짠 참기름은 고소한 향을 지녔으며 오래 두고 쓸 수 있었다. 참기름으로 좋은 향을 오래 저장할 수 있었고 다용도로 이용해 왔다. 선조들은 참기름을 제일 좋은 기름으로 소중히 여겼다.

본초학에서 참깨를 흑지마(黑芝麻)라고 하며, 호마과(胡麻科)에 속한 1년생 초본인 참깨의 완숙된 검은 종자를 말한다. 다른 이름으로 거승(巨勝), 거승자(巨勝子)가 있다. 이는 효능이 대단하다는 뜻이다.

〈본초강목(本草綱目)〉에 거승죽방(巨勝粥方)으로 오장을 치료하고 기력을 도우며 근골(筋骨)을 튼튼히 한다고 쓰여 있다. 흑호마(黑胡麻), 흑임자(黑荏子), 흑유마(黑油麻), 호마(胡麻) 등의 이명(異名)도 있다. 또한 선조들은 참깨로 짠 기름을 참길음(參吉音), 마유(麻油), 진유(眞油), 향유(香油), 호마유(胡麻油) 등으로 불렀다.

참깨는 보통 심는다고 하지 않고 붓는다고 한다. 5월에 참깨를 밭에 솔솔 붓는다. 주로 마늘 수확 직전에 뿌린다. 그러면 7~8월에 윗 줄기 잎겨드랑이에 흰색바탕에 자주색 반점이 있는 꽃이 핀다. 잎은 마주난다. 일반적으로 흰 참깨가 많은데 약용으로는 검은깨를 주로 쓴다. 수확량은 검은깨가 많고, 기름은 흰 참깨가 더 많이 나온다.

9월에 길이 2~3cm인 짧은 원주형 열매가 열린다. 여러 개의 방에서 자잘한 씨가 80개 정도 나온다. 성미(性味)는 감(甘), 평(平), 무독(無毒)하고, 귀경(歸經)은 간경(肝經), 비경(脾經), 신경(腎經)이다. 자양간신(滋

養肝腎), 익정혈(益精血), 윤조활장(潤燥滑腸) 등의 효능(效能)이 있어 두
훈이명(頭暈耳鳴), 요각위연(腰脚痿軟), 수발조백(鬚髮早白), 피부건조
(皮膚乾燥), 정혈부족(精血不足), 장조변비(腸燥便祕), 부인유소(婦人乳
少), 옹창습진(癰瘡濕疹), 탕화상(燙火傷), 치창(痔瘡) 등의 병증을 치료
한다. 참깨의 원산지는 아프리카이며 전한(前漢)의 무제 때 장건이 대원
에서 들여와 호마(胡麻)라 불렸으며 송나라 때 건강식 재료로 사랑받았
다. 송나라 시인 소동파는 흑임자(黑荏子)를 매일 먹으면 장수할 수 있고
젊어지는 효과가 있다고 했다. 상기(上記) 참깨의 효능과 주치증(主治症)
을 보면 충분히 수긍이 간다.

참깨의 익정혈(益精血)의 효능은 골수를 보하고 정(精)을 보충해 줌으
로 기억력 증진과 관계가 깊다. 그래서 책거리 상(床)에 검은깨·콩으로
만든 소를 넣은 송편을 올린다. 면학에는 검은깨가 좋다. 참깨의 효능 중
자양간신(滋養肝腎)은 검은깨를 백복령(白茯苓)과 꿀(蜜)을 배합하여 수
시로 복용하면 장수(長壽)할 수 있다는 내용을 내포하고 있다. 또한 하수
오(何首烏), 구기자(枸杞子), 감국(甘菊), 꿀(蜜)을 배합하면 일찍 찾아온
백발(鬚髮早白)에 도움이 된다.

윤조활장(潤燥滑腸)의 효능은 피가 부족하여 온 변비를 당귀(當歸), 도
인(桃仁), 행인(杏仁), 백자인(柏子仁), 마자인(麻子仁), 육종용(肉蓯蓉)
등의 약물을 배합하여 치료한다는 뜻을 가지고 있다. 이 밖의 실생활 응
용법으로 감기 걸렸을 때 참깨에 생강을 넣어 죽을 끓여 먹으면 좋다.

벌레가 귓속으로 들어갔을 때 참기름을 조금 넣으면 벌레가 나온다.
유체(乳滯)에 참기름을 끓여 먹이면 효과 있다. 기부족(氣不足)에 낙지를
참기름과 같이 복용하면 기운이 난다. 비상독(砒霜毒)을 푸는 데 참기름

을 한 사발 퍼 먹인다. 독성이 있는 마전자(馬錢子)를 내복(內服)하고 두통이나 심황(心慌)증세가 있을 때 참기름 한 잔을 백사탕(白砂糖)에 타서 복용한다. 코 안이 헐었을 때도 참깨를 시루에 쪄서 말려 술 담가 먹으면 좋다. 산나물은 데쳐 참기름에 무쳐 먹고, 송편을 만들 때 깨로 소를 만든다.

참깨다식(胡麻茶食)을 해 먹으면 눈이 밝아지고 장수(長壽)한다. 산후 유즙분비부전(乳汁分泌不全)에 검은깨, 녹두, 대추를 함께 넣고 달인 후 그 물에 멥쌀을 넣어 죽을 쑤어 먹는다. 독사에게 물렸을 때 급히 참기름 1,2 잔을 먹어 독을 푼 후에 다른 약을 쓴다. 복통에 일반적으로 좋은 술에 참기름을 타 복용하면 통증이 완화된다.

변비에는 계란 흰자에 참기름을 섞어 공복에 하루 두 번 먹으면 좋다. 백내장(白內障)에 전복 껍질에 뽕나무 잎과 검은깨를 넣어 죽을 끓여 먹으면 좋다. 독거미에 물렸을 때 참기름과 소금을 개어 문지른다. 버섯중독에 감초와 같이 끓여 식혀 먹는다. 중풍으로 쓰러져 정신 못 차릴 때는 사향을 약간 배합하여 정신을 차리게 한다.

벌에 쏘인 데도 참기름을 된장과 섞어 바른다. 새가 다치면 참깨를 씹어 상한데 처매면 낫는다. 고아 만든 닭 국물에 참깨를 갈아서 밭친 물을 넣어 만드는 임자수탕(荏子水湯)이라는 보양음식도 있다. 또한 참기름은 연고 기초제로 고약 만드는 데 필수적인 약물이다. 조선시대 궁궐에서는 미용(美容) 음식으로 검은깨를 즐겨 먹었다.

중국에서는 "참깨를 100알 먹으면 만병이 없어진다. 1년을 계속해서 먹으면 배고픈 줄 모르고 전신의 피부가 고와지며, 2년을 계속해서 먹으면 흰머리가 검어지고, 3년을 계속해서 먹으면 빠졌던 이가 다시 나고, 4년을 계속해서 먹으면 물과 불에도 데지 않고, 5년을 계속해서 먹으면 뛰는 말보다 빠르고 장수하리라"라는 옛이야기가 있다. 허풍이지만 참깨의 좋은 약효(藥效)을 강조하고 있음을 알 수 있다.

들깨는 본초명(本草名)이 임자(荏子)이며 이명(異名)으로 수임자(水荏子), 야임(野荏), 백소자(白蘇子), 옥소자(玉蘇子) 등이 있다. 동남아가 원산지로 잎을 즐겨 먹는다. 참깨는 인도가 원산지며 잎을 먹지 않는다. 들깨의 잎은 마주나며 잎자루가 길고 달걀형의 원형에 가깝다. 줄기는 네모지고 곧게 자라며 연한 털이 있다. 꽃은 8~9월에 희고 작은 입술 모양의 통꽃이 많이 핀다. 열매는 10월에 꽃받침 안에 자리 잡은 분과(分果)가 달려 익는다. 지름이 2mm 정도의 둥근 모양이며 매끈한 표면을 갖고 있다. 줄기나 잎에서는 독특한 향기가 나 벌레가 안 꼬인다.

들깨를 심을 때 옆에 고추를 심으면 고추를 파먹고 사는 담배나방애벌레를 막는 데 도움이 된다. 담배나방애벌레는 들깨 특유의 향을 제일 싫어하기 때문이다. 들깨는 전체적으로 방향성(芳香性)이 있어 음식의 향료나 약용으로 많이 이용되어 왔다. 감자탕을 끓일 때 깻잎을 넣으면 탕 안의 돼지 뼈와 감자의 맛이 좋아진다. 탕국물이 개운해진다. 이는 들깨의 성미(性味)가 신(辛)하기 때문이다. 또한 성미(性味)가 온(溫), 감(甘)하기에 깻잎을 장아찌로 만들어 먹으면 소화력이 약(弱)할 때 밥반찬으로 최고다.

깻잎은 빈혈에도 매우 좋다. 들깨의 종자인 임자(荏子)는 원기부족에 좋으며, 거칠어진 피부를 윤택하게 한다. 〈식물본초(植物本草)〉에 임자(荏子)는 기를 내리고 속을 덥게 하며 몸을 보(補)한다고 쓰여 있다. 들깨

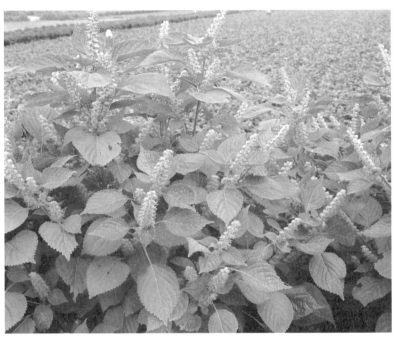

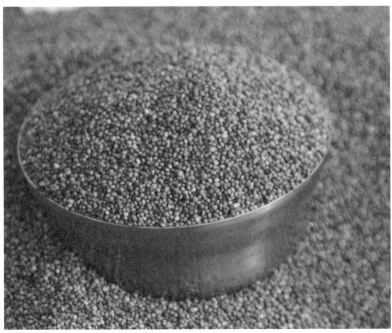

239

의 종자를 기름 짠 것을 들기름이라 하며 참기름 대용으로 써왔다. 들기름도 많이 오래 먹어도 몸에 이롭기에 선조들은 오래전부터 다용(多用)했다.

시중에 파는 들기름·참기름은 추출방식에 문제가 많다. 고온인 200~300도에서 압착기로 뽑으면 벤조피렌이라는 발암물질이 나오기 때문이다. 선조들은 시중에 유통되는 들기름·참기름을 먹어 보지 못했다. 설령 있었어도 오래도록 먹지 않았을 것이다. 그들이 장복했던 기름은 요즘 기름과 다르다. 들깨는 뿌리를 빼고는 못 먹는 것이 거의 없다.

요즘 농촌 진흥청에서는 재배 안정성이 높고 수확량이 많은 착유용 들깨 새 품종 '다미'를 개발했다. '다미'는 수확량이 10a(991 ㎡) 당 142kg 정도로 많고, 쓰러짐에도 강하다고 한다. 재배 농가에 희소식이다. 좋은 품종으로 들기름을 짜 일본으로 수출을 많이 해야겠다. 2015년 1월부터 4월까지 대일(對日) 들기름 수출은 100배 늘었다. 일본 TV에서 들기름의 주성분인 오메가3가 치매 예방에 효과가 있다고 방영했기 때문이다. 우리나라 사람은 깻잎을 즐겨 먹고 요리에 들기름을 많이 사용하기에 들깨의 이용도가 높으며 생산기반 또한 일본보다 낫다. 우리 식생활에 많은 도움을 주고 있는 들깨 농사는 잔손이 많이 가는 농사이다. 농부의 수고로움에 감사한다.

제비꽃은 세 개의 꼬투리를 가지고 있다. 씨가 다 익으면 약 50개 정도의 씨가 툭 터져나가 흩어진다. 자기 스스로 씨를 멀리 흩뿌려 종족 번식을 하는 식물이 많이 있다. 괭이밥, 봉숭아, 각종 콩류, 살갈퀴, 참깨 등은 씨가 다 익으면 순간적으로 꼬투리를 비틀어 씨앗을 멀리 퍼트린다. 참깨는 꼬투리가 아래서부터 익어 터지기에 일차 아래를 털어 수확하고,

이차 중간을 털며 삼차 윗부분을 털어야 온전히 수확할 수 있다. 세 차례 정도는 털어야 제대로 수확할 수 있다. 비교적 다른 곡식에 비해 우수수 잘 떨어져 추수하기가 쉽다. 하지만 게으른 농부가 깨를 수확할 때는 일차 털 부분은 땅에 떨어져 있고 이·삼차 익은 깨가 쏟아질 것이다. 작은 깨알이 순식간에 쏟아진다. 그래서 깻단은 바닥에 비닐을 깔고 반드시 세워 놓아야 한다. 우리는 가을에 담벼락이나 밭 한가운데 깻단을 세워 보름 정도 말리는 것을 볼 수 있다. '깨가 서 말이면 땀이 서 말'이라는 말이 있다. 참깨 농사는 땀으로 짓는 농사로 부지런해야 한다.

바닐라 맛 향, 딸기 맛 향 등과 같은 인공향에 비해 윤기와 몸에 유익한 향을 품고 있는 참깨는 장수와 질병치료에 즐겨 써 왔다. 각종 급·만성 질환에 응용한 식재료이며 약물이었다. 참깨는 실생활에 늘 부족해 많이 아꼈지만, 수확할 때 망태기에서 쏟아져 자루에 담길 때는 행복한 미소가 떠나지 않았다. 작은 씨앗으로 이로움이 많은 소중한 참깨는 우리 생활에 보배로운 존재였다. 깨만 보면 행복했다. 신혼의 꿈처럼.

얼마 전 소비자원이 서울시내 일반음식점 50곳에서 손님에게 제공하는 식용 기름을 조사한 결과, 참기름을 사용하는 업소는 29개 업소였고 나머지 21개 업소는 참기름에 식용유를 섞거나 향미유를 사용하는 것으로 조사됐다. 또한 음식점 20곳 중 3곳의 참기름은 가짜라고 한다. 진짜 참기름이라 하는 것도 고압으로 짠 참기름이다. 고압으로 짜면 벤젠이 나온다고 한다. 걱정이 많아진다.

큰 어머니님이 주신 참기름의 소중함을 생각하는 명절이 됐다. 그런데 큰어머님은 점점 노쇠해지신다. 내년 추석 때도 손수 마련하신 참기름을 주실지 모르겠다.

241

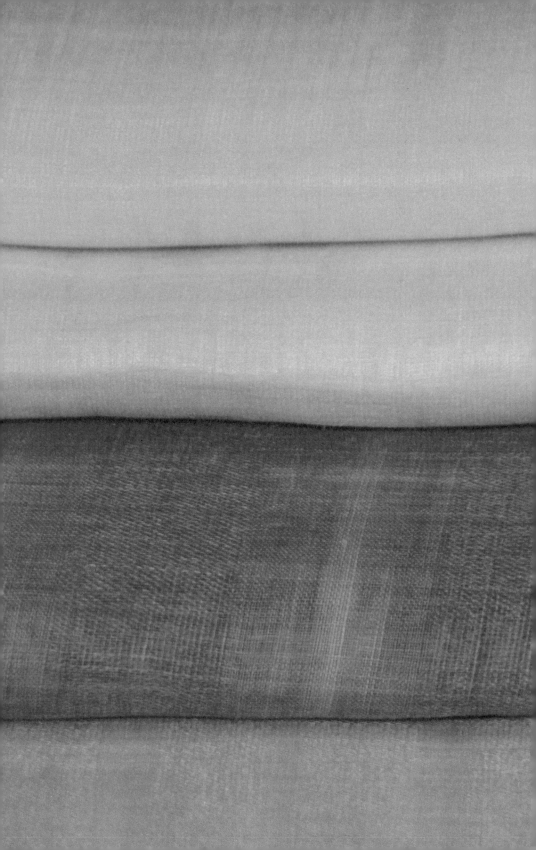

세모시 옥색치마에 담긴 뜻을 알아보자.
먼저 세모시를 살펴보면 모시 열 새 이상이면 세모시에 속한다.
'새'는 피륙의 날실을 세는 단위로
30cm포 폭에 80올의 날실로 짜인 것을 '한 새'라 한다.

15새를 보름새라 하는데
보름새 모시 정도는 아주 가늘어서 최고 기술자만이 짤 수 있다.
모시는 보통 7새에서 15새까지 있고
세모시는 나라에 바치는 공물 중 하나였다.

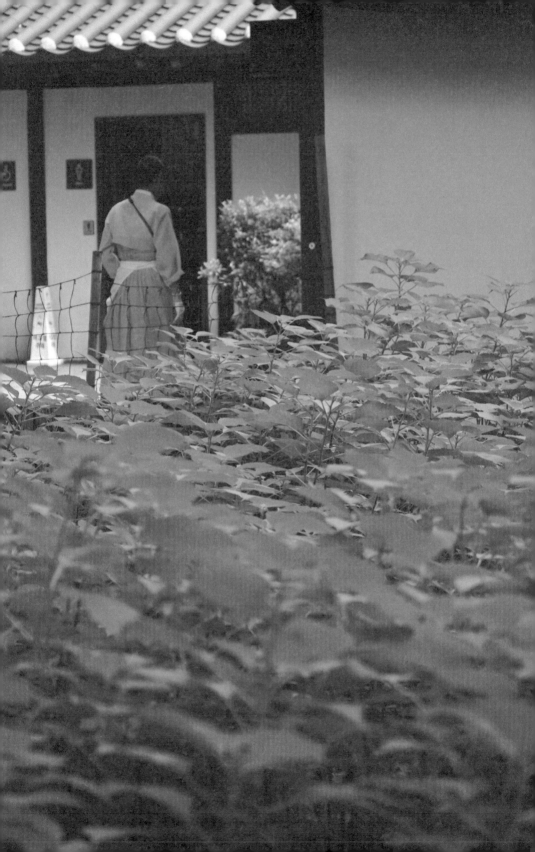

4장

1. 세모시 옥색치마가 있어요

김말봉 선생의 작사와 금수현 선생의 작곡으로 유명한 가곡 중 '그네'가 있다.

세모시 옥색치마 금박물린 저 댕기가 창공을 차고 나가 구름 속에 나부낀다. 제비도 놀란 양 나래 쉬고 보더라.

단오날 동네 처녀가 모시에 쪽물을 들인 치마를 입고 힘차게 그네를 타는 모습이 그려진다. 참으로 아름다운 한편의 시(詩)다. 일상에 찌들었던 마음을 그네타기를 통해 확 풀어버리는 아낙네의 마음이 헤아려진다.

세모시 옥색치마에 담긴 뜻을 알아보자. 먼저 세모시를 살펴보면 모시 열 새 이상이면 세모시에 속한다. '새'는 피륙의 날실을 세는 단위로 30cm포 폭에 80올의 날실로 짜인 것을 '한 새'라 한다. 15새를 보름새라 하는데 보름새 모시 정도는 아주 가늘어서 최고 기술자만이 짤 수 있다. 모시는 보통 7새에서 15새까지 있고 세모시는 나라에 바치는 공물 중 하나였다.

모시는 '모시풀'의 줄기껍질로 만든 실로 짠 피륙으로 저포(苧布)라 한다. 빛깔은 희고 감촉은 옥사(玉絲)처럼 깔깔하며 통풍이 잘돼 여름철 옷감으로 알맞다. 송(宋)의 황족인 조여괄(趙汝适)의 책에 의하면 신라의 생산품 중 눈에 띄는 것은 '모시옷'이라 했다.

모시는 순수한 우리말이며, 저포(苧布)를 모시배(毛施背)라 했다. 서긍(徐兢)의 고려도경(高麗圖經)에 '고려에서는 모시(紵)와 삼(麻)을 스스로 심어 많은 사람들이 베옷을 입는다'고 쓰여 있다. 지금의 충남 서천군 한산면은 모시풀의 주요 재배지로, '한산세모시'가 특산품으로 유명하다. 하지만 앞으로는 명맥(命脈)만 유지할지 모른다. 왜냐하면 한산지역에 태모시를 입으로 쪼개고 이으시는 분이나 방직하시는 분의 연령이 고령이기 때문이다. 그 일을 하는 젊은이는 거의 없다.

모시풀 줄기를 불 피워 가늘게 실로 만들고 습기 있는 데서 방직(紡織)해야 하기에 가습기를 틀어 놓고 작업해야 한다. 정련하고 표백하기 등이 까다롭고 고되다. 꾸준함이 요구되고 힘든 일이기에 대를 이을 젊은이가 부족하다.

게다가 현재 시중에 모시떡이 유행하여 잘 자란 모시풀이 부족하다. 모시풀은 뿌리로 번식하는 식물이다. 잎을 자주 따서 떡을 해 먹으니 잘 자란 모시풀은 상대적으로 적어진다. 모시떡 뿐만 아니다. 모시전, 모시막걸리, 모시물냉면, 모시비빔밥, 모시로 담근 고추장·된장 등 모시잎으로 별미 음식을 많이 만든다. 모시풀이 한 벌 옷으로 만들어지기까지의 어려운 공정을 알고 나면 공장에서 대량 생산한 합성 섬유 옷을 간편하게 입고 다니는 우리는 숙연해진다.

모시풀은 쐐기풀과(科) 모시풀속(屬)에 속하는 다년생 초본으로 왕모시풀, 왜모시풀, 섬모시풀, 모시풀, 개모시풀, 긴잎모시풀이 있으며 이 중 왕모시풀, 왜모시풀, 섬모시풀, 모시풀의 껍질을 섬유용으로 쓴다. 모시풀은 동남아시아가 원산지이며 반목본성(半木本性) 초본으로 줄기 아랫부분과 뿌리줄기가 목질화되어 단단하다. 줄기의 인피섬유(靭皮纖維)를 이용하고 뿌리는 저마근(苧麻根)이라 하며 약용(藥用)한다. 식물은 쐐기풀과 비슷하게 생겼다. 가시털이 없고 줄기와 잎에 짧고 부드러운 털이 있다.

왕모시풀과 왜모시풀은 우리나라 남부에 분포해 있고 섬모시풀은 제주도, 흑산도, 홍도에 분포하며 모시풀은 중부, 남부에 분포한다. 겨울에 최저기온이 영하 10도 이하로 내려가는 지방은 재배가 곤란하다. 우리나라에서 재배되는 모시풀 품종은 대략 백피종, 서방종, 재래종 등이 있다. 백피종과 서방종의 서식장소는 습기가 많고 따뜻한 지방이어야 한다. 재래종은 비교적 추운 지방에서도 재배가 가능하다. 키는 보통 1.5~2m이지만 요즈음은 재배 시 거름을 잘 주어 3m까지 자란다. 모시풀 줄기가 질기고 튼튼하기에 섬유자원 이외에 특수 종이, 그물, 밧줄, 범포(帆布) 등으로 사용해 왔다. 모시풀은 이른 봄 3월부터 늦가을 11월까지 푸르게 자란다.

섬유자원으로 이용하려면 1년에 세 번 베어 사용한다. 심은 해나 다음 해부터 수확하여 쓸 수 있다. 대개 5월 말에서 6월 초에 처음 수확하고, 8월 초에서 하순에 두 번째, 10월 초에서 하순에 마지막으로 베어낸다.

이 중 두 번째 베어낸 모시의 품질이 가장 좋다. 선조들은 이 모시로 옷을 만들어 여름철을 시원하게 보냈으며 도포나 깨끼적삼의 재료로도 이용했다. 모시에 염색이 잘 되는 염료로는 쪽(藍), 홍화(紅花), 황토(黃土), 감물(柿), 매리골드, 치자(梔子), 오배자(五倍子), 먹물(墨), 울금(鬱金) 등이 있고, 콩즙이나 오배자(五倍子)로 선매염을 하면 훨씬 선명한 색을 띤다. 특히 쑥, 밤, 도토리 등 갈색이나 흑색계 염료는 콩즙으로 선매염 처리를 하지 않으면 연하게 염색된다.

모시풀 줄기껍질의 본초학적 성미(性味)는 감(甘), 한(寒), 무독(無毒)이며 효능(效能)은 청번열(淸煩熱), 이소변(利小便), 산어(散瘀), 지혈(止血)이며 주치증(主治症)은 치어열(治瘀熱), 심번(心煩), 소변불통(小便不通), 항문종통(肛門腫痛), 혈임(血淋), 창상출혈(創傷出血)이다. 이와 같이 모시는 성질이 차(寒)니 우리 몸을 시원하게 해주며 여름철 옷감으로 적당하다. 조선시대 행동반경이 적은 아낙네가 단옷날 뒷동산에 올라 시원한 세모시 치마를 입고 창공을 나니 가슴에 쌓인 답답함이 한꺼번에 그네와 함께 날아간다.

세모시 옥색치마는 세모시에 쪽물을 들이면 옥색이 나온다는 의미를 내포하고 있다. 쪽은 청색을 염색할 수 있는 마디풀과의 1년생 초본이다. 동양에서는 남(藍), 서양에서는 인디고(Indigo)라고 부른다. 인디고는 콩과(科) 낭아초속(屬) 인디고페라(Indigofera)로 다년생(多年生)이다. 주로 인도(印度)에서 천에 염색하거나 화가들의 염료로 재배되어 왔다.

우리나라에서는 청색 계통을 '쪽빛'이라고 통용하고 푸른 하늘을 쪽빛하늘이라 부른다. 옛날 종이가 없을 때는 죽간(竹簡)이라는 책을 이용했

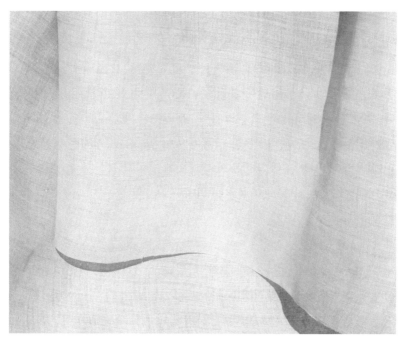

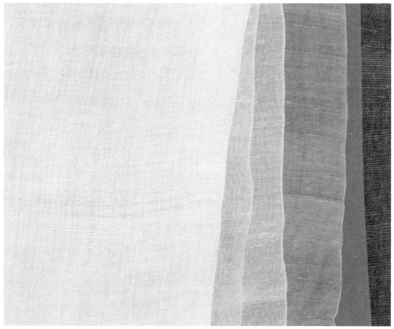

249

는데 대나무를 쪼개어 붙인 것으로 대나무 속이 푸른색을 띠어 책의 면(面)의 의미로 쪽(page)이라는 말을 사용한다.

또한 물건의 쪼개진 한 부분을 뜻하는 의미로 쪽이라는 말을 사용했다. 수박 한 쪽에서 쪽은 죽간의 쪼갠 대나무 한 개와 대응된다. '체면이 깎이다'는 뜻으로 어떤 말 못할 사정이 있어 얼굴이 파래지는 현상을 '쪽 팔리다'라고 한다. 또한 부인들의 뒷머리에 땋아서 틀어 올려 비녀를 꽂은 머리털을 '쪽 지다'라고 하는데 비녀는 옥으로 만든 것으로 푸른색에 가깝다.

우리나라에 살고 있는 나비목(目) 나방은 약 3,000종이나 된다. 그 중 산누에나방과 옥색긴꼬리산누에나방은 빗살 모양의 더듬이를 가지고 있는 옥색을 띤 희고 큰 나방이다. 산지 풀밭에서 나타나며 아름다운 옥색을 지녔다. 또한 알락나방과 벚나무모시나방은 날개가 크고 반투명한 흰색에 검은색 날개맥을 가지고 있다. 주로 낮에 활동하며 날개 색깔이 시원한 모시옷을 연상시킨다. 나비목 호랑나비과의 모시나비도 날개 빛깔이 고운 모시 한복을 입은 것처럼 보인다. 모시조개의 패각 겉면의 무늬 또한 모시옷을 연상시킨다. 이렇듯 우리가 사용하고 있는 언어 속에는 모시풀, 쪽과 많은 연관이 있는 것을 알 수 있다.

이종남 저 〈우리가 정말 알아야 할 천연염색〉 책에서 쪽을 염료로 옷을 만들어 온 역사를 알 수 있다. 우리 민족은 고조선시대부터 염료로 쪽을 사용해 청색 옷을 입었다. 특히 조선시대에는 저고리 소매 끝동에 남색(藍色)을 써서 아들이 있음을 나타냈으며, 남편이 있는 여자는 아무리 늙어도 남편이 살아 있는 한 남색치마를 입는 풍속도 있었다.

조선의 풍속화가 신윤복의 〈연소답청〉, 〈주유청강〉, 〈상춘야흥〉, 〈선유도〉 등의 풍속화에서도 쪽물 들인 청색 치마를 볼 수 있다. 전통 한복에서 치마의 색채는 옥색·연남색·남색·흰색이 많았다. 쓰개치마도 옥색이 많았다. 조선시대에는 나라에서 황색 계통의 옷을 금지시켰기에 일반 백성은 청색 계통의 옷을 마음 놓고 염색해 입었다. 숙종은 청색옷의 착용을 국명으로 내리기까지 했다.

전 세계적으로 기원전 7160~ 6150년대 팔레스타인 사막지대의 신석기 유적에서 청색으로 염색한 직물이 발견되었고, 산스크리트 기록에 의하면 기원전 4,000년 인도에서 쪽으로 염료를 만들었으며 그때 이집트로 수출하기까지 했다. 기원전 3,500년경 고대 이집트에서 아마(亞麻)와 더불어 미라 포로 사용되었다. 인류 역사상 가장 먼저 사용한 식물성염료는 쪽이었다.

후한대의 본초서 〈신농본초경(神農本草經)〉에도 쪽을 염료로 사용한 예가 실려 있다. 〈순자(荀子)〉 권학편(기원전300~240년경)에 청취지어람(靑取之於藍) 이청어람(而靑於藍)이라는 말로 청출어람(靑出於藍)이란 사자성어가 만들어졌다. 쪽에서 나온 푸른 염료가 쪽보다 더 푸르다는 뜻으로, 제자가 스승보다 낫다는 의미로 쓰인다. 필자의 은사인 고 신민교 박사님은 필자에게 당신의 저서를 주실 때 '청출어람(靑出於藍)'의 한자 성어를 써주셨다. 열심히 학문을 연마하라는 의미이다. 서울교육대학 정문을 청람문(靑藍門)이라 한다. 같은 의미일 것이다.

쪽은 종류도 다양하고 생육 온도, 양분 상태, 일조량에 따라 색소의 함량도 천차만별이다. 쪽과 같은 함람식물(含藍植物)은 전 세계에 350종이 분포하는데, 인도, 아프리카 등 열대 기후의 토양에서는 콩 과(科)에

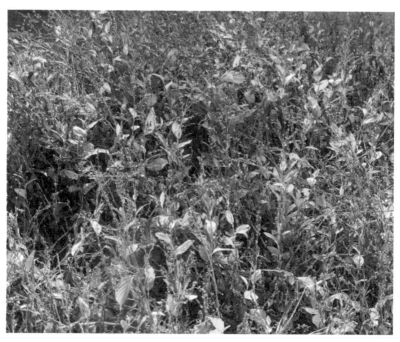

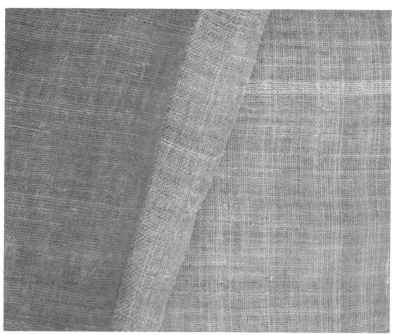

252

속하는 인도남(印度藍), 중국 남부와 타이, 라오스, 일본 오키나와 등의 아열대 기후에선 쥐꼬리망초 과(科)의 유구남(琉球藍), 일본의 온대지역과 중국 양자강 유역 등에서는 마디풀 과(科)의 요남(蓼藍), 유럽과 북해도 등의 한대성 기후에서는 십자화 과(科)의 대청(大靑)을 각각 재배하여 사용하였다.

우리나라에 자생하는 쪽은 요남이며, 쪽풀이라고 한다. 요남은 조선 쪽, 일본 쪽, 중국 쪽 세 종류가 있는데, 조선 쪽은 잎이 타원형이며 끝이 둥글고, 진한 녹색을 띤다. 반면에 일본 쪽은 잎이 장타원형으로 길고 끝이 뾰족하고, 중국 쪽은 잎이 둥글고 두툴두툴하며 두껍다.

옛날부터 대표적으로 사용된 염료로는 소목(蘇木), 밤, 도토리, 자초(紫草), 감, 울금(鬱金), 괴화(槐花), 오리나무(橙), 신나무(楓樹), 오배자(五倍子), 호두의 청과피(胡桃靑皮), 정향(丁香), 황련(黃連), 꼭두서니(茜草根), 양파, 석류 열매껍질, 쪽(藍), 홍화(紅花), 먹물(墨), 황토(黃土), 황백(黃柏), 치자(梔子) 등이 있다. 이 중 쪽(藍)은 산이나 알칼리에 의해 다른 색으로 변하지 않는 단색성 염료로 땀, 음식물 등에 의해 색이 심하게 변하지 않아 생활용품과 의류에 적당하다.

감지(紺紙)는 종이에 쪽물을 들인 것을 말하는데 오래된 불교 경전이 감지로 된 것은 거의 손상 없이 남아있다. 아토피 피부염에 쪽물 들인 이불이나 옷은 치료 면에서 화학염과 비교될 수 없이 좋다. 필자는 옥사(玉絲)에 쪽물을 들여 1m 정도 잘라 삼살 때 눈을 가리고 잠을 청한다. 하루 종일 컴퓨터 모니터를 보고, 책 보고, TV시청 등으로 눈을 혹사하면 눈쪽으로 화기(火氣)가 올라오는데 화기(火氣)를 쪽의 찬 성질로 가라앉히고 편안한 잠을 자려는 의도이다. 요즘도 계속하고 있다.

이종남 자연염색 연구소 소장은 쪽(藍)으로 염색하는 방법은 다양하고 고도의 전문성을 요구한다고 한다. 전문가는 쪽으로 다양한 색을 얻는다. 하지만 일반 서민은 텃밭에 쪽을 심고 그것으로 단순히 물들이니 옥색 밖에 나올 수 없다고 말했다. 그것은 자연색이었으며 자연과 동화하려는 한국인의 취향과도 맞아 옥색 치마를 즐겨 입게 되었다.

참고로 쪽잎을 따서 염색하고 남은 줄기는 5cm 정도로 잘라 모래가 섞인 흙에 삽목(插木)을 해도 잘 자란다. 종자 번식이 원칙이지만 삽목 또한 재미삼아 창가 화분에 삽목해 보니 잘 자랐다. 쪽은 마디풀과 식물이다.

5월의 단오절 행사에는 창포(菖蒲)에 머리감기, 약쑥 뜯어 말리기, 씨름, 단오선(端午扇)만들기 등의 행사가 있다. 그 중 그네뛰기는 양기가 가장 극한 시기인 단옷날에 행하는 아낙네들의 최고의 행사였다. 양기가 극(極)하다는 것은 곧 음기가 생(生)한다는 것을 의미한다. 그래서 그네뛰기는 주로 여자들이 노는 놀이다. 이미 시집을 가서 2~3명의 아이까지 둔 부인들도 밖에 나와서 놀았다. 음력 5월 5일에 그네타기를 하지 않으면 그 해에는 모기에게 많이 물린다는 말이 있었다. 그래서인지 모르지만 모두 나와 놀았다. 음(陰)이 처음 나오는 날, 단오(端午)때 모시에 쪽물을 들여 창공을 나는 아가씨의 치마는 분명 옥색(玉色)이었다.

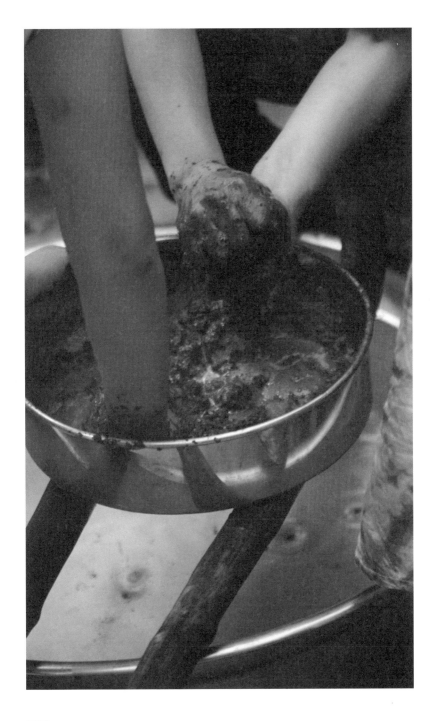

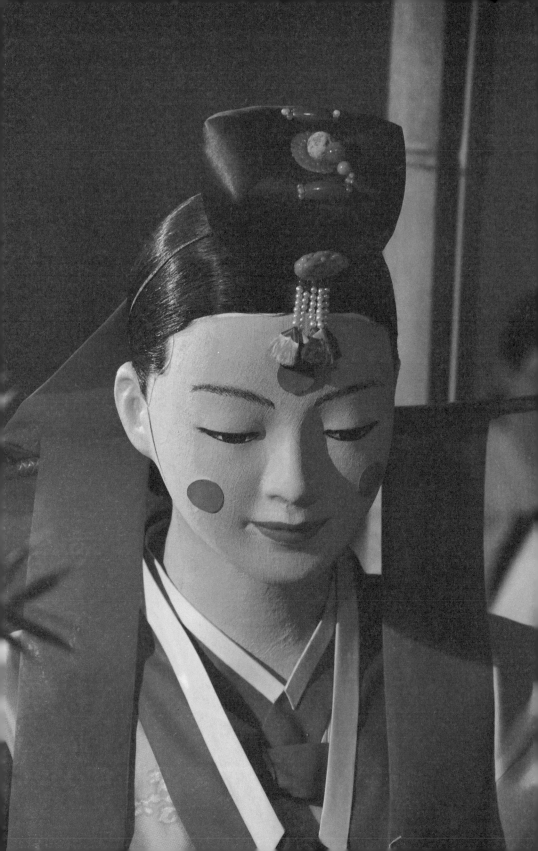

2. 연지 곤지를 하는 뜻은?

추운 겨울날 얼음판에서 썰매 타고 팽이 치는 오빠를 찾아온 여동생은 빨간 벙어리장갑을 끼고 큰소리로 '오빠 빨리 집에 가자'고 보챘다. 오빠는 '응, 한 바퀴만 더 돌고' 여동생은 '그냥 가자. 추워 죽겠어.' 입김이 얼굴에 얼어붙을 태세다. 추워 보이는 얼굴에 애타는 목소리지만 붉은색 목도리에 빨간 벙어리장갑을 본 오빠는 한 바퀴 더 돌았다.

만약 동생이 파란색의 목도리와 하얀 장갑을 끼고 나왔으면 한 바퀴 더 돌지 않고 집에 갔을 것이다. 빨강은 파랑에 비해 따스한 느낌이 들었기 때문이다. 빨간 구두에 빨간 원피스를 입었던 여동생은 10여 년 후 붉은색 원삼으로 만든 신부복에 붉은색 연지 곤지를 바르고 시집갈 것이다.

이종남 저(著) 〈우리가 정말 알아야 할 천연염색 책에 붉은색과 천연염색에 대해 다음과 같이 쓰여 있다. 음양오행설 의하면 붉은색은 남(南)쪽, 여름(夏), 화(火), 심장(心臟), 쓴맛(苦味), 혈(血), 기쁨(喜) 등과 관계가 있다. 적색은 음(陰)과 양(陽) 중 양(陽)에 속하고 침울할 때 활기를 불어넣어 주는 색(色)이다. 따라서 노인들은 홍색(紅色) 주머니를 늘 차고 다녔고, 음(陰)에 속하는 귀신이 싫어하는 색이기에 잡귀와 병마의 접근을 막는 길한 색으로 의미를 두었다. 혼례 등 길한 일에는 반드시 청색과 짝을 이뤄 사용하였다. 적색 계열 염료로 염색한 의복은 중·상위의 지위를 뜻했다. 역대로 고려 말까지 자주색 다음으로 적색을 주로 관복으로 사용했다.

고려 우왕 때부터는 왕복이 대홍색(大紅色)으로 바뀌었고, 조선시대까지 적색을 많이 사용했다. 조선시대 고종, 순종을 제외한 역대 왕의 곤룡포, 문무 관리의 단령, 금관조복, 동달이 등과 왕비(王妃)의 원삼, 스란치마 등에 사용하였다. 이렇듯 조선시대에는 적색계를 상위 계층의 색으로 사용하였음을 알 수 있다.

조선말 고종은 황제라 선포하고 왕의 복색을 적색에서 황색으로 바꿨다. 이때부터 일반인의 적색 사용이 완화되어 혼례 때 색깔 있는 옷을 입을 수 있었다. 홍색을 비롯한 적색 계열을 부녀자와 어린이들이 좋아하게 되었다. 당시 외국인 선교사 에른스트 오페르트는 '조선기행(朝鮮紀行)'에서 어린이들의 가장 흔한 옷 색깔은 진홍색을, 부녀자의 복색으로는 장밋빛을 들고 있다.

천연염료로 여러 종류의 적색을 얻는 것은 오래전부터 가능했다. 적색을 염색할 수 있는 식물성 염료로는 꼭두서니(茜草根), 홍화(紅花), 자초(紫草), 소목(蘇木), 감(柿), 살구나무(杏), 매실나무(梅), 회나무(槐), 촉규화(蜀葵花), 호장근(虎杖根), 주목(朱木) 등이 있다.

광물성(鑛物性) 염료로는 적토(赤土), 주사(朱砂), 동물성 염료로는 락충, 커미즈, 코치닐 등이 있다. 위 염료(染料) 중 오랫동안 우리나라에서 사용하고, 색감이 뛰어난 염료로는 꼭두서니(茜草根), 홍화(紅花), 소목(蘇木), 자초(紫草) 등을 들 수 있다. 이 중 홍화로 염색한 홍색은 모든 색 중 가장 고가의 색이다. 옛 문헌 '임원경제지(1827년)', '규합총서(1815)', '상방정례(1752)', '탁지준절(1749)' 등에 홍색을 얻는 데 홍화의 중요성이 설명되어 있다.

홍화는 국화과에 속한 1년생 초본인 잇꽃의 화판(花瓣)이다. 황색으로

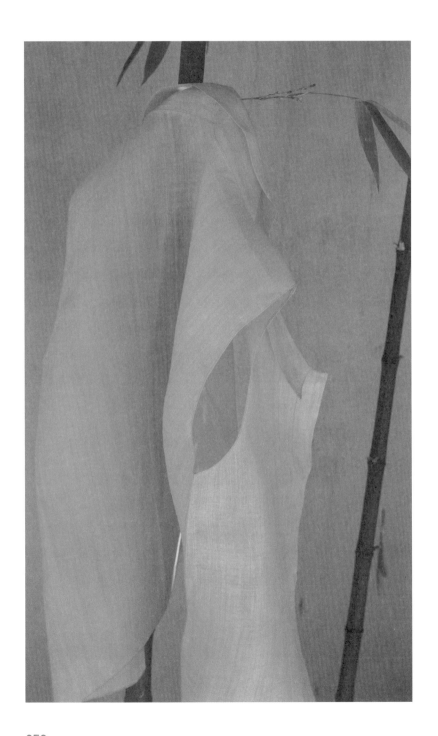

피었다가 홍색으로 변하는데 염료나 약용으로 쓸 때는 여름에 꽃이 핀 뒤 화관이 선홍색을 띌 때 따서 음건(陰乾)하여 사용한다.

홍화의 이명(異名)으로 홍람(紅藍), 황람(黃藍), 오람(吳藍), 이시(利市), 자홍화(刺紅花) 등이 있는데 홍람, 황람, 오람의 람(藍)은 염색과 관계 깊고, 자홍화(刺紅花)는 홍화잎 끝이 가시처럼 뾰족한 톱니가 있어 붙은 이름이며, 이시(利市)는 물건을 사고 팔 때 이익이 되며 값이 중(重)해서 붙은 이름이다. 요즘 잇꽃으로 불리는 것도 이시(利市)와 연관성이 깊다.

한약재로 쓰는 홍화는 2종류가 있다. 중국 티베트지역에서 생산되는 서장홍화(西藏紅花)와 신강성을 비롯한 기타 지역에서 생산되는 홍화이다. 이 중 서장홍화(西藏紅花)는 진홍색이며 값이 고가이다. 우리나라에서 흔히 쓰는 홍화(紅花)의 주산지는 경북 의성, 칠곡이다. 홍화(紅花)는 따뜻하며 독성(毒性)이 없고 12경락(經絡) 중 심경(心經), 간경(肝經)에 작용한다.

효능은 혈액 순환을 잘 시켜 통증을 멈추게 한다. 이 약물은 혈체(血滯)로 인한 월경통(月經痛), 경폐(經閉), 산후어조복통(産後瘀阻腹痛)등에 응용하고, 창상(創傷)으로 인한 어혈동통(瘀血疼痛), 관절산통(關節痠痛), 창옹종독(瘡癰腫毒) 등의 병증을 치료한다. 옛부터 홍화는 염색 용도와 질병 치료용으로 많이 쓰였다. 과거 티베트는 근접해 있는 사천성에서 생산되는 차의 절반을 수입하고 홍화, 녹용, 동충하초, 군마(軍馬) 등을 수출했다.

홍화는 천(綃) 염색뿐만 아니라 연지, 식료품, 그림물감 등을 만들고 기름은 샐러드유나 비누 만드는 데 쓰였고 요즈음은 골다공증 치료약으

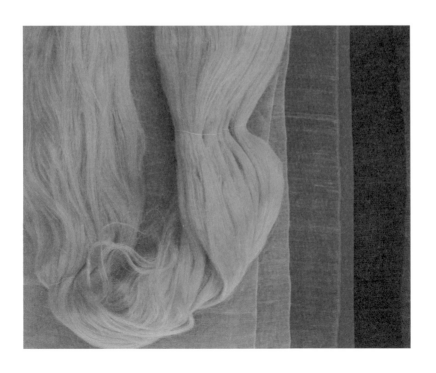

261

로 많이 사용한다. 이렇게 홍화는 다양하게 이용됐다. 홍화의 원산지가 인도, 극동, 이집트지만 지금은 전 세계 각지에서 재배하며, 미국, 멕시코가 주산지가 되었다.

오래전부터 신부의 얼굴에 연지를 발랐는데 그에 대한 기록은 기원전 124년부터 시작된 한무제의 하서(河西)진격 작전에서 엿볼 수 있다. 전투지는 중국 감숙성, 감주지역의 기련산(祁連山) 북쪽이다. 그 곳은 흉노연합체의 오른쪽 날개 즉 서쪽지역을 관할하는 우현왕과 아래쪽 언지산(焉支山) 또는 연지산(臙脂山)이라 불리는 지역을 휴도왕이 관할하고 있었다.

흉노(匈奴)는 한무제에 기련산과 연지산(臙脂山)을 뺏겼다. 이때 흉노왕은 다음과 같이 탄식했다. "내가 기련산(祁連山)을 잃었다. 내가 육축(六畜)을 번식하지 못하게 하였다. 내가 연지산(臙脂山)을 잃었다. 내가 아낙들의 얼굴에 바르는 연지를 사용하지 못하게 하였다."

〈서하구사(西河舊事)〉에 연지를 얼굴에 바르는 안료가 되는 풀이름이라고 적혀 있다. 연지(燕脂)를 이규경의 〈오주연문장전산고(五洲衍文長箋散稿)〉에는 연나라에서 들여온 꽃이라 붙여진 이름이라 했지만 그 이전 동이족(東夷族)은 연지를 사용했다.

연지를 사용했다는 최초의 기록은 기원전 1150년경 은(殷)나라 주왕 때이기 때문이다. 고구리에서도 사용했다. 쌍영총 고분벽화에 여인들의 뺨과 입술에 연지로 화장한 모습이 나타난다. 〈우리민족의 대이동〉 책의 저자 손성태 교수는 '아메리카 인디언은 우리 민족이다'고 밝히고 우리 민족과 인디언의 비슷한 풍습 중 하나로 볼연지를 들었다. 멕시코 중부 최초의 문명이었던 태오티와간문명(기원전 1세기~기원후 8세기)에서부터 멕시코 모든 문명에서 볼연지 찍는 풍습이 있다고 했으며 이 풍습은 부여-고구리계 선조인 고리족들에 의해서 시작되었을 것이라고 했다. 분명한 것은 우리 민족이 3000년 이전부터 볼연지를 했다는 점이다. 현대에도 우리는 전통 혼례에서 연지 바른 신부를 더욱 예뻐하고 많이 축복해 준다.

이종남 자연염색연구소 소장은 시대별 붉은색 염료와 염색법을 다음과 같이 말했다. 연지를 만들기 위해 붉은색을 만드는 방법은 나라마다 달랐다. 고대 그리스에서는 '폴데로스'라는 식물의 뿌리에서 분홍색 염료를 뽑았고, 로마에서는 해초에서 붉은 색소를 추출해서 썼다. 중국에서는 자광(紫鑛), 즉 나무에 기생하는 벌레에서 홍색을 채취하여 사용했다.

우리나라에서는 고구려가 주사(朱砂)로 연지를 만들었다. 신라에서는 홍화로 연지를 주로 만들어 썼다. 홍화에서 추출한 연지는 조개껍데기나 백자 접시 등에 바르고 건조한 후 보관했다. 그리고 언제든지 다시 기름에 개어서 입술과 연지 곤지로 사용했다. 이때 볼에 찍은 것은 연지 이마에 찍은 것을 곤지라 하여, 혼례 때 신부의 얼굴에 연지 곤지를 찍었다. 주사(朱砂)로 만든 연지는 단지(丹脂)라 부르는데, 홍화 연지보다 색깔이 선명하나 장기간 사용할 경우 단독(丹毒)이라는 부작용이 생긴다.

또한 홍화로 연지를 만들 때는 개오기를 이용하는데 내용은 다음과 같다. 천이 잠길 정도의 잿물을 홍화로 염색한 홍색 무명천에 넣고 주물러서 홍색 색소를 추출한다. 추출된 홍색 색소에 가장 진한 오미자초(pH 3~4)를 넣어 색소가 잘 엉기어 침전되게 한다. 오미자초를 넣은 뒤 바로 저으면 꽃거품이 일어나면서 홍색 색소가 송이지게 엉기며, 차차 밑으로 가라앉는다. 1~2시간이 지나면 색소는 침전되고 누런 윗물은 위에 뜬다. 이때 누런 윗물만 살짝 따라 버린다. 침전된 색소 앙금은 커피여과지나 스테인리스 체에 얇은 한지를 깔고 그 위에 붓는다. 물기가 빠지고 묵과 같은 상태에서 채색 물감으로 사용한다.

〈독사방여기요(讀史方輿紀要)〉에 천산(天山)은 토로번 서북 200여리 되는 곳에 있고 기련산(祁連山)이라고 하고, 백산(白山)이라고도 한다. 백산(白山)은 겨울, 여름 없이 눈이 덮여 있으며, 흉노는 이것을 천산(天山)이라 했다. 흉노어로 '기련'은 '하늘'을 뜻한다. 즉, 백산(白山)을 천산(天山), 기련산(祁連山), 설산(雪山)이라 했다. 기련산(祁連山) 아래쪽은 휴도왕의 관할 지역으로 연지산(臙脂山)이 있다.

유창균(兪昌均) 전 영남대 교수는 "기련은 우리말의 '길'이나 '클'과 어원을 같이 하는 것으로 볼 수 있다고 했다. 특히 '길(長)-'은 중세 한국어로는 상성(上聲)으로 되어 있다. 상성은 모두 '평성+거성'으로 된 두 음절의 축약에 의해 생겨난 것이다. 따라서 '길-'은 본래 '그린'이나 '기린'과 같은 두 음절의 축약에 의한 것으로 볼 때 여기에 우리말이 나타난다는 것은 기련산(祁連山)이라는 이름이 우리 민족이 거주하던 곳임을 뜻한다고 하겠다."라고 했다.

지금의 백두산(白頭山)을 길고 희다는 의미로 장백산(長白山)이라 부른다. 천산(天山), 백산(白山), 기련산(祁連山), 장백산(長白山), 연지산(臙脂山)은 우리 민족과 연관성이 많다. 이렇듯 우리 민족은 오래전부터 연지를 사용했음을 간접적으로 알 수 있다. 또한 인도의 신분제도를 나타내는 '바르나'라고 하는 말이 있는데, 이 말은 '색'을 의미하는 산스크리트어라고 한다. '바르나'는 현재 우리가 쓰고 있는 '바르다'와 비슷하다. 연지를 붙인다고 하지 않고 연지를 바른다고 한다.

한의학에서 남성을 기와 여성을 혈(血)과 관계 깊게 생각한다. 혈(血)은 심장에 귀속되고 붉은색과 연관성 많다. 남성과 달리 한 달에 한번 월경을 하고 심계(心悸), 정충(怔忡) 증상이 잘 생긴다. 여성은 특히 혈액순환이 잘 되어야 기분이 좋아지며 잔병이 없다. 월경통이 있거나 안색이 창백하면 일단 혈액순환의 문제로 볼 수 있다.

생리 시 혈색이 검은색이면서 통증이 심하면 어혈(瘀血)이 있는 것이니 홍화와 같은 활혈거어약(活血祛瘀藥)인 소목(蘇木), 도인(桃仁), 익모초(益母草) 등의 약재로 어혈을 풀어줘야 한다. 그러면 생리색이 선홍색으로 정상이 된다. 선홍색은 홍화의 색이다. 연지는 홍색을 압축시켜 볼에 바르는 것으로 혼례 시 신부의 건강도를 한층 높여 하객으로부터 좋은 기를 많이 받게 된다. 연지 바르는 위치는 허리, 자궁에 좋은 혈(穴)자리다.

알(卵)은 15세기 〈동국정운(東國正韻)〉에 '곤'으로 표기됐다. 곤(鯀)은 큰 물고기나 유력한 사람 또는 우왕(禹王)의 아버지를 지칭한다. 곤(丨)은 염제 신농씨의 이름 표기이다. 곤(昆)은 자손을 뜻한다. 곤(鯤)과 곤(鯀)은 알(卵)을 뜻하며 신성(神聖), 여신(女神)의 의미를 갖고 있다.

곤이(鯤鮞)는 물고기 뱃속의 알이나 새끼를 말한다. 곤지(昆支)는 자손이 가지 치듯이 번창하는 뜻이 있다. 연지는 고구려 벽화에서 볼 수 있는데 곤지는 보기 힘들다. 평소 여인들은 연지를 볼과 입술에 발랐음을 볼 수 있다. 곤지는 혼례 시 양 눈썹 사이에 발랐다. 양 볼과 입술에 연지를 바르면 역삼각형의 그림이 그려지고, 양 볼의 연지와 곤지를 이으면 정삼각형이 그려진다. 이 점을 합하면 마름모형이 되고 마름모의 선을 벌

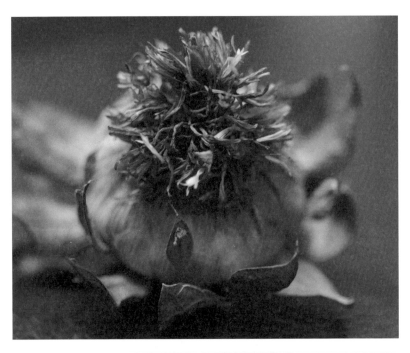

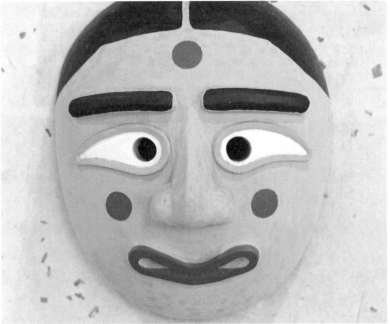

266

리면 타원이 된다. 이 원은 땅이 되고 싹을 틔울 수 있는 밭이 된다. 연지곤지는 비로소 어머니가 되는 것을 혼례식을 통해 멋지게 세상에 알리는 것이다.

대륙의 어느 소수 민족은 일생에 3번 목욕을 한다고 한다. 태어나서·혼례시·장례시 이렇게 세 번이다. 출생·혼례·죽음은 가까이 있다. 김정민 박사의 〈샤먼 바이블〉에서 '우리민족은 사람이 태어날 때 인간의 영혼이 북극성에서 온다고 믿었으며 다시 그 영혼이 북극성으로 돌아간다고 믿었다. 그래서 지금도 한국어에서는 사람이 죽으면 "돌아간다"라고 믿는다.'라고 했다. 황도(黃道)와 은하수가 교차하는 지점 안에는 북극성이 있고 이 영역은 타원형이고 출생·혼례·죽음과 관계 깊다.

홍화는 위에서 살펴보았듯이 독성이 없고 피부에 활력을 주는 안전한 본초이다. 전통 혼례 시 홍화로 만든 연지곤지를 찍는 풍습은 천연에서 붉은색을 추출하여 얼굴에 바르는 선조들의 멋진 문화이다. 고대 일본에서는 홍화 추출물에 밀납(蜜蠟)을 섞어 립스틱으로 사용했다. 매우 안전하다. 현대 여성 핸드백에 들어 있는 빨간 립스틱에는 대부분 독극물인 납(Pb) 등이 들어 있다.

미국국립보건원은 미국에서 팔리는 32개 제품의 립스틱과 립글로즈의 중금속 농도를 측정했다. 24개 제품에서 납(Pb)이 검출됐다. 그 외 카드뮴, 크롬 등의 중금속이 검출되었지만 일반 화장품의 중금속 기준치를 넘지 않는다고 여전히 유통시키고 있다. 미국 국립보건원은 여성이 하루 평균 24mg의 립스틱을 바르는데 이 중 일부를 먹거나 피부로 흡수해 평생 최고 3kg 가량의 립스틱이 몸에 들어오는 것으로 분석했다. 그래서 미국 국립보건원은 미국도 유럽연합처럼 립스틱 중금속을 규제하라고

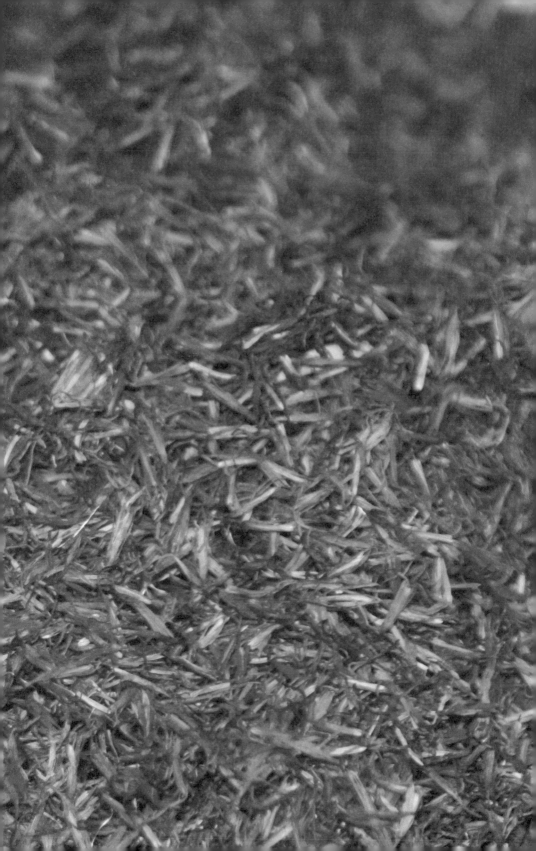

권고했다.

우리나라는 아직까지 공식적으로 립스틱의 중금속 조사를 한 적이 없다고 한다. 그러나 환경부가 지난해 5월부터 올해 3월까지 서울지역 가임기 여성 307명을 대상으로 중금속 농도를 조사한 결과로는 납 고노출군의 자궁내막 용종 진단율이 4.46배 높게 나타났다고 발표했다. 카드뮴, 수은 등도 마찬가지로 나타났으며 혈중 중금속 농도가 높을수록 여성질환 유병률이 높음을 알 수 있었다.

로마제국은 납(Pb)을 가장 많이 생산한 문명이었다. 연간 8만 톤에 이르는 납(Pb)을 생산했다. 납(Pb)으로 수도관을 만들고 포도주 용기로 사용했다. 건축물, 안료, 식기, 감미료 등 로마제국 전체에서 광범위하게 썼다. 심지어 상류층 여성들은 백옥같이 하얀 피부로 보이기 위해 납(Pb)을 얼굴에 얇게 바르고 다녔다. 로마인들은 서서히 납중독에 빠졌고 로마제국 멸망의 한 원인이 되었다.

현대 여성들의 일상용품에는 립스틱, 썬크림, 립글로스, 매니큐어, 핸드크림, 립틴트, 콤팩트, 향수 등이 있다. 여성들은 이런 제품이 100% 천연물질로 만들어진 것인지 확인하고 써야 한다. 특히 중·고등학교 성장기 여학생은 인공 합성화학물질을 피부에 바르면 그 속의 나쁜 화학물질이 피부를 통해 빠르게 뇌로 간으로 가고 자궁에 저장된다는 사실을 알아야 한다. 나쁜 화학물질이 피부에 닿으면 8초 이내에 뇌로 5분 이내에 간으로 간다는 연구보고가 있다.

인체는 피부호흡을 한다는 것을 잊어서는 안 된다. 현재 시중에 유통되는 화장품 대부분은 건강에 안전하다고 볼 수 없다. 독극물이 들어 있다. 매일 쓰는 비누도 마찬가지다. 화학 첨가물, 방부제, 인공색소, 인공향, 인공화학 계면활성제 등이 첨가되지 않은 완벽한 자연적인 비누를 써야 한다. 대다수 시중 샴푸와 비누 사용으로 트리클로산이나 프탈에이트에 노출되기 쉽기 때문이다. 닥터 브로너스의 마이클 브로너 부사장은 화장품은 꼭 유기농을 써야 한다고 다음과 같이 말했다. "피부는 그 위에 닿는 모든 걸 흡수한다. 금연 패치가 효과 있는 이유다. 마늘을 얇게 잘라 팔목에 올려놓으면 입에서도 마늘 냄새가 나고, 페퍼민트 기름을 발에 바르면 입 안에서 페퍼민트 향을 느낄 수 있다.

농약 잔여물이나 유전자 변형 성분 등이 들어간 비누나 화장품을 계속 쓴다면 그 성분이 몸에 축적될 수밖에 없다. 또 '프탈레이트'는 화장품 냄새를 부드럽게 하기 위해 첨가하는데 우리 몸의 호르몬을 교란시키는 물질이다. 시중에는 방부제의 일종인 '파라벤'이 들어 있는 화장품이 매우 많다. 피해야 한다. 그런 제품을 씻어낸 물이 환경에 어떤 영향을 미칠지도 생각해야 한다.

화장품의 시작은 내 얼굴이지만 그 마지막은 내 아이가 겪을 미래가 된다."고 했다. 숙고해야 할 말이다. 여성은 하루 평균 약 126가지 독성 물질을 접한다는 보고가 있다. 보고의 심각성은 립스틱, 매니큐어, 기초화장품, 집안일 할 때 쓰는 합성세제 등에 들어 있는 인공 합성화합물이 임신·출산 과정에서 태아에게 부정적인 영향을 미칠 가능성이 매우 크기 때문이다.

집안에서 흔히 접하는 대표 화학물질로는 화장품의 파라벤, 좀약의 나프탈렌, 드라이클리닝한 옷의 퍼클로로에틸렌, 샴푸·린스의 디에탄올아민, 주방 세제의 알킬페놀류, 장난감의 프탈레이트, 모기 기피제의 디에

칠톨루아미드, 물티슈의 폴리에틸렌글리콜 등이다. 일상생활에서 지속적으로 많은 인공 화학물질을 접한다. 우리는 최소한으로 접해야 한다.

우리나라 어느 초등학교 4학년 여학생에게 설문조사를 하니 1명만 빼놓고 나머지 모두가 화장을 한다고 응답했다. 초등학교 앞 문구점에는 1,000~3,000원짜리 어린이용 화장품 매니큐어, 향수, 립글로스, 립스틱, 속눈썹 등이 판매되고 있다. 대다수가 불량 화장품이다. 화장품의 기본재료가 유화제, 계면활성제, 방부제, 살균 보존제 등인 인공 합성원료이기 때문이다. 그리고 그것은 화장품류가 아니라 완구류 기준으로 제작된 경우가 대부분이다. 초등학교 고학년 여학생들은 BB크림·틴트(입술에 색을 입히는 화장품)를 바르고 수성 사인펜으로 눈가를 진하게 그린다고 한다. 어처구니가 없다.

이런 어린 아이들은 환경호르몬에 노출되어 성조숙증·각종 피부염 등의 증상을 보인다. 이유는 인공 합성화합물이 들어 있는 화장품의 영향이 매우 크다. 나중에 결혼하여 불임증 환자가 될 확률 또한 매우 높다. 화장품 방부제 '파라벤', '페녹시에탄올'은 알레르기와 유방암 위험을 높이고 살균 보존제인 '캅탄', 부틸하이드록시아니솔' 등의 성분은 피부로 흡수되어 소화기관의 유전자 이상을 일으킨다.

중학교 여학생은 화장을 안 하면 창피해서 못 다닌다고 한다. 분명히 사회문화 전반에 문제점이 많다. 안타깝다. 남성도 예외는 아니다. 파라벤, 프탈레이트 등의 독소는 정자수 감소로 이어지기 때문이다. 특히 그루밍(grooming)족은 조심해야 한다. 기초화장품에 색조 기능까지 넣은 남성화장품이 출시되었기 때문이다. 무엇보다도 여학생 화장이 큰 문제다. 여학생은 미래에 결혼 후 건강한 아기를 낳아야 할 사람이다.

최근 영국의 한 대학에서 정상 유방 세포에 파라벤을 노출시켰더니 정상 유방 세포가 암세포와 똑같은 성질로 변하는 것을 확인했다. 파라벤은 대부분 화장품, 치약, 샴푸, 콘돔 등에 존재하고 있고 우리의 피부를 통해 우리 몸속으로 들어오고 있다. 인체는 피부호흡을 하고 있고, 피부에는 100% 자연적인 것이 닿아야 한다는 사실을 주지해야 한다.

프탈레이트·납(Pb)·TBT 같은 물질은 내분비계 질환의 원인이 된다. 당뇨병, 갑상선 기능이상, 성조숙증, 남성불임 등의 내분비질환의 원인을 예전에는 유전, 생활습관에서 찾아왔지만 지금은 환경호르몬 노출에서도 찾는다. 건강을 위해 화학 방부제 등 인공 합성화학물질이 전혀 첨가되지 않은 완전한 자연적인 제품을 써야한다. 그런 것이 없으면 없는 대로 그냥 살아야 한다. 이 사회문화가 바뀌어 화장을 안 하거나 머리 염색을 안 해도 정상적인 시각으로 봐 주는 사회를 만들어야 한다.

인공 합성화합물이 조금이라도 들어간 제품은 장기적으로 피부를 건강하게 만들 수 없고, 내부 장기에 악영향을 끼친다. 자궁암과 유방암 수술을 할 때 암 덩어리에서 샴푸 냄새가 제일 많이 난다고 한다. 일반 샴푸에 들어간 화학첨가물들이 모근 속 혈관을 타고 5분도 안돼서 여성의 생식기, 남성의 신장으로 들어가 남게 된다. 과거에 비해 위생적인 생활을 하는 대한민국 여성의 약 30%는 자궁에 혹을 가지고 있고, 불임증 환자가 점점 늘고 있다.

영국의 화학물질 전문가 베일리 해밀턴은 다음과 같이 말했다. '우리의 신체는 화학물질의 공격에 보호되도록 진화하지 못했다. 그래서 체내에 들어온 화학물질을 대부분 처리하지 못하고 지방층에 축적하게 된다. 지구상에 살고 있는 모든 생명체는 현재 화학물질에 영구적으로 오염되

어 있다.'

인류 역사상 아주 짧은 몇 십 년 전에 나타난 인공 화학물질에 우리의 면역 시스템은 적절히 대응하지 못하고 있으며 여러 질병을 서서히 일으키고 있다. 시중의 천연제품을 자세히 관찰해 보면 인공 합성계면활성제, 인공 방부제, 향미제 등의 각종 인공첨가물에 천연오일 조금 첨가하여 천연제품으로 판매하는 경우가 많다. 이는 100% 천연제품이 아니다. 진짜 천연제품을 써야 한다. 선전문구에 속지 말아야 한다. 각종 인공 첨가물이 우리가 일상 사용하는 제품에 들어간 이유는 정치적·경제적 논리로 허용된 것이지 자연이 허락한 것은 아니다.

비소(砒素)가 조금 들어간 화장품이 국가 허용치에 적합한 것이니 사용해도 된다는 논리는 자연적이지 못하다. 비소 중금속이 들어 있는 비상(砒霜)은 다른 이름으로는 신석(信石)이고 약성이 맹수 비휴(貔貅)처럼 맹렬한 독약이다. 함부로 쓸 수 없는 것이다. 비소중독은 매우 좋지 않은 증상을 나타내고 사망에 이르게 된다. 청 황제 광서제(光緖帝)가 비소중독으로 사망했고, 선천적 유전병인 포르피린증(Porphyria)을 앓은 영국 왕 조지 3세(1738~1820)의 머리카락을 후세에 분석한 결과 다량의 비소(砒素)가 검출됐다. 정신착란을 일으킨 왕 조지 3세의 자식들에게도 유전병은 이어졌다.

피부에 바르는 것은 입으로 먹는 것과 같다. 흡수 경로가 다를 뿐이지 우리 몸에 흡수되는 것은 같기 때문이다. 하지만 먹는 것은 90% 간에서 해독한다. 피부에 바르는 것은 90% 그냥 몸에 쌓인다고 볼 수 있다. 치약, 화장품, 연고제 등의 제품은 먹어도 되는 100% 천연 제품이어야 한다. 제품의 설명서에 '어린이 손이 닿지 않게 하시오', '먹지 마시오.' 라는 주의사항이 없어야 한다. 그리고 화장을 한 사람은 저녁때 클렌징을 할 필요가 없어야 한다. 그런 것이 진짜 우리의 일상용품이 되어야 한다.

시중(市中)에서 찾아보면 100% 천연 제품이 있다. 쉽게 찾지는 못할 것이다. 찾지 못하면 각자 천연 제품을 만들어 사용해야 한다. 필자는 한약재를 특수 발효시켜 치약, 화장품, 연고제 등을 직접 만들어 쓴다. 그것엔 인공 합성화합물이 조금도 들어 있지 않다. 100% 천연 발효제품이니 먹어도 되는 치약·화장품·연고가 된다. 시중에 유통되는 치약·화장품·연고제는 대부분 먹을 수 없다. 먹어서는 안 된다. 인공 합성화학물질이 들어있기 때문이다.

시중 치약만 해도 1급 발암물질인 포름알데히드가 들어가 있다. 그뿐인가 파라벤·글리세린글리콜·노닐페놀·이산화티타늄·초크·파라핀유·불소·향료·멘톨결정·사카린·트리클로산 등이 대부분 시중 치약에 들어 있다. 이러한 인공 화학물질의 나쁜 성분이 암암리 입으로 피부로 우리 몸속으로 들어와 내분비계를 교란시킨다. 그리고 우리 몸에 축적된다. 그 영향은 손자대까지 미친다. 경각심을 가져야 한다.

조금 다행인 것은 최근에 식품의약품안전처가 치약·가글액 등 구강용품에 쓰고 있는 트리클로산을 앞으로 사용을 금지하고, 파라벤 성분에 대한 사용기준도 강화하는 내용을 담은 '의약외품품목허가·신고·심사규정' 고시 일부 개정안을 행정 예고했다. 점차 자연적인 것을 추구하는 소비자의 요구가 많아지면 더 많은 바람직한 법이 세워질 것이라 사료된다. 인공 화학성분만의 문제가 아니다. 자연의 일부인 인간의 생리 현상을 합성 인공 화학물로 방해해서는 안 된다.

일례로 학생들이 선크림을 바르면 햇빛을 덜 받게 되고 그러면 비타민 D 결핍이 심해져 아토피 피부염 등이 더욱 심해진다. 혈중 비타민D 농도가 낮을수록 아토피 환자들의 증상이 심했다는 연구결과가 있다. 그런데 비 오거나 흐린 날까지도 선크림을 바르고 등교하는 한심한 여중생이 우리나라에 많다.

얼굴에는 많은 미생물이 살고 있다. 미생물은 햇빛과 싸우며 피부를 지켜주는 고마운 미생물들이다. 그런데 방부제, 합성계면활성제가 들어있는 자외선 차단제를 바르면 수많은 미생물이 알아서 피부를 보호, 유지하려고 애쓰는데 화학제품이 들어와 제 역할을 하지 못하고 스스로 죽어 버린다.

자외선은 어느 정도 차단되지만 얼굴 피부 호흡에 장애가 생긴다. 달걀에 페인트를 칠하는 것과 같다. 달걀 겉 표면에 있는 큐티클층은 산소를 들여보내고 이산화탄소를 내보내며 노른자를 보호한다. 달걀의 표면에는 약 1만 개 가량의 구멍이 있다. 인체의 피부도 마찬가지다. 섭씨 30도 이상의 온도와 강한 햇빛에 자외선이 강할 때 바르는 선크림을 왜 어린 학생들이 흐리고 비 오는 날까지 얼굴에 바르고 등교하는 풍토가 생겼나? 걱정스럽다.

한국인의 90%는 비타민D 부족이다. 해결책은 그냥 하루 30분 햇볕만 쬐면 되는데 비타민D 보충제나 주사제를 이용한다. 보충제 과용으로 콩팥에 결석이 생기고 고칼슘혈증을 유발해 구토·우울증의 부작용까지 겪는다.

건강을 위한다면 인공 합성화합물을 몸에 바르는 것보다 인간의 생리 현상에 스스로 맡기는 것이 낫다. 그래야 건강한 육체로 오래 살 수 있다. 결론적으로 100% 천연 제품이 없으면 옛날 방식대로 그냥 생활하는 것이 건강에는 더 좋다는 것이다.

주변에 흔히 있는 100% 천연 제품이 아닌 화장품을 얼굴에 바르는 것보다 뽀얀 민낯이 예쁘지 않는가? 조상으로부터 물려받은 특성의 콜라주가 얼굴이다. 얼굴에 함부로 인공 합성화합물이 들어 있는 화장품을 바르고 아름답다고 할 수 없다. 아름다움을 〈행복의 약속〉이라 표현한 소설가가 있다. 인공 합성화합물이 들어 있는 화장품을 바르고 먼 훗날 건강상·미용상 행복을 약속받을 수 있을까? 그것은 오적어묵계(烏賊魚墨契)일 뿐이다.

예쁘고 고운 건강한 피부와 건강한 2세를 위해 다시 한번 깊이 생각할 때다. 아울러 지구 환경도.

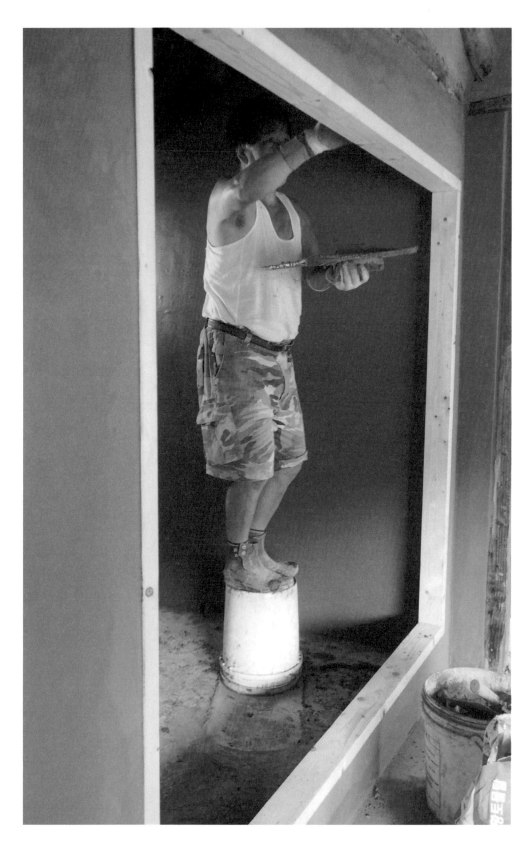

3. 욕봤어

시 어머니가 며느리한테 '아가, 욕봤다. 이제 쪼께 쉬어라.'라고 한다. 초등학교 6학년 때 학교 담장 고치는 일을 하고 교실에 들어왔을 때 담임선생님이 '모두들 욕봤어'라고 하신 기억이 난다. 어떤 일을 하고 나면 윗사람들은 아랫사람에게 '욕봤어'라고 하셨다. 듣는 아랫사람과 말하시는 윗사람 모두 흐뭇해하는 상황이지 기분 나쁘지 않았다.

아랫사람은 수고했다는 뜻으로 덕담으로 받아들인다. '욕봤다'는 정신적이나 육체적으로 힘써 일했을 때 듣는 말이다. 긍정적인 좋은 말이다. 외적의 침입으로 능욕(凌辱)을 당하는 경우처럼 부정적인 느낌은 없었던 것으로 기억된다. 어떤 일을 마치고 듣는 '욕봤어'는 수치심과 부정적으로 인식되는 욕과는 거리가 멀다.

또한 어떤 일을 힘써 행하는 과정을 '애쓰다'라고 표현한다. 잘 될 것 같기도 하고 안될 것 같기도 한 상황에서 최선을 다하는 모습과 본인의 의지와 상관없이 열심히 하는 모습이 그려진다. 군대 훈련 중 유격훈련이 있다. 아주 고된 훈련이다. 창자가 끊어질 듯하고 입에서 단내가 난다. 훈련도 애쓰는 과정이다. 수리공이 스패너 들고 흘러넘치는 수도관을 수리하는 것도 애쓰는 과정이다. 찬장 위에 있는 과자를 먹으려고 까치발을 하고 손을 쭉 뻗는 아이의 행동도 '애쓴다'고 표현할 수 있다. '증조부 모시고 사느라고 애쓴다.' 는 표현 역시 부정적인 것보다 긍정적인 의미가 많다.

그리고 성공할 확률이 적은 상황에서 이를 악물고 최선을 다하는 모습을 '용쓴다'라고 표현한다. 맘처럼 잘 안될 때 '너무 용쓰다 죽겠다.'라고 한다. 이는 단기간 온 힘을 다해 상황을 역전시켜 보려는 의지와 기세를 엿볼 수 있다. 주역에서 건괘(乾卦)는 용이 승천하는 왕성한 기운, 남성적인 기세를 뜻한다. '용용 죽겠지'는 아이들이 검지 끝을 양 볼에 대고 상대를 놀릴 때 하는 말이다. '힘써봤자 안 되지, 힘들지' 하고 놀리는 것이다.

'욕봤어' '애쓰다' '용쓰다' 의 공통점은 근육을 힘 있게 움직인다는 점이다. '애쓰다'는 약간 장기적일 수 있고, '욕봤어'는 중간, '용쓰다'는 비교적 단기적인 것일 뿐 근육의 피로는 예견된다.

한의학 용어 중 간주근(肝主筋)이란 말이 있다. 간이 주관하는 것이 근육이란 말이다. 즉, 간에 저장되어 있는 피가 근육을 먹여 살린다는 뜻이다. 또한 지나치게 근육 운동을 많이 하면 간에 피가 부족하게 된다는 뜻도 된다. 그래서 운동도 적당히 해야 한다. '욕봤어'란 말 뒤엔 휴식을 하라는 말이 따른다. '욕봤으니, 쪼게 쉬어라' 라는 말처럼 간이 지쳐 있을 게 뻔하니 쉬어야 한다. 쉬지 않으면 근육에선 피를 제대로 공급받지 못해 경련이 일어나고, 근육이 굳는 쥐가 나는 현상이 나타난다. 더 쉬지 않으면 신경마비, 혈류장애가 온다. 심한 과로 후 안면마비(顔面麻痺)가 생기는 사람을 자주 본다.

요즘 무리하게 운동을 하여 건강을 해치는 사람이 늘고 있다. 도쿄 건강장수의료센터연구소의 아오야기 유키토시 박사는 "65세 이상은 마라톤·수영이나 근육운동을 하지 말아야 한다"며 "과도한 활성산소로 인해 노화가 빨라지고 혈압이 높아져 수명이 단축될 수 있다"고 했다. 실제 과도한 근육운동으로 근육량이 많아지면 심장·간장 등에 무리가 된다. 특히 신장의 사구체 여과율을 높이는데 근육이 많으면 걸러내야 할 단백질이 많아져 신장 기능을 떨어뜨리게 된다.

또한 근육 통증과 피로를 일으키는 젖산(Lactate)이 암을 키운다. 젖산은 급격한 운동을 할 때 근육세포에서 포도당이 분해되면서 만들어진다. 결국 과도한 근육 운동은 사망율을 높인다. 간을 보하지 않고 무리하게 근육운동을 하는 사람들에 경종을 울리는 말이다.

옛날에 쓸개(膽)를 '열'이라 하고, 간장(肝臟)을 '약'에 가깝게 발음했다. 담(膽)의 기능이 항진되면 용기가 충천되고 더 나가 몹시 흥분상태가 된다. 이를 '열이 열 받았다'고 한다. 이때 앞의 열은 발열을 뜻하는 것이 아니라 담(膽)을 뜻하고 전체적으로 담(膽)의 기능이 비정상적으로 항진된 것을 뜻한다. 50년 전까지도 쓸개를 '열'이라 했다.

간은 스트레스와 관련이 많은 장기로, 간이 흥분되거나 성질이 난 상태를 '약 오르다'라고 표현한다. '욕봤어'의 욕은 간기능과 관계 깊고, 쟁기를 끌다, 밭을 갈다, 정신과 육체를 모으다, 집중하다, 고행하다, 수양하다 라는 뜻의 요가와 대응된다. 결국 '욕봤어'는 '피로하겠구나', '수고했구나' 라는 뜻을 내포한다. 주로 충청도, 경상도 지방에선 어르신들이 지금도 이런 뜻으로 사용한다.

'욕봤어'의 말뜻에는 비교적 적당한 노동에 근육의 피로가 생겼다는 의미가 담겨있다. '애쓰다'는 지속적으로 열심히 무언가를 행하는 정황을 뜻하니 간의 피로가 가중되고 있는 상황이다. '애'는 창자를 뜻한다. '용쓰다'는 바라는 결과가 이루어질 확률이 적은 줄 알거나, 마지막으로 온 힘을 다하겠다는 의지가 담긴 행위로 간장의 기능을 평소보다 십분 발휘해 보려는 것으로 근육의 피로도가 단기간 심하다. 용쓸 때는 근육

량뿐만 아니라 몸의 균형이 잘 잡혀 있어야 한다. 똑 고른 치아나 반듯한 골격을 가진 사람이 용쓰기 좋다.

상기 어휘 속에서 우리는 몇 가지를 상기해야 한다. '욕봤어'에서 노동 후 반드시 휴식을 취해야 한다는 점을 유념해야 하며, '애쓰다'에서는 장기간 근육을 쓰면 복직근(腹直筋) 긴장으로 배가 아프게 되니, 장을 편하게 해야 한다는 것을 알아야 한다. '용쓰다'에서는 집중할 때 근육의 힘을 배(倍)가시켜야 하니 평소 간(肝)을 피로하지 않게 해야 하며, 힘은 온몸이 잘 균형 잡힌 조화로운 상태에서 배가 되니, 평소 과로하지 말고 바른 자세를 유념하면서 일상생활을 해야 한다.

물론 현대 자본주의 사회는 편하게, 과로하지 않으며 살게 되는 사회는 아닌 것 같다. 열심히 일하다 과로사하고, 생리통이 있는 여학생이 학원 가려고 인공 합성화합물인 진통제를 먹으며, 감기 몸살로 온 몸이 몹시 아픈 직장인이 항생제, 진통제를 먹고 출근해야 하는 현실 속에서 충분한 휴식은 한국사회와 거리가 먼 것으로 느껴진다. 쉽게 질병에 걸리게 되는 사회구조다.

2012년 우리나라의 질병으로 인한 사회적 손실이 120조 6532억 원이라는 통계자료가 있다. 코로나를 겪은 지금은 더욱 많을 것이다. 그런 이유 중 하나는 대다수가 과로하고 올바른 섭생을 하고 있지 않기 때문이다. 1980년대부터 일본은 과로사를 사회문제로 인식하기 시작했다.

한국도 마찬가지다. 지금은 시계처럼 정확하고 부지런한 일본 직장인과 휴일을 모르고 열심히 일하는 한국인의 생활에 변화가 찾아왔다. 서로가 휴식의 필요성을 인식하고 배려하는 사회문화가 생기기 시작한 것이다. 토요일, 일요일에 휴식을 취하려는 생활문화가 확산되고 있는 것이다. 일례로 평일에 결혼식 하는 문화, 밤늦게까지 술 안 마시는 문화, 일요일 레저문화의 번창을 들 수 있다. 그런데 대다수는 여전히 바쁘게 산다. 너무 피곤한 말(馬)에겐 갈기도 짐이라 했다. 피곤한 사람이 많다. 그렇지만 꽉 짜인 스케줄 속에서 비교적 올바른 섭생으로 피해를 조금이나마 줄일 수 있는 방법이 있다. 방법은 각자 자기 삶을 되돌아보고 자신에 맞는 것을 찾아 행(行)하면 되는 것이다. 올바른 공부도 필요하겠지만.

라이프니츠는 '언어는 인간 정신의 가장 훌륭한 거울이다.'라고 했다. 그래서 언어는 소중하다. 그런데 세계의 다양한 언어는 빠른 속도로 소멸하고 있다. 영국 일간 가디언 옵서버는 1970년대 이후 전 세계 언어 7000여개 중 6%가 사라졌고 나머지의 25%도 다음 세대까지 계승되지 않고 소멸할 위기에 처해 있다고 보도했다.

실제로 7000여 개 언어 가운데 90%는 10만 명도 채 쓰지 않는 '희귀' 언어다. 중앙아메리카에는 단 두 사람만 쓰고 있는 언어도 있다. 환경파괴와 공동체 해체로 세계의 언어는 점점 줄어들고 있다. 1970년대 이후 아메리카 대륙의 언어 보존 상태를 보면 17%가 멸종됐고 42%가 멸종위기에 있고 38%가 양호하다고 한다. 급격한 개발로 동·식물의 멸종 개체 수가 늘고 토착민의 주거환경이 파괴되었기 때문이다.

현재 우리나라는 우리의 언어가 있으면서 외래어를 선호하는 경우가 많고 ㅋ ㅋ, ㅠ ㅠ, ㅎ ㅎ, ^^등의 유사 구두(口頭)문자를 다용(多用)하고 있다. 최근 국립국어원에서는 신어(新語) 334개를 발표했다. 우리말의 변화 양상이 급변하고 있음을 알 수 있었다.

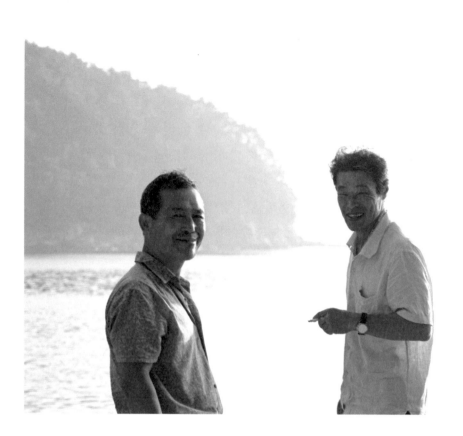

'카공족' '뇌섹남' '오포세대' '츤데레' '앵그리맘' '맘충' '모루밍족' '금사빠녀' '인생짤' '부먹파' '헬조선' '취향저격' '광삭' '수그리족' '트통령' '깡블리' '생강녀' '차도남' '임금절벽' '한남충' '노케미족'

  신조어를 통해 사회문화의 변화를 알 수 있다 해도 격이 있는 좋은 말이 많아졌으면 한다. '착한 가격', '착한 몸매' 등의 언어 사용과 요상한 외래어로 된 아파트 이름도 문제다. 시어머니가 못 찾아오도록 아파트 이름을 길고 어려운 외래어를 사용한다는 우스갯소리도 있다. 더욱 심각한 것은 '핵노잼(무척 재미없다), 앵까네(거짓말하네), 쏠까말(솔직히 까놓고 말해서)' 등과 같은 청소년 은어다.

  그 결과 우리 언어도 점차 사라져가고 있는 것이 있다. 그 원인은 위에서 예들은 아메리카 대륙과 같은 환경 파괴보다 우리 언어에 대한 올바른 인식과 공부 부족에 있다. 어릴 때부터 너무 외국어 공부에 치중하는 교육도 문제가 많다. 얼마 전 초등학교 영어 수업시간에 한국어를 쓴다고 원어민 교사가 벌칙으로 학생에게 주방용 세제를 먹인 사건이 서울 성동구의 한 사립초등학교에서 발생했다. 어처구니없는 일이다.

  또한 영어를 잘 하기 위해 미국 교과서를 읽어야 하는 한국의 어린이들이 많다. 그러면 한국어와 한국문화에 대한 공부가 상대적으로 부족하게 된다. 어쩌면 잘 모르면서 한국어나 우리의 문화를 경시할지 모른다. 수많은 역사서의 소실과 구전되어 온 역사가 미비하여 우리는 우리의 상고사를 잘 모른다. 이제라도 우리의 정체성을 찾기 위해 역사공부를 해야 한다. 시발점은 할머니, 할아버지, 증조(曾祖), 고조(高祖) 그 위의 분들로부터 내려온 우리의 언어를 공부하는 것일지 모른다.

어떠한 판단을 좀 더 명확히 하기 위해서도 풍부한 언어공부가 필수적이다. 다양한 역사 문화 속에 발달해 온 우리 언어에는 시사하는 바가 크다. 언어의 특성은 생장, 소멸을 반복하는 것이지만 감탄사, 지시어, 사투리, 기초 어휘 등은 비교적 오래 지속된다. 언어 속에는 선조의 삶이 녹아 있다.

강원도 사투리, 경상도 사투리, 전라도 사투리, 충청도 사투리, 함경도 사투리 등등 모두 소중하다. 사투리, 속어(俗語)라고 쉽게 버려서는 안 된다. 동이문화원 강상원 박사는 한국의 토속 사투리가 동서언어의 뿌리라고 했다. 우리의 토속 사투리가 세계 언어의 뿌리라는 말이다. 어느 지방 유치원에서는 사투리 쓰는 선생님을 서울말 쓰는 선생님으로 교체해 달라고 학무모들이 단체로 유치원 원장에게 건의하는 일이 벌어지고 있다. 왜 이런 어처구니없는 일이 벌어지고 있나? 표준어가 교양 있는 사람들이 두루 쓰는 현대 서울말이라는 표준어 정의부터가 문제이다. 표준어를 사용하는 서울 문화는 고급문화고 사투리를 사용하는 지방 문화는 저급문화란 말인가? 우리사회가 가지고 있는 사투리 사용에 대한 인식의 한 단면이다.

다행히 2015년 3월 3일 유네스코 무형유산 기준에 부합하는 '무형문화재 보전 및 진흥에 관한 법률'이 국회 본회의를 통과하여 사투리도 문화재가 될 수 있는 길이 열리게 됐다. 법률 시행령 제정안은 2016년 3월 22일 국무회의에서 심의·의결됐다. 법률의 무형문화재 범위는 침·뜸·경락 등의 한의학, 구전설화, 명절 관습, 민간신앙 등의 사회적 의식, 전통놀이, 무예 등이 포함되어 있다. 따라서 침술·온돌·사투리 등이 문화재가 될 것이다. 늦었지만 다행이다.

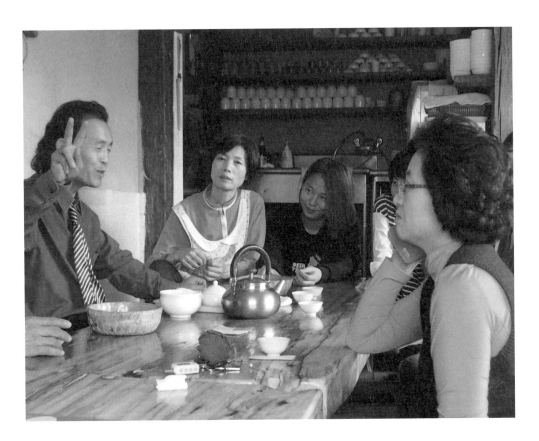

아울러 훈민정음의 원래 표기인 아래아, 순경음 리을, 순경음 피읖, 순경음 비읍도 되살려야 한다. 사라져가는 언어에 대해 코레일 사장이었으며 제주도 출신이신 정대종 선생님은 "요즘 제주도 지방 언어를 좀 더 연구하려면 일본 큐슈 지방에 거주하고 있는 제주도 출신 할머니들을 찾아야 한다."고 했다.

현재 제주도에는 TV 등 대중매체의 영향으로 제주 말을 쓰는 사람이 적어졌기 때문이다. 안타깝다. 제주도의 고유어는 세계에서 없어질 언어 중 4등급에 속한다. 현재 사용하고 있는 서울말도 보장 못한다. 유엔 언어 리포트에 의하면 한국어는 멸종 위기 언어에 속한다. 대화 중에 '우리가 썩세스하기 위해 하드 트레이닝을 해야 한다'고 말하는 친구가 있다. 심지어 시내 커피숍에서 영어로만 대화를 나누는 젊은이들을 종종 본다. 외모는 분명 한국인인데. 한국어가 멸종 위기 언어가 아니라고 반박하기 힘들다.

요즘 20~30대 젊은이들은 친족 호칭을 정확히 알지 못한다. 처남댁, 질부, 서방님, 올케, 매부, 매제, 아주버님을 정확히 쓰지 못한다. 아주버님한테 오라버니라 하는 사람도 있다. 헤르더와 훔볼트는 언어를 공동체와 민족의 정체성을 형성하는 그릇으로 간주했다. 우리의 언어를 소홀히 대하는 현실이 안타깝다. 더욱 안타까운 것은 우리나라가 저출산 국가로 '인구 소멸 국가 1호'라는 영국의 인구학자 데이빗 콜먼 옥스퍼드대 명예교수의 말이다. 2014년 한국의 합계 출산율은 1.205명으로 총인구는 약 5천만 명인데 최근 급속히 줄어 2022년 출산율은 0.78로 세계 톱이며, 2100년에는 약 2천만 명, 2300년이 되면 소멸 단계로 들어간다는 암울한 보고가 있다. 이런 추세라면 한국인은 2750년에 자연적 멸종에 직면하게 될 것이다. 아니 더 빨라질 것이다.

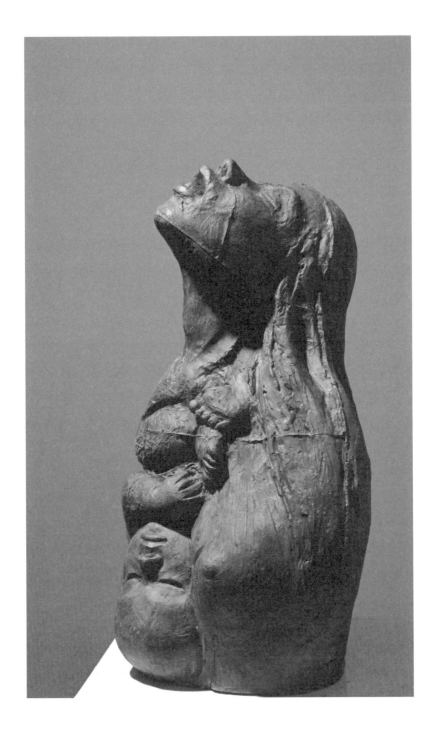

GDP 대비 양육비가 세계 최고인 나라가 우리 대한민국이다. 그 결과 2023년 경상북도 내 초등학교 32곳에서 입학식을 열지 못했다. 신입생이 0명이다. 전라남도는 29곳, 전라북도·강원도는 20곳, 경상남도 18곳에서도 입학식을 못했다. 중·고교도 '신입생 0명' 인 지역이 전북 3곳, 충남 2곳, 강원 2곳이 있다. 앞으로 많아질 추세다. 씁쓸하다. 요즘 성인용 기저귀 공급량이 유아용의 1,6배로 많다. 저출생 고령화의 한 단면이다.

또한 조례로 40대를 '청년'으로 규정한 지자체가 많다. 청년기준법에 청년의 기준은 19세 이상 34세 이하인 사람이다. 목포시의회는 내년 1월부터 '청년'을 '만 18세 이상 45세 이하'로 정하는 조례 개정안을 통과시켰다.

기존 30대에서 45·49세로 청년 나이 상한을 높인 지자체 중 제일 많은 곳은 전라남도로 16군 소재지다. 경북은 13곳, 경남은 7곳, 전북은 5곳, 강원도는 정선군과 태백시 2곳, 충북·충남 2곳 등이다. 현재 우리나라 농어촌에선 40~50대가 청년이고 도시에서는 어린이집이 점점 사라지고 있다.

이렇게 적어지는 인구에 외래어, 비속어 등의 남용과 우리 것에 관한 공부 부족이 우리의 정체성을 흔들고 있다. 다 같이 반성하고 해결 방안을 찾아 좋은 정책을 입안하고 실행에 옮겨야 한다. 늦지 않았다. 왜냐하면 현재 우리 문화에 깊은 애착을 갖고 더 많은 공부를 희구하는 사람들이 많아지고 있기 때문이다.

분명한 것은 우리 몸 세포 속에 우주가 담겨있고, 우리의 언어 속에 지혜로웠던 선조들의 삶이 녹아 있다. 우리의 언어는 선조들이 남긴 유산이며 살아있는 화석이라 할 수 있겠다.

충분한 휴식이 허용되지 않는 작금(昨今)의 현실 속에 시어머니가 며느리에게 했던 말 '아가, 욕봤다, 이제 쪼께 쉬어라'가 고맙고 정겹게 느껴진다.

여러모로 부족하고 좀 더 읽기 편하게 배려 못한 글을 읽어 주시느라 욕봤습니다. 감사합니다.

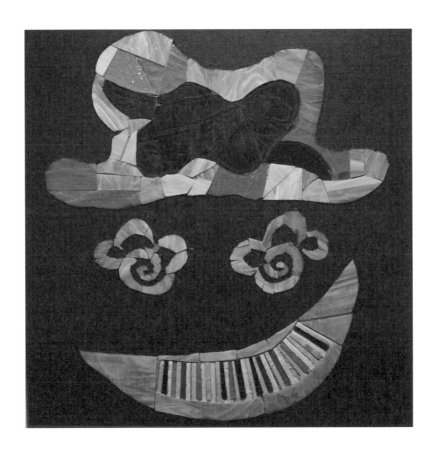

참고 문헌

1. 강길운 저, 〈고대사의 비교언어학적 연구〉 [한국문화사] 2011.

2. 강상원 저, 〈조선고어 실담어 주석사전〉 [조선세종태학원] 2012.

3. 강소신의학원 편, 〈중약대사전〉 [도서출판 정담] 1998.

4. 김원학·임경수·손창환 저, 〈독을 품은 식물 이야기〉 [문학동네] 2014.

5. 강판권 저, 〈역사와 문화로 읽는 나무사전〉 [글항아리] 2010.

6. 경북대학교 출판부, 〈음식디미방〉 2003.

7. 고미숙 저, 〈동의보감, 몸과 우주 그리고 삶의 비전을 찾아서〉 [북드라망] 2013.

8. 고석산·백선 엮은이 〈순우리말사전〉 [동천사] 2012.

9. 고정옥 저, 신동흔 해제 〈조선구전문학연구〉 [민속원] 2009.

10. 권순직·전영철·박재홍 저, 〈물속 생물 도감〉 [자연과생태] 2013.

11. 권혁세 저, 〈익생양술대전〉 [학술편수관] 2012.

12. 김영섭 저, 〈이것이 침향이다〉 [무한] 1999.

13. 김영태 저, 〈옛마을 세시·절기 풍속〉 [한국학술정보] 2009.

14. 김유나 저, 〈색에 미친 청춘〉 [미다스북스] 2011.

15. 김정민 저, 〈샤먼 바이블〉 [글로별콘텐츠] 2023.

16. 김정환 사진·글, 〈곤충 쉽게찾기〉 [진선출판사] 2005.

17. 김정희 저, 〈남도 여성과 살림예술〉 [도서출판 모시는사람들] 2013.

18. 김지현 글, 이지윤 그림 〈동물이야? 식물이야?〉 2013.

19. 나라키 스에자네 저, 김용의·김희영 옮김 〈조선의 미신과 풍속〉 [민속원] 2010.

20. 농촌진흥청 농업과학기술원 농촌자원개발연구소 편집, 〈한국의 전통향토음식 7 전라남도〉 [교문사] 2008.

21. 대니얼 샤모비츠 저, 이지윤 옮김, 〈식물은 알고 있다〉 [도서출판 다른] 2013.

22. 데이비드 W.앤서니 저, 공원국 옮김, 〈말,바퀴,언어〉 [에코리브르] 2015.

23. 린다 시비텔로 저, 최정희·이영미·김소영 역자 〈음식에 담긴 문화 요리에 담긴 역사〉 [대가] 2011.

24. 미아자키 마사카츠 저, 〈식탁위의 일본사〉[더봄] 2022.

25. 미셸 파스투로 저, 최정수 옮김, 〈우리 기억 속의 색〉 [안그라픽스] 2011.

26. 민태영, 박석근, 이윤선 저, 〈경전 속 불교식물〉 [한국학술정보(주)] 2011.

27. 박상진 저, 〈역사가 새겨진 나무 이야기〉 [김영사] 2004.

28. 박상진 저, 〈우리 나무의 세계 2 〉 [김영사] 2011.

29. 박영란, 최유성, 저, 〈색깔 속에 숨은 세상 이야기〉 [(주)미래엔] 2007.

30. 배병철 편저, 〈다시보는 태교신기〉 [성보사] 2005.

31. 백문식 저, 〈우리말의 뿌리를 찾아서〉 [삼광출판사] 2006.

32. 송동건 저, 〈고구려와 흉노〉 [진명출판사] 2010.

33. 서유구 저, 정명현, 민철기, 정정기, 전종욱 외 옮기고 쓴 이 〈임원경제지〉
    [씨앗을 뿌리는 사람들] 2012.

34. 시미즈 기요시·박명미 공저, 〈아나타는 한국인〉 [정신세계사] 2004.

35. 식품의약품안전청 윤여표 발행, 〈원색 한약재감별도감〉 [호미출판사] 2009.

36. 신광철 저, 〈소설 환단고기 제5권〉 [느티나무가 있는 풍경] 2023.

37. 신민교 편저, 〈정화 임상본초학(개정판)〉 [영림사] 2010.

38. 스기야마 마사아키 저, 이경덕 옮김, 〈유목민의 눈으로 본 세계사〉 [시루] 2013.

39. 스에나가 타미오 저, 박필임 옮김, 〈Color is Doctor〉 [예경] 2003.

40. 스테이시 맬컨저, 유정현 옮김, 〈화장품 회사가 당신에게 알려주지 않은 진실〉
    [예·지] 2008.

41. 스티븐 해로드 뷰너저, 박윤정 옮김, 〈식물은 위대한 화학자〉 [양문] 2013.

42. 스티븐 해로드 뷰너저, 박윤정 옮김, 〈식물의 잃어버린 언어〉
    [나무 심는 사람] 2005.

43. 안철환 저, 〈24절기와 농부의 달력〉 [소나무] 2011.

44. 앤드류 비티, 폴R 에얼릭 공저, 이주영 옮김, 〈자연은 알고 있다〉 [궁리] 2005.

45. 〈엣센스 국어사전〉 [민중서림] 2003.

46. 〈우리말 큰사전〉 [삼성출판사] 1985.

47. 왕닝·시에똥위엔·리우팡 저, 김은희 역 〈설문해자와 중국고대문화〉
    [학고방] 2010.

48. 왕방슝 저, 전병술 옮김 〈장자, 치유지향〉 [도서출판 모시는사람들] 2014.

49. 유중림 저, 윤숙자 옮김 〈증보 산림경제〉 [지구문화사] 2005.

50. 유창균 저, 〈文字에 숨겨진 民族의 淵源〉 [집문당] 1999.

51. 윤무부·윤종민 저, 〈새〉 [(주)교학사] 2008.

52. 윤석산 저, 〈東學經典〉 [동학사] 2009.

53. 이계호 저, 〈태초 먹거리〉 [그리심어어소시에이츠] 2013.

54. 이상건 저, 〈저절로 낫는다〉 [꿈꾸는 책] 2011.

55. 이선종 저, 〈한국의 속담 대백과〉 [아이템북스] 2008.

56. 이영로 저, 〈한국식물도감〉 [교학사] 2006.

57. 이종남 저, 〈우리가 정말 알아야 할 천연염색〉 [현암사] 2004.

58. 이창복 저, 〈大韓植物圖鑑〉 [향문사] 1979.

59. 전국귀농운동본부 엮음, 〈생태농업이란 무엇인가〉 [도서출판 들녘] 2012.

60. 전의식 저, 〈보리 어린이 식물도감〉 [도서출판 보리} 1997.

61. 정병만 저, 〈다시보는 차문화〉 [푸른길] 2012.

62. 정정숙 저, 〈성서식물〉 [크리스챤뮤지엄] 2007.

63. 조영언 저, 〈노스트라 어원 여행〉 [지식산업사] 1996.

64. 조옥구 저, 〈21세기 신 설문해자〉 [백암] 2005.

65. 정호완 저, 〈우리말의 상상력〉 [이회문화사] 2003.

66. 청호·성호 저, 〈불교와 한의학〉 [삼보사] 2012.

67. 최수근, 최혜진 저, 〈향신료 수첩〉 [우듬지] 2011.

68. 최영전 엮음, 〈성서의 식물〉 [아카데미서적] 1996.

69. 크리스 베어드쇼 저, 박원순 옮김, 〈세상을 바꾼 식물 이야기·100〉
    [아주좋은날] 2014.

70. 클로드 보데 지음, 김미선 옮김, 〈마야〉 [(주)시공사] 1995.

71. 팀 버케드 지음, 노승영 옮김, 〈새의 감각〉 [에이도스출판사] 2015.

72. 피터 톰킨스와 크리스토퍼 버드 저, 황금용 황정민 옮김, 〈식물의 정신세계〉
    [정신세계사] 2009.

73. 하기옥 지음, 〈패키지 디자인 레시피〉 [다산북스] 2014.

74. 한복려 엮음, 〈다시보고 배우는 산가요록〉 [궁중음식연구원] 2011.

75. 한복려 지음, 〈우리가 정말 알아야 할 우리 김치 백가지〉 [현암사] 1999.

76. 한상준 저, 〈한상준의 식초독립〉 [헬스레터] 2014.

77. 한영식 글·사진, 〈파브르와 한영식의 곤충이야기〉 [한림출판사] 2014.

78. 한영식 저, 〈곤충검색도감〉 [진선출판사(주)] 2013.

79. 허나이창 지음·강초아 옮김, 〈진시황은 열사병으로 죽었다〉 [앨피] 2016.

80. 허현회 지음, 〈그들은 어떻게 권력이 되었는가〉 [시대의창] 2012.

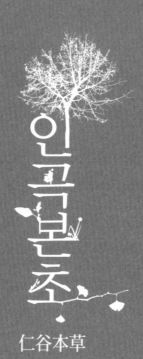

인곡본초

仁谷本草